MAMÁ, ERES EL AMOR DE MI VIDA

Virginia Froilán del Valle

MAMÁ, ERES EL AMOR DE MI VIDA

SIEMPRE A TU LADO

Ediciones Luciérnaga

La lectura abre horizontes, iguala oportunidades y construye una sociedad mejor.
La propiedad intelectual es clave en la creación de contenidos culturales porque sostiene el ecosistema de quienes escriben y de nuestras librerías.
Al comprar este libro estarás contribuyendo a mantener dicho ecosistema vivo y en crecimiento.
En **Grupo Planeta** agradecemos que nos ayudes a apoyar así la autonomía creativa de autoras y autores para que puedan seguir desempeñando su labor.

Diseño de la cubierta: Planeta Arte & Diseño

Primera edición: enero de 2024

Ediciones Luciérnaga
Av. Diagonal 662-664
08034 Barcelona
www.planetadelibros.com

ISBN: 978-84-19164-99-5
Depósito legal: B. 13.435-2023
Impreso en España – *Printed in Spain*

Certificado PEFC
Este libro procede de bosques gestionados de forma sostenible y fuentes controladas
PEFC
PEFC/14-38-00305
www.pefc.es

El papel utilizado para la impresión de este libro está calificado como **papel ecológico** y procede de bosques gestionados de manera **sostenible.**

Sumario

Abertura

«MAMI PRECIOSA, ERES EL AMOR DE MI VIDA, NO LO OLVIDES NUNCA»

Con esta declaración de amor me sorprendió mi hijo cuando fui a recogerlo al colegio. Era el último día de clase antes de las vacaciones de Semana Santa. Yo conducía de camino a casa. Todo sucedió dos días antes de su muerte. Estas palabras llenas de ternura calaron en mi corazón, me sentí en plenitud y fui muy consciente de todo el amor que existía entre nosotros. Por ello, su mensaje se ha convertido en el título de este libro.

Empecé a escribir cuando había transcurrido aproximadamente un año del fallecimiento de mi hijo. Necesitaba procesar todo lo que estaba experimentando, ordenarlo en un intento de dar sentido al sinsentido y exteriorizar mi vivencia. Según iba avanzando en el manuscrito, sentí que podría convertirse en una herramienta que sirviera a otras personas que estuvieran pasando por la misma situación: la muerte de un hijo.

Mi humilde intención es exponer abiertamente y sin tapujos mi experiencia y brindársela a otras personas para, modestamente, ofrecerles una pequeña ayuda en su proceso del duelo. Cuando comencé a escribir, desconocía la magnitud que este texto iba a ir adquiriendo, de todo aquello que quería transmitir, de la necesidad de plasmar todo lo vivido y, poco a poco, fui notando que poner en orden lo que me sucedió y me sigue sucediendo hasta el día de hoy me está sirviendo como una gran terapia personal, ya que me ha permitido revivir bloqueos en mi interior y organizar todo lo que ha ido aconteciendo en mi vida; desechar cosas inservibles y acoger con amor solo lo que desde el amor iba surgiendo. En definitiva, comencé a alimentarme únicamente del amor.

Según iba avanzando, empecé a sentir interiormente mucha paz. Ha sido una manera de conectar con mi hijo, de honrarlo, de encontrar que su vida sigue teniendo sentido, que puede impactar en los demás, que me sigue enseñando a ser mejor cada día. Él sigue en mí, aunque físicamente no esté aquí. Si el hecho de compartir nuestra historia ayuda a otras personas en sus procesos de pérdida, este trabajo habrá cumplido con su propósito y el esfuerzo habrá merecido la pena.

Viví la peor pesadilla a la que se puede enfrentar cualquier madre: la muerte de un hijo. Darío, mi hijo, era un niño feliz, sano, alegre, fuerte y plenamente amado. Un niño que vivía intensamente cada segundo de su vida. Tenía la habilidad, la sensibilidad de apreciar cualquier acontecimiento que sucedía a su alrededor, de ver la belleza de una piedra; mostraba una inocencia desbordante ante cualquier novedad, la bondad en su mirada, la sorpresa en su cara, la alegría inmensa de conocer a su hermana, la nobleza al experimentar el sentimiento de la amistad, el disfrute de la naturaleza... Son tantas las cosas que podría resaltar, que el simple intento de hacerlo resulta infructuoso, se vuelve inabarcable. Sencillamente, todo su ser era pleno y feliz.

Y la verdad es que no hay nada que te prepare para este horror, para la pesadilla que supone perder a un hijo. Desde ese momento, mi vida quedó dividida para siempre entre lo que era antes y en lo que me estoy convirtiendo después. Una clara ruptura entre mi vida con mi hijo y la supervivencia a la que estoy haciendo frente desde su partida.

Mi mayor certeza —mi único propósito— es que seguiré respirando y llorando la ausencia de mi hijo con toda mi alma cada día de mi vida, pero también lo seguiré sintiendo vivo en mí cada segundo de mi existencia.

Quiero aprovechar esta breve introducción para aclarar que la sociedad en general y las personas que rodean a unos padres en duelo deben entender que el dolor por la muerte de un hijo dura toda la vida. Es un dolor perpetuo que nos va a acompañar siempre, al igual que el amor hacia nuestro hijo fallecido. Nos duele su muerte y, al mismo tiempo, seguimos amándolo profundamente.

La muerte de un hijo tiene un principio, el del día de su partida, pero no tiene final; no es algo puntual que suceda, se olvide, y puedas seguir con tu vida. No se supera. La pérdida es para siempre y el dolor que provoca es continuo, permanecerá siempre a nuestro lado, en todos y cada uno de los momentos de nuestra vida. Y es un dolor sin nombre, al que no le puedes poner ningún calificativo, que no se parece a nada y que lo abarca todo, que no puedes siquiera llegar a imaginártelo si no lo vives en tus propias carnes.

Trato de aprender a vivir sin mi hijo físicamente a mi lado. El amor y el dolor que siempre sentiré por él son inconmensurables, inmensos, ilimitados, infinitos y eternos. He tenido que aprender a sobrevivir y estoy aprendiendo a vivir de nuevo, por mi hija, por su padre, por mí y por él, por Darío. Solo espero y aspiro a aprender a vivir de un modo que le haga sentirse orgulloso, y dejar un legado duradero y fructífero en su honor.

Si has perdido a un hijo, date permiso para llorar y date tiempo, todo el que necesites. Grita durante todo el tiempo que precises. No hay plazos establecidos para este dolor que te paraliza, te hiere, te deja muerta en vida; no existen remedios ni fórmulas mágicas que sanen tu dolor, no hay mapas ni guías que te digan lo que tienes que hacer, no hay formas correctas o incorrectas de vivir y sentir esta aflicción, este dolor sobrehumano.

Tú, solo tú, únicamente tú, has de decidir cómo sobrevivir a la muerte de tu hijo. Date permiso para continuar, para encontrar el camino y transitarlo con tu hijo al lado, en tu corazón, formando parte de tu ser, hazlo de la manera que sea más significativa para ti, y cuando estés preparada y emerja en ti esa fuerza, encuentra una finalidad, un motivo por el que merezca la pena aprender a vivir de nuevo, aprender a vivir otra vez. Aprender de nuevo a vivir con esos años de más, con esas heridas en el alma, pero con un amor inmedible, con una ternura inimaginable, con la sonrisa de tu hijo dibujada en tu cara.

En este libro intento reflejar el proceso del duelo que he llevado a cabo, todos los pequeños pasos que he ido dando para iniciar el camino de recuperación renaciendo de mis cenizas convertida en una nueva persona. Ahora soy más consciente de mis propias necesidades, y de las de mi hija y mi marido. No solo miro, ahora veo y observo todo lo que acontece a mi alrededor; y elijo, decido qué y cómo vivir, cómo emplear mis días, y lo hago desde una serenidad antes desconocida para mí. No hay límites ni expectativas, no hay nada que socialmente pueda someter mi voluntad, no vivo en piloto automático. Ahora respiro y soy consciente de que lo hago.

Respirar, ese gesto que es tan importante porque es el que nos mantiene vivos. Cuando un hijo se muere, duele hasta respirar, y tus deseos se focalizan en dejar de hacerlo, pero sigues en la vida, aunque no sabes cómo ni de qué manera. Duele todo: la piel, el pelo, cada órgano de tu cuerpo, cada minúscula partícula de tu ser te duele, y mucho.

El miedo a que vuelva a suceder algo así está presente, pero le planto cara con el coraje y la valentía de la que me he ido rodeando este tiempo. Con mi resistencia por bandera. Me tomo la vida con muchísima más calma e intento disfrutar de las pequeñas cosas: un buen libro, una mirada, la sonrisa de mi pequeña. Sigo echando de menos a mi hijo, su presencia física.

Él es mi primer hijo, mi gran amor, mi niño, parte de mi vida, y eso siempre estará ahí.

Tengo muchos momentos en los que imagino cómo sería ahora, en la actualidad. Si seguiría luciendo esa melena preciosa; si sus hoyuelos continuarían apareciendo en su rostro con cualquier expresión facial; si se habría interesado por otras actividades, además del fútbol y la natación; si aún le gustaría llamarme «mami preciosa»; cuándo habría aprendido a leer y si le gustaría hacerlo.

Lucho por formar una familia unida, junto con mi marido y mis hijos. Juntos los cuatro. Me he vuelto más fuerte, más consciente de que Darío sigue amándome, seguimos juntos. Y es esa certeza la que me mantiene en pie cada día. Él es mi mayor motor, el que me impulsa con toda su fuerza para continuar caminando, al lado de su familia, de nuestra familia.

PRESENTACIÓN A LOS LECTORES

Mi nombre es Virginia, y soy MADRE.

Ser madre es lo que me ha proporcionado la capacidad de sentir y de creer en el verdadero amor, cuyas principales cualidades son la pureza y la eternidad. Amo a mis hijos porque han sido ellos los que me han enseñado a amarme, a experimentar el verdadero amor, a encontrarme tras conocerlos y a contemplar la vida como una gran oportunidad de ser y de estar en este mundo. Hoy sé que solamente si experimentas el amor hacia dentro puedes volcarlo hacia fuera, es el único camino para ser capaz de amar a los demás. Ser madre no significa dar vida, pues esta ya existe con anterioridad al alumbramiento y continúa después de la muerte.

Hago un inciso para decir que huiré del hecho de que mis palabras puedan despertar más dolor o incrementar el sufrimiento de quien haya vivido en sus propias carnes una pérdida tan fuerte, tan potente, tan destructiva e inmensamente desgarradora como la que yo viví el 24 de marzo de 2018. Ese día me fui, algo en mí se marchó para no volver, y, tras mucho esfuerzo y sufrimiento, estoy siendo capaz de resurgir, convertida en otro ser. Me estoy refiriendo a la pérdida de un hijo, un hecho tan dramático que el único camino para poder seguir es el renacimiento.

Ese día morí para volver a la vida. No hay palabras capaces de relatar lo que he vivido en este tiempo. Por eso, escribo y borro, vuelvo a escribir, y todas las palabras se vuelven vacías e insuficientes, no pueden plasmar lo vivido. Aun así, no voy a dejarme caer en otro intento destructivo de perecer en mi intención de exteriorizar mi experiencia. Seguiré, día y noche, intentando dejar constancia de mi vivencia y mi camino de superación, que hoy en día aún continúa.

Tengo la certeza de que este texto puede ser de gran ayuda para otros padres que se hayan enfrentado a la pérdida de un hijo, así como también a su entorno, para que puedan realizar un acompañamiento respetuoso.

El 2 de diciembre de 2013 nació un ángel llamado Darío. Un bebé precioso, moreno y juguetón, con sus ojos oscuros bien abiertos para no perderse nada del mundo que acababa de acogerlo. Darío vino a este mundo con una luz especial; su piel desprendía un torbellino de sentimientos, era capaz de hacer magia. Creció sano, fuerte y feliz, muy feliz, tanto que su seña de identidad fue su preciosa sonrisa, que nunca lo abandonó; siempre estaba presente, tanto en sus risas como en sus pequeños momentos de enfados o llantos.

Las lecciones que nos enseñó a todos los que tuvimos el honor y el privilegio de conocerlo, quererlo y acompañarlo en su corta vida han sido inmensas y de un valor incalculable. Su legado es eterno, y me vuelve a aparecer la sensación de vacío, de no encontrar suficientes adjetivos que puedan describirlo, ni siquiera aproximarse a lo que él ha sido, es y será.

Mi mayor deseo en esta vida es que él estuviera físicamente conmigo, aquí, que pudiera ir contando en este manuscrito todo lo que hace y dice, poder llenar este texto de ejemplos vivos capaces de plasmar lo que es un niño feliz, un ser completamente realizado. Lamentablemente, no puede ser, Darío se fue demasiado pronto, se fue de manera inesperada, sin avisar, pero habiendo sido feliz, infinitamente feliz.

El 24 de marzo de 2018 se marchó de mi lado, tras haberme despedido de él una hora y media antes de su partida, con un enorme abrazo, un beso lleno de ternura acompañado de estas palabras: «Campeón, disfruta con papá, luego te veo, mi niño». Nunca más pude verlo, no pude abrazarlo por última vez.

Mi hijo paseaba con su padre por uno de los parques más importantes de Madrid, patinaba y disfrutaba en el Retiro. Pudo ver a los títeres y reírse con su espectáculo, echó de comer a los patos en el estanque, y corría, reía y seguía patinando. Su padre me iba llenando el WhatsApp de mensajes, relatándome el paseo con Darío, lo feliz que estaba, lo felices que eran, lo afortunado que se sentía a su lado. Así pues, yo era partícipe de su alegría; en los vídeos y las fotografías que me enviaba y que acompañaban esos mensajes, podía ver sus caras de felicidad y escuchar su preciosa risa. Y yo lo disfrutaba a escasos metros de ellos, en una calle próxima, acompañada de mi madre y de mi hija que acababa de cumplir un mes. Estaba deseando terminar un recado pendiente para reunirme con ellos y disfrutar todos juntos de un maravilloso día en familia. Pero no pude, no pudimos. Mientras estaba montado en su patín, en una gran avenida dentro del parque, a escasos metros de una de las entradas principales, un árbol se cruzó en su camino y apagó la luz de Darío. Y todo cambió para siempre.

Este es el escenario al que me enfrenté ese maldito día. Un punto final para mi existencia, con treinta y ocho años vividos, quedé sepultada bajo ese árbol, junto con mi pequeño. Quiero comenzar a estructurar todo lo que me ha acontecido desde esta terrible escena, que infunde miedo simplemente por el hecho de imaginarla. Intentaré exponer el proceso del duelo personal que estoy viviendo cada día desde ese instante, sumida en la más absoluta oscuridad, en días interminables y noches aún más largas, en un inmenso vacío, en mis intentos sobrehumanos de seguir respirando para cuidar de mi otra hija, para que pueda sentir que tiene una madre —rota en mil pedazos, pero una madre— que seguirá luchando cada segundo para poder acompañarla en su crecimiento.

Desde esta oscuridad trazaré un puente, un camino mágico que sigo descubriendo cada día, que me lleva a la luz, a experimentar otro tipo de sensaciones; que me ha conducido a la certeza de que mi hijo sigue viviendo y sembrando cada día en mi pecho una fuerza inconmensurable para que podamos seguir amándonos, cada uno desde el lugar en el que nos encontramos, pero con la misma intensidad.

Hoy sé que el amor de una madre y un hijo no se puede evaporar, no fenece, no desaparece nunca. Para aquellos que sientan resonar estas palabras en lo más profundo de su corazón está especialmente dedicada la segunda parte de este libro, donde sin perder de vista un ápice del sufrimiento que acompaña a la pérdida de un hijo, soy capaz de trascender la situación, y vivirlo, sentirlo y seguir amándolo como siempre y para siempre. Este será un sendero que nos conducirá de la oscuridad a la luz, es la trayectoria que me ha facilitado volver a encontrarme convertida en un nuevo ser e ir descubriendo el verdadero amor, puro y eterno.

Os invito a conocer mi historia, nuestra historia, la vida desde lo que realmente es, desde mi experiencia, y desde el más absoluto respeto y humildad. Mi deseo y la finalidad de este trabajo es despertar la consciencia y ayudar a otros corazones, rotos y sufrientes, y siempre de corazón a corazón.

I

LA OSCURIDAD

Y en un segundo, la luz de mi vida se apagó y me encontré en la más absoluta oscuridad. Fue en un pequeño instante, menos de una milésima de segundo, algo inmedible en relación con el tiempo; pero fue algo rotundo, contundente, aplastante.

Mi existencia se vio reducida a la nada. Todas mis estructuras quedaron totalmente derruidas. Comencé a sobrevivir en un vacío aterrador, sumida en la más absoluta soledad. Todo había perdido su sentido.

De esta oscuridad nace la primera parte de este libro. Una oscuridad que no te permite ver y desde donde has de empezar a descubrir cómo puedes ir pegando las pequeñas partes que aún quedan de ti, para poder llevar a cabo numerosos intentos de continuar en este mundo, siendo consciente de que la mayoría de esos conatos serán infructuosos e inútiles. Porque sabes que una sombra te absorbe con una fuerza a la que no puedes hacer frente ni resistirte. Irremediablemente, entras en la lobreguez, estás ahí, todo está negro, tenebroso y sombrío, y tú permaneces en la oscuridad.

Relataré, brevemente, cómo viví la noticia de la muerte de mi hijo y cómo fueron los primeros días sin él. Haré hincapié en la lucha que, desde aquel día, sigo enfrentando sin descanso, sin respiro. Me adentraré en todas aquellas herramientas y recursos que me han ayudado en mi proceso, y también haré mención a algunas situaciones que pueden paralizarte o dañarte aún más. Haré referencia a dos aspectos cruciales que influyen en el proceso del duelo, como son el perdón y el papel de la muerte en la sociedad.

No olvidaré dedicar varias de estas páginas a las grandes sombras que nos acechan constantemente, los impedimentos reales a los que nos enfrentamos los padres en duelo y cómo vivimos la ausencia de nuestro hijo durante el primer año y, de ahí en adelante, el resto de nuestros días.

En esta oscuridad también quiero integrar todos los descubrimientos que he experimentado durante mi proceso del duelo; algunos de ellos son grandes regalos de un valor incalculable, por los que muestro un agradecimiento sincero y enorme, y que son todas aquellas estrellas que he sido capaz de divisar en esta absoluta oscuridad.

Por último, intentaré mostrar y resumir algunas herramientas prácticas que me han ayudado a llenar mis pulmones de aire y mantenerme respirando. Son prácticas sencillas que han ido tomando forma y sirviéndome de gran ayuda, convirtiéndose en unos grandes aliados en los momentos de mayor tempestad para conseguir algo de calma, o al menos intentarlo.

LOS PRIMEROS MOMENTOS

Cuando recibí la noticia de la muerte de Darío sentí que me desintegraba, perdí la razón, sentí explotar mi corazón y entré en un estado de *shock* que me impide recordar con exactitud cuáles fueron los primeros momentos. Recuerdo la llamada a mi móvil diciéndome que había habido un accidente. Esa comunicación se realizó desde el móvil de mi marido, pero la voz era la de una mujer que me preguntaba insistentemente «¿dónde estás?», mientras yo le gritaba exigiendo que me sacara del aturdimiento en el que estaba sumida. Ella tartamudeaba, me decía palabras inconexas y, sin acabar, me hablaba de un árbol, y me dijo: «Espérate lo peor», y la llamada se cortó.

¿«Lo peor»? No entendía nada, en ese momento sostenía a mi hija Gabriela en los brazos y sentí cómo mis fuerzas fallaban y ella se escurría entre mis brazos y no podía sostenerla, pues como he dicho antes estaba comenzando a desintegrarme. Como pude, miré el móvil, el último mensaje de mi marido, apenas unos minutos antes, me decía: «Está todo ocupado para comer, vamos al coche y ahora pensamos qué hacemos».

¿Qué podía haber pasado? Noté cómo se me congeló el corazón. Me sentía tremendamente sola y atormentada, aunque recuerdo estar rodeada de mucha gente que hablaba entre sí, pero yo apenas podía escucharla. No entendía qué estaba ocurriendo. Entonces llegó una ambulancia al establecimiento donde me encontraba y una psicóloga del SAMUR me metió dentro. Yo recuerdo que temblaba, no podía controlarme, y entonces escuché con atención lo que me dijo: «Ha habido un accidente, lo siento mucho, tu hijo está muerto». Yo únicamente gritaba sumida en una profunda desesperación. «¿Cómo? ¿Qué accidente? ¿Dónde está mi hijo?» En ese mismo momento solo deseaba morirme para ir en busca de mi pequeño, seguir su mismo camino, si es que existía algo después de la muerte, y sí, morí, me fui para siempre, pero seguía respirando en esta vida tan cruel que me mantenía aquí para empezar un camino de sufrimiento para el que nadie está preparado.

El sufrimiento aplastante que estaba atravesando en esos momentos me impide recordar todo lo sucedido. Gracias a que días más tarde Elvira Lindo, que había presenciado todos estos acontecimientos, escribió el siguiente artículo, pude ir recomponiendo algunas vivencias:

A mi lado hay una joven con un bebé de días asistido por la abuela. Es una recién nacida tan plácida que sospecho que no es la primera de esta madre. De pronto, suena su móvil y contesta. Es la policía. Lo sé porque ella va repitiendo en voz alta lo que le están diciendo. Le están diciendo que su niño está en estado crítico. Las manos de la joven tiemblan y la niña casi se le escurre de los brazos. La abuela se hace cargo de la nieta. Todas las que estamos allí las rodeamos. Las peluqueras y yo, que soy la última clienta. Son cerca de las dos de la tarde. Me viene la imagen de la noche anterior, cuando me levanté asustada por el ruido del viento y me asomé a la calle. La madre grita: «Pero esto no puede ser, esto es absurdo, pero ¿cómo que un árbol?». Se ha perdido la comunicación con la policía, pero una peluquera la recupera: la ambulancia del SAMUR y la policía pasarán por la puerta a recogerla. Hay algo que todas sospechamos pero que nadie dice. Hay ojos llorosos, incredulidad y esos temblores de frío que solo provoca la desgracia súbita. La joven se desploma y cuando la sientan en una silla se pone rígida, los brazos abiertos, muy separados del tronco. Habla para ella misma, habita ya en el universo de la desgracia. «La alegría de mi vida —dice con los ojos espantados—, pero si es la alegría de mi vida.» Ya sabemos que el niño tiene o tenía cuatro años, que paseaba por el Retiro con su padre. La pobre abuela abraza a su hija, trata de devolverla al mundo, de serenarla. Un policía entra, toma con delicadeza a la bebé en sus brazos. Un psicólogo desciende de la ambulancia. Los gritos de la madre paralizan la calle. Nosotras, y ahora los vecinos, asistimos a la escena en silencio, como un cortejo fúnebre.

Paseo estos días bordeando el Retiro cerrado. La visión del parque de la felicidad me devuelve cada día esta escena brutal. Pero no quiero evitarla. Es un acto de amor. «Ojalá —dice Lazarre—, las madres aprendiéramos a amar a los niños de otras mujeres.»

En su día, al tener conocimiento de este artículo, le trasladé mi agradecimiento, y aprovecho estas líneas para volver a transmitir mi gratitud ante este gesto de respeto a mi hijo, por ayudarme a organizar algunas piezas olvidadas y por la ternura que se desprende de cada una de sus palabras.

En aquel momento, creo que fui medicada; no lo recuerdo bien, pero dejé de estar presente, no era capaz de acceder a mi mente y pensar con claridad, solo cerraba los ojos y veía la cara de Darío con su sonrisa. ¿Cómo hacerme a la idea de que nunca más podría verlo? Y mi sentimiento de madre se volvía más intenso aún y me repetía continuamente: «¿Dónde estás hijo? Mamá va a cuidarte, no pasa nada...».

Me llevaron al lado de mi marido, a la puerta del Retiro, con el cuerpo de mi hijo a escasos metros. Tuve que bajar de la ambulancia en la que estaba para acceder a otra donde se encontraba Sergio, inmóvil, porque el árbol también le alcanzó, dejándole malherido en una pierna y varios rasguños en su cara y en su cuerpo. Cuando llegué a su lado, lo abracé con la escasa fuerza que me quedaba. Mi marido, mi compañero..., fue en ese preciso instante cuando empecé a ser consciente del duro viaje que nos quedaba por recorrer, que iba a ser él únicamente la persona capaz de sostenerme, al igual que yo debía ser su sostén.

Desde allí fuimos trasladados al Ayuntamiento de Madrid, mientras iban avisando a nuestros familiares. Se puso en marcha un protocolo de actuaciones, el socialmente establecido para estos casos, pero yo solo pedía ayuda para desaparecer, mi intención seguía siendo ir en busca de mi pequeño. Ningún facultativo del SAMUR parecía escucharme; me miraban y únicamente movían la cabeza marcándome una negativa clara. Me fui apagando poco a poco, hasta no saber dónde estaba ni qué hacía en ese lugar, rodeada de familiares, amigos, psicólogos, enfermeros, médicos... Yo solo quería dejar de respirar, pero tampoco tenía voluntad para llevarlo a cabo, mi cuerpo y mi cabeza no estaban coordinados, no podía hacer nada, no tenía opción.

Recuerdo que me insistían en que debía alimentar a mi hija de un mes —ya que le estaba dando el pecho—, y me la pusieron en mis brazos, y yo me sentía como un trapo, nadie era consciente de que yo ya no estaba ahí. Mis recuerdos vuelven a ser confusos en este punto, pero guardo especialmente una imagen en mi corazón, fue la llegada de mi padre al ayuntamiento, acompañado de unos amigos que le brindaron toda su ayuda y su amor; mi padre, su abuelo, entró nervioso, llorando, encogido por el dolor y con el deseo de abrazarme, pero él tampoco me encontró, yo no era dueña de mi cuerpo, no supe reaccionar.

Cuando Sergio, mi marido, volvió del hospital donde valoraron su estado y le escayolaron una pierna, nos llevaron en las mismas ambulancias a casa de mis padres, sin saber qué había sido de mi pequeño y estuvimos allí la primera noche, hasta la tarde del domingo cuando ya pudimos ir al tanatorio. Allí permanecimos hasta el lunes, cuando el cuerpo de Darío fue incinerado. He de decir que en todo momento estuvimos acompañados por familiares, amigos y servicios de ayuda. Pero el estado de *shock* era cada vez más profundo, alimentado por la medicación que nos iban proporcionando durante esos días. Yo era incapaz de sentir, de pensar y de hacer nada.

LA DESPEDIDA

Fueron muchos los amigos, familiares y compañeros que acudieron a acompañarnos y a despedir a nuestro pequeño. El ambiente estaba impregnado de un dolor tan agudo que era insoportable. Todos éramos incapaces de entender lo que había sucedido, la tragedia y el dolor estaban presentes en cada rincón, en la cara de todo el mundo que se acercó al cementerio.

Eran muchos, la gran mayoría, los que podían sentir el amor de mi hijo y su grandeza. Recuerdo abrazar a mucha gente y decirle bien claro: «No os olvidéis de Darío, abrazad a vuestros hijos, decidles lo mucho que los queréis». Esas palabras las repetíamos, tanto Sergio como yo, una y otra vez; ambos teníamos claro que en nuestra vida al lado de nuestro hijo, no hubo un solo día en el que no le diéramos todo el amor que teníamos en forma de abrazos, de besos, de risas, de bromas, de juegos y, siempre, cada día de su vida, se sintió plenamente amado.

Vivimos las horas del cementerio con esa certeza en nuestros corazones, y así se lo trasladamos a todo aquel que quiso acompañarnos. No fue algo premeditado, fue un acto de amor espontáneo, voluntario, lleno de cariño y de compasión. Por momentos pensaba que esas palabras venían directamente de Darío, que seguía cerca de nosotros, alimentándonos con su amor, dándonos fuerza para continuar y sosteniéndonos.

El estado de *shock* se hacía cada vez más intenso. La medicación terminó por mermar completamente nuestra voluntad y la tristeza empezó a inundar nuestros corazones.

Volvimos a casa de mis padres tras despedir a Darío entre aplausos, brindándole todo nuestro amor y mostrando nuestro agradecimiento a todos los que estaban presentes en aquel durísimo momento. Atravesamos la puerta de entrada a la casa y en aquel momento empezó nuestro encierro.

Lo que sí recuerdo es la gran manifestación de amor que se produjo durante esos días. El amor estaba en todas partes, en todos los lugares, en todas las personas que se acercaron a darnos un abrazo. Había dolor e incredulidad también, pero el amor era más fuerte, más potente.

LOS PRIMEROS DÍAS

Con los familiares y amigos más cercanos comenzamos una nueva manera de estar en el mundo, llena de amargura, de tristeza, de dolor y de sufrimiento. Decidimos dejar la medicación porque apenas podíamos tenernos en pie y teníamos una niña de un mes de la que ocuparnos. Iban pasando los días sin ningún motivo para seguir adelante, cada vez más conscientes de que ese no era nuestro lugar, que esa no era la vida que habíamos construido juntos.

Nos encontrábamos muy confundidos y tremendamente asustados por los días que estaban por venir, por la vida que aún nos quedaba por respirar. Nos abrumaba el hecho de no saber qué hacer para sacar adelante a nuestra hija y, más aún, por no saber dónde estaba nuestro campeón.

Fueron días muy duros, pero los efectos de la medicación aún seguían presentes y, aunque físicamente estábamos allí, sentados en el sofá, uno al lado del otro, viendo cómo la gente iba y venía, se acercaba y te abrazaba, nos sentíamos tremendamente solos, nos faltaba su alegría, su voz, su olor, su sonrisa, los juegos compartidos, nuestras conversaciones... Nos faltaba él.

No recuerdo concretamente el momento temporal en el que me entregaron la urna con las cenizas de mi hijo, pero sí la escena que ha quedado grabada en mi mente como un puñal que atravesó mi corazón para volverlo a desquebrajar en pedacitos aún más pequeños y terminar convertido en minúsculos añicos irreparables. Sergio y yo sentados, el uno al lado del otro, abrazándonos, heridos de muerte, llorando y agonizando más por dentro de lo que éramos capaces de exteriorizar, tomamos la pequeña urna, la besamos, la acercamos a nuestros corazones y, aunque no fue el reencuentro esperado, era algo necesario para nosotros, aun siendo conscientes de que Darío no estaba ahí, no era él, no podía serlo.

Intentábamos mantenernos ajenos a la repercusión mediática y a las noticias que habían ido apareciendo en los periódicos informando del fatal suceso. Hubo varios periodistas que se acercaron al domicilio de mis padres para entrevistarnos, la insistencia resultó bastante molesta y dolorosa. Nosotros, desde el primer momento, nos mantuvimos firmes en nuestra decisión de respetar a nuestro hijo y de vivir nuestro dolor en la más absoluta intimidad. Y así lo hicimos.

No obstante, algunos periodistas escribieron varios artículos sobre la vida de mi hijo, como, por ejemplo, sus actividades extraescolares, e incluso accedieron a una foto de mi perfil de Facebook que se atrevieron a publicar sin nuestro consentimiento. Esta es la sociedad en la que vivimos y la que estamos alimentando: cuando se pide expresamente respeto para una familia destrozada que está atravesando una situación tan desgarradora, cualquiera se cree con el derecho de opinar, juzgar y no respetar su voluntad.

Brevemente, porque es mi intención abordar este tema más adelante, quiero aprovechar este párrafo para manifestar mi más absoluto rechazo a los numerosos comentarios que en esos primeros días llenaron las redes sociales, opinando sobre el cierre del Retiro y la imprudencia de un padre por llevar a su hijo en un día de viento. Fue lamentable y tremendamente doloroso tener que leer esas opiniones tan bochornosas. Muchos se permitían el lujo de juzgarnos; otros aprovecharon para rivalizar sacando intereses políticos, con múltiples enfrentamientos sobre si el parque estaba siendo o no desalojado en el momento del suceso. Sinceramente, ¿en qué sociedad vivimos? También fueron muchas las condolencias recibidas por esta vía, las cuales agradecemos de todo corazón.

Con mucho esfuerzo por nuestra parte, conseguimos que los medios de comunicación dejaran de molestarnos y, poco a poco, todo fue cayendo en el olvido. Aunque volvía a saltar la noticia cada vez que había un nuevo cierre de parques en la capital, y eso nos volvía a llenar de angustia y nos devolvía a aquel día, al 24 de marzo de 2018, cuando, lamentablemente, las autoridades no decidieron tomar las mismas medidas y mi pequeño falleció, fruto de aquella imprudencia.

Después de algunas semanas, dado que tras varias revisiones médicas la pierna de Sergio había experimentado una leve mejoría y le habían quitado la escayola, lo que le permitía moverse de una manera más autónoma, y ante la incapacidad de volver a nuestro hogar donde todo permanecía tal y como lo habíamos dejado aquella mañana, alquilamos una vivienda en un municipio cercano para emprender el intento de reestructurar nuestra familia.

Solo queríamos reunir fuerzas, el valor necesario para volver a nuestra casa, con nuestra hija, y continuar respirando a su lado en el lugar donde había crecido Darío, en nuestro hogar, donde habíamos sido tan felices con él. El hogar que nos había visto crecer, a él como un niño inmensamente feliz y sonriente; a nosotros como padres orgullosos y dichosos de disfrutar de su compañía, día tras día y noche tras noche.

2

LA LUCHA

Aquí comenzó nuestra verdadera lucha, una batalla incesante contra un sufrimiento extremo, llena de angustia, en la que agonizábamos cada día un poquito más. A pesar de estar físicamente agotados, con los ojos doloridos de tantísimas lágrimas derramadas, seguíamos vivos por una única razón: continuábamos respirando.

Y todo lo que fuimos, la familia feliz que habíamos formado y que apenas estábamos empezando a disfrutar al lado de la recién llegada, nuestra preciosa hija Gabriela, a la que su hermano acariciaba, besaba y cantaba cada día; todos nuestros sueños e ilusiones de ver crecer a nuestros hijos juntos, de ser partícipes de su amor, de disfrutar de su compañía, de permitir sentirnos orgullosos por estar a su lado, se vieron truncados para siempre.

Así pues, en este escenario lleno de aflicción y angustia tuvo que crecer mi hija, no hubo otra opción. Entre lágrimas la atendíamos y cumplíamos con sus necesidades básicas. Ella percibía el inmenso dolor que nos acompañaba desde la marcha de su hermano mayor y nos lo puso muy fácil. Siendo apenas una bebé, comenzó a dormir toda la noche y nos permitió disponer de cierta serenidad en ese proceso del duelo tan duro que aún estaba por comenzar.

Durante los primeros meses, el mayor tormento fue preguntarme, una y otra vez «¿cómo es posible?», «¿cómo pueden pasar estas cosas?», «¿por qué le ha sucedido esto a mi hijo?», «¿qué hemos hecho tan horrible para que le haya pasado esto?», «¿cuál es la razón de este castigo?»...

Y buscaba dentro de mí la ira, el enfado, la rabia, algún sentimiento o alguna emoción que pudiera identificar y asociar con lo que me estaba pasando, y sentirme culpable o desgraciada, pero no encontraba nada, me quedé totalmente vacía, hueca por dentro, no había nada en mí. Los días iban pasando, y la tristeza y la amargura se fueron apoderando completamente de nosotros.

Sin embargo, durante estos primeros meses el estado de *shock* en el que te ves inmerso es el que te impide llegar más allá en la desesperación por poner fin a todo. Todo, absolutamente todo lo que te rodea, carece de importancia y de sentido. Se trata de una especie de «anestesia emocional», un analgésico que bloquea todos tus impulsos para poner fin a tu sufrimiento de la manera que sea. Pero queda muy lejos de frenar todos los pensamientos que surgen de la mente para conseguir tal propósito.

Esas ideas están continuamente en tu cabeza y se multiplican muy rápidamente; buscas la vía para dejar de sufrir, para poner fin a una situación agonizante que va acabando poco a poco contigo, con lo que tú habías sido hasta el momento de la partida de tu hijo, con tu identidad, con el sentido de tu vida. Este sedante trabaja de una manera mucho más lenta que tu mente, pero actúa a su ritmo, y lejos de proporcionarte la serenidad y la paz que necesitas, te ayuda a que el torbellino emocional y lleno de ansiedad y sufrimiento no consiga tumbarte del todo; te ayuda a soportar todos sus movimientos y tambaleos, desconcertantes, paralizantes, tenebrosos. El terror se apodera de ti, pero no caes del todo, permaneces, y comienzas a transformarte.

Realmente, no sabes cómo eres capaz de seguir adelante, pero los días van pasando y tú sigues llevando a cuestas tu dolor. Es como si se activasen una serie de mecanismos que se encargan de ayudarnos a enfrentar la situación, simplemente nos permiten mantenernos en pie. En este punto es cuando sabes que ya no vas a vivir más como lo habías hecho hasta entonces. Ya no es vida, es supervivencia; lo único a lo que podíamos optar era a sobrevivir.

Sobrevives en un mundo que comienza a ser ajeno a ti, del que sientes que ya no formas parte, con la certeza de que ya no lo harás jamás, que cuando la vida te sacude de esta manera ya no hay ningún punto de apoyo al que aferrarse, no hay sueños, ni ilusiones, desaparecen los proyectos, la capacidad de planificar un futuro, no hay nada. Te sientes frágil, incapaz de ponerle voz a lo que va ocurriendo en tu cabeza por miedo a incrementar tu sufrimiento y que esa gota añadida termine por destruirte totalmente.

Y es desde ahí, desde la más absoluta soledad y oscuridad, desde donde comienzas a encontrarte, a descubrirte, a buscar herramientas y recursos que puedan ayudarte a seguir respirando..., solo eso, seguir respirando. Se trata de poder utilizar los recursos que se encuentren a tu alcance para encontrar puntos de apoyo en el largo y tortuoso camino que tienes por delante, que servirán de soporte para ti y para tu sufrimiento, que podrán proporcionarte algo de calma entre tanta adversidad.

De entre todo lo que va aconteciendo a tu alrededor también has de aprender y practicar con determinación el hecho de decir «no», de alejarte de las cosas, personas y situaciones que no te benefician, que te hieren, que te hacen retroceder en tu lucha por mantenerte inspirando y espirando, inhalando y exhalando el aire necesario para poder continuar. En sentido totalmente inverso al comentado en el párrafo anterior, deberás alejarte de todo aquello que te distraiga de tu camino y añada más sufrimiento a tus pasos.

Precisamente en esta dicotomía está basado el apartado siguiente, donde comparto todo aquello que personalmente me ha ayudado a continuar y todo lo que ha actuado de manera contraria, dificultando mi transitar.

LOS RECURSOS

Voy a establecer una diferenciación lo más clara posible entre esos recursos y herramientas que me han servido de ayuda, las vías o los caminos que he recorrido y que me han mantenido a flote desde aquel día. Para mí, la primera gran distinción se da entre recursos externos y herramientas internas. Es decir, qué puedes obtener o qué te ayuda del exterior y dónde puedes trabajar interiormente para transitar este camino e ir subsistiendo. Antes de abordar ambos, he de realizar dos apreciaciones de suma importancia.

La primera de ellas es que ambos tipos de recursos, internos y externos, se pueden ver solapados e interactuar unos con otros. Pueden influirte tanto positiva como negativamente, y otro aspecto duro de esta lucha es saber diferenciarlos correctamente, para que únicamente acojas lo positivo y te vacíes de lo perjudicial.

Los recursos internos son los que poseen mayor empuje. Son los que, personalmente, me han dotado de mayor fortaleza. Nadie puede ponerse en tu lugar, nadie. Es más, nadie debería hacerlo y tú no debes consentirlo. Lamentablemente, solo tú eres el o la protagonista de esta historia..., tu dolor, tu sufrimiento, tu pérdida. Observándote serás capaz de ir encontrando pequeños momentos de paz y no debes permitir que estos se enturbien en ninguna circunstancia. El hecho es que has tocado fondo, estás hundido en las profundidades más abominables que pudieran existir y, desde ahí, no has de permitir que nadie ni nada ponga más piedras en tu camino. Solo tú, tu fuerza y tu coraje, podrán ayudarte a conseguir salir poco a poco de ese pozo, muy lentamente, retrocediendo a una velocidad mucho mayor y más veces de las deseadas. Pero en ti está la verdadera ayuda, el único apoyo, la llave para abrir la puerta y salir a tomar aire cuando te sientas realmente ahogada.

Igualmente, es importante dejar constancia de que todo el conjunto de recursos y herramientas que puedas poner en práctica únicamente son vías de apoyo que te van a permitir continuar, pero que no reparan por completo el dolor. Son instrumentos que pueden acompañarte en tu proceso del duelo, pero no son curativos por sí solos.

La única solución sería que tu hijo volviera a tu lado y siguiese vivo, que todo hubiese sido una terrible pesadilla y pudieras despertar de este maldito sueño, pero la realidad es otra. Es la que llevas experimentando desde el día en que él partió, desde ese instante en el que no encuentras ningún momento de tranquilidad porque todo te atormenta, cada pensamiento taladra tu interior hasta el punto de sentir cómo va resquebrajándose cada parte de tu ser, y da igual que el pensamiento sea negativo o positivo.

Si te atormentas utilizando todo tipo de reproches, culpa, miedo, pena, soledad, angustia..., vas muriendo cada día un poco más. Pero peor aún es intentar pensar en el futuro y en un posible momento en el que pudieras volver a sonreír. Te sientes miserable por haberlo siquiera imaginado.

Todo es abrumador, todo es agotador, todo está a un pequeño paso de enloquecerte por completo. La única salida posible es mirar en tu interior, reconocerte, reencontrarte contigo misma. Ahí es donde puedes hallar algo de comprensión, donde radica la posible paz que puedas ser capaz de experimentar en este momento del proceso.

Antes de abordar los recursos y las herramientas que pueden ayudarnos en nuestro duelo, quiero advertir que hay que ser muy cautos a la hora de aferrarnos a alguno de ellos. No debemos hacerlo, no debemos obsesionarnos. Está claro que estamos desesperados por encontrar algo de consuelo y que algo o alguien nos saque milagrosamente de nuestro estado de letargo, caracterizado por un sufrimiento al que no somos capaces de poner nombre, porque su intensidad ha desbordado cualquier concepto o idea que tuviéramos sobre él, permitiendo que el aturdimiento y la parálisis se adueñen de nosotros.

Es obvio que no estamos en condiciones óptimas para saber qué es lo que nos conviene; no podemos razonar con claridad, ni mucho menos tener la certeza de que emocionalmente algo nos resulta reconfortante o si, por el contrario, nos hace sucumbir aún más en nuestro agujero negro, sin luz y sin ventilación.

Por eso hay que ser conscientes de que no siempre vamos a contar con el mejor apoyo, no siempre vamos a tener a nuestra disposición todos los recursos que pudieran ponernos las cosas algo más fáciles, no siempre vamos a ser capaces de construir estrategias para poder recorrer este camino progresando y dejando atrás el sufrimiento. Y, aunque así fuera, aunque dispusiéramos de todo ello, aunque tuviéramos los recursos más apropiados, las mejores ayudas de las personas o los especialistas más sobresalientes en materia de duelo, aunque nos convirtiéramos en unos magníficos estrategas del mundo en esta especialidad, no tendríamos garantizada la superación de la muerte de nuestro hijo y no todo serían avances.

Por mi propia experiencia, os diré que siendo lo más optimista que se pueda ser en este sentido, los retrocesos son una realidad y se dan en los momentos más inesperados. Algunos de ellos irrumpen con tanta fuerza que te vuelven a situar en el punto de partida, en el inicio, en el origen de todo, en el preciso momento en el que todo sucedió. Y no hay nada que puedas hacer para evitarlo.

Estas regresiones son necesarias y forman parte de nuestro proceso del duelo; son, aunque pueda parecer contradictorio, indicadores de que estamos haciendo algo, de que estamos viviendo nuestro duelo, de que no permanecemos estáticos ante la muerte de nuestro hijo. No nos hemos detenido, no estamos atascados, y, precisamente por ello, volvemos a sufrir las consecuencias tan devastadoras de la situación tan dura que nos ha tocado vivir.

Teniendo en cuenta todo lo comentado, ha llegado la hora de diferenciar los dos tipos de recursos que podemos tener a nuestra disposición, los externos y los internos, y los diferentes tipos que he ido descubriendo en cada uno de estos dos grupos. Insisto una vez más: se trata de mi experiencia personal; por supuesto, habrá herramientas que hayan servido de ayuda a otros padres, y yo no las menciono por el simple hecho de que no se han cruzado en mi camino y, por tanto, ni me han ayudado ni han entorpecido mi proceso del duelo.

Recursos externos

Las herramientas externas son útiles cuando realmente cumplen su cometido, que es el de ayudarte a ti, que estás viviendo un duelo por la pérdida de un hijo cuya principal característica es que es irreparable. Ante esta situación insalvable, te toca seguir adelante sin saber cómo y, lo que es peor, sin saber para qué. Por ello, es de vital importancia encontrar los instrumentos que sean capaces de ayudarte sin causarte el más mínimo padecimiento o malestar añadidos.

En este sentido, has de mostrar tu fortaleza para reconocer lo que te es útil y fructífero, y deshacerte sin ningún tipo de remordimiento de lo que es dañino y nocivo. Quiero insistir mucho en este aspecto, porque según mi experiencia, durante el duelo, y ya en la fase de *shock,* pero más insistentemente cuando esta ceda paso a la siguiente etapa del proceso (más adelante hablaré de todas ellas), eres frágil y vulnerable, no dispones de tus capacidades de asimilación, pierdes tu identidad y te vuelves una esponja, absorbes todo lo que te rodea sin que te des cuenta de ello, por eso la mejor manera de protegerse ante este tipo de situaciones es ponerles freno, de manera contundente y drástica. Es un esfuerzo, ya que esa misma vulnerabilidad te dificulta la toma de decisiones, pero es más que necesario que pongas todo tu empeño y dediques parte de tus fuerzas a esta finalidad, pues la repercusión en tu estado y en tu progreso no son directamente proporcionales, sino que son puramente exponenciales.

Dicho esto, voy a enumerar los instrumentos externos que me han ayudado a seguir respirando desde la marcha prematura de mi hijo. Interconectados con los recursos que han facilitado mi transitar por este camino de supervivencia, se encuentran aquellas herramientas que no han sido capaces de cumplir este propósito, y que también mencionaré en este apartado.

Ayuda psicológica y grupos de duelo

Es tremendamente llamativo cómo casi desde el primer momento todos los que te rodean inciden en el hecho de que necesitas ayuda profesional para poder superarlo. En esos momentos, la palabra «superación» provoca un sufrimiento extremo en tus entrañas, porque tú no lo quieres superar, solo quieres que tu hijo vuelva, quieres despertar de esta pesadilla. Aun así, y como ya he dicho anteriormente, sobre todo en los primeros momentos, días o semanas, no eres dueña de ti, y accedes a ir a cualquier sitio, como un muñeco de trapo, que no sabe ni dónde está, ni cómo y ni por qué está viviendo esta situación.

Así pues, después de la incineración de Darío, y cuando los especialistas que nos habían acompañado desde el primer momento en casa y en el tanatorio terminaron su trabajo con nosotros, acudimos a la consulta de una psicóloga. No recuerdo exactamente cuánto tiempo había transcurrido, pero no más de dos semanas.

Nos sentíamos impedidos para desplazarnos por las calles, y culpables por salir a respirar, por subirnos a un coche, por no respetar el inmovilismo al que habíamos sucumbido. La ausencia de Darío se hacía más intensa en esos momentos de acción, en los que teníamos que abandonar nuestra guarida y exponernos a la vida, a la vida de los otros, del resto, porque éramos muy conscientes de que la nuestra había terminado, se había paralizado aquel 24 de marzo de 2018. Mientras nos manteníamos inmóviles en el sofá o en la cama, todo parecía tener más sentido, había más calma en nuestros corazones.

La primera visita a esta especialista resultó un mar de lágrimas, un espacio para el desahogo y para volcar nuestra incredulidad por lo que había sucedido. Recuerdo que solo hablábamos nosotros, y lo hacíamos de nuestro hijo, del amor que nos daba, del amor que sentíamos por él. Esa fue nuestra primera terapia, exteriorizar su amor, nuestro amor. Recuerdo mirar la cara de la psicóloga y creer ver en sus ojos acuosos un atisbo de dolor; yo pensaba dentro de mí que como el fallecimiento de mi hijo había tenido cierta repercusión mediática, ella era conocedora de la noticia y le estaba afectando. Y mi mente seguía su propio camino a un ritmo vertiginoso. «¿Cómo no le iba a afectar? Si es terrible lo que ha pasado, si no puede ser verdad —me respondía inmediatamente—, si esto no tiene solución, si es mejor morir ahora que seguir respirando.»

Ante este panorama decidimos darnos más tiempo, no podíamos enfrentarnos a una terapia enfocada en nuestra recuperación porque no queríamos recuperar nuestra vida, queríamos llorar la ausencia de nuestro hijo. Y así lo hicimos incansablemente durante el primer mes. Tras este, realizamos otro intento para posibilitar que un profesional en el campo de la psicología pudiera ayudarnos en nuestro proceso del duelo.

Esta vez iniciamos varias visitas semanales a un centro de escucha. En nuestra primera visita pudimos comprobar el respeto y la profunda dedicación con que ayudan a las personas que pasan por situaciones de pérdida y se hallan inmersas en una profunda crisis de dolor y sufrimiento. Nos acogieron con mucho cariño, y el primer día establecimos contacto con ellos de manera conjunta. La charla o reunión que mantuvimos se convirtió en un espacio donde el llanto y la impotencia le ganaban la partida a cualquier otro tipo de emoción. Compartimos más de dos horas de conversación, en la que por nuestra parte el amor a Darío seguía bien presente en cada una de nuestras intervenciones; sin embargo, esta vez sí hubo intervención de la otra parte. Nosotros, tanto mi marido como yo, intentábamos esforzarnos, vencer el cansancio físico que llevábamos a cuestas y la dificultad a la hora de concentrarnos de manera natural, porque realmente estábamos necesitados de algún tipo de ayuda, no sabíamos exactamente cuál, pero era la primera vez que un profesional nos hablaba claro y puso nombre a lo que nos estaba ocurriendo. No puedo transcribir las palabras con exactitud y total veracidad, pero sí lo que me llegó en esos momentos, el mensaje fue: «Darío está muerto y ahora tenéis por delante un camino muy duro que recorrer».

Nos propusieron que para la siguiente semana la terapia se desarrollara de manera individual, y así sucedió. Volvimos a compartir dos o tres sesiones más, donde pudimos realizar una terapia más intensiva y no solo volcábamos nuestras emociones por lo sucedido, sino que también nos empezaron a facilitar algunas herramientas para sobrellevar la situación dentro de lo que era posible en aquel momento. En mi caso, los dos encuentros que mantuve con el psicólogo fueron bastante cómodos, sentí su amabilidad y su hospitalidad desde el primer momento. Yo le hablaba del vacío tan inmenso que sentía, que abarcaba todo mi mundo, todo mi ser. Le insistía en que ese vacío, esa sensación de estar muerta en vida, había llenado toda mi existencia y que desde ahí era incapaz de volver a sentir absolutamente nada. Me había vaciado de todo, incluso de los miedos que antes tenía, porque el más importante se había hecho realidad y era que no le pasara nada a mi pequeño.

Recuerdo gratamente una de las metáforas que el psicólogo utilizó para que pudiera valorar el momento en el que me encontraba; él me repetía que confiaba en mí y en mis recursos para poder superarlo. Esos ánimos son muy necesarios cuando quieres conseguir algo, pero resultan insignificantes cuando no tienes ningún objetivo ni razón para seguir viviendo. Sin embargo, la metáfora que utilizó me sirvió para acelerar mi proceso del duelo y sumergirme de lleno en el dolor y el sufrimiento.

Me dijo que por mi vida había pasado un auténtico tsunami que se había llevado todo por delante..., y todo es todo. Mi vida dejó de ser la que era y ahora todo estaba destrozado, embarrado, desperdigado, roto, perdido, hundido en las profundidades de esas aguas turbias y pestilentes que tenía frente a mí. La manera de enfrentarme a este tsunami, la única, era atravesar esas aguas y esa vida rota en mil pedazos y cruzar al otro lado para poder empezar a reconstruirme, a recomponerme. Me dijo que precisamente es en lo que consiste el proceso del duelo, en ser consciente de la situación y posicionarte en un nuevo lugar desde el que emprender una nueva vida, la búsqueda de un lugar desde el que volver a empezar y vuelvan a surgir las ganas de vivir.

En este punto, puedes decidir sumergirte en el agua y nadar con todas tus fuerzas para alcanzar el otro lado, o puedes contemplar el paisaje, ir metiéndote poco a poco, retroceder, volver a contemplar el caos a tu alrededor, volver a intentarlo, esperar a que alguien venga a rescatarte. Según realizaba este paralelismo con mi situación, yo sentía dentro de mí que tenía que hundirme en el verdadero fondo de esas aguas sucias y oscuras, tenía que salir de la confusión en la que me encontraba, quería sentir el sufrimiento en su totalidad, pues creía que era la única manera de poder concebir la muerte de mi hijo. Quería anularme por completo, ahogarme en la hecatombe en la que todo se había convertido y, desde ahí, inmolarme para dejar de sufrir. Y si no fuera posible, sufrir, sufrir y sufrir hasta el máximo extremo, con la mayor intensidad que existiera; solo así podría continuar. No quería que me hablaran de superación, no quería visualizarme en un posible futuro sin mi hijo, no podía permitírmelo.

Por mi parte, yo le hablaba de lo que le había pasado a mi niño. Le insistía en que debía encontrar a un culpable a lo que le había ocurrido, le mostraba mis inquietudes y mis deseos de que un juicio limpio diera con el responsable de haber abierto el parque ese maldito día. Le insistía que debía de haber algo más, que mi hijo no podía haber tenido tan mala suerte de pasar por el sitio equivocado en el preciso momento en que el árbol cayó. Estaba confusa y herida, tremendamente golpeada y maltratada por la vida y necesitaba respuestas. Me sentía abandonada por los responsables de lo sucedido y por la sociedad en general. La vida continuaba para el resto, pero la de mi hijo se había apagado para siempre y mi familia estaba condenada a vegetar en una agonía continua el resto de sus días. Le hablé de una comunicación que había recibido de un concejal del Ayuntamiento de Madrid, y tras escucharme me dijo que era una gran persona, que lo conocía personalmente por haber trabajado con él, ya que era un colaborador asiduo dentro del voluntariado de este centro. Al escuchar estas palabras, no les di mucha importancia, pero cuando salí, caminando, algo me dejó aterrada y perdí la confianza en la terapia, lo que provocó que no pudiera volver. Sentía que ya no iba a ser capaz de contarle con total confianza nada relativo a los procesos que tendríamos que llevar a cabo con el ayuntamiento, y todo el daño que nos estaban haciendo con sus intervenciones, plenos, cierres de parques y demás, y lo abandonados que nos sentíamos, no podría contarle todas las emociones que iban aflorando en relación con este asunto y la incertidumbre hizo sembrar en mí una duda terrible que no pude vencer. Decidí no volver. Es comprensible, porque en mi estado yo solo quería que alguien me pidiera perdón por lo sucedido, que el responsable de haber abierto el parque entonara el *mea culpa* y yo pudiera tener la opción de perdonarlo. En otra situación, si mis capacidades no hubieran estado mermadas por lo sucedido, quizá hubiera podido trascender la situación y confiar, pero no fue así; desconfiaba de todo y de todos.

Una vez más nos encontrábamos solos y a la deriva. Navegando sin timón, adentrándonos en un peligroso mar sin salvavidas. Y empezamos a valorar otras opciones que nos permitieran encontrar la ayuda que precisábamos sin saber cuál era, sumidos en la más absoluta ignorancia. Pero sí teníamos algo claro: tanto mi marido como yo coincidíamos en que necesitábamos encontrar a alguien que hubiera perdido a un hijo, que supiera de este dolor tan desgarrador. Teníamos la ferviente necesidad de encontrar a otros padres que hubieran sufrido la muerte de un hijo y mirarlos a la cara, ver si eran capaces de sonreír, si habían podido seguir viviendo y cómo lo habían hecho.

Con esa meta y ese propósito recurrimos a un centro de atención al duelo, donde inicialmente nos atendió su fundadora, quien, con una dulzura sobrehumana y un amor extraordinario, nos acompañó en esta nueva etapa. Estaremos eternamente agradecidos por cómo nos acogió y por todo lo que nos facilitó el camino para que se pudiera producir una apertura y una integración paulatina de nuestra situación para poder al menos sobrevivir.

La primera vez que acudimos a este centro nos atendió personalmente en su despacho. Recuerdo ese momento como un instante de calma dentro de la tormenta; fue la primera vez, desde la marcha de Darío, que alguien me miró a los ojos y me proporcionó el amor que necesitaba, que no me juzgaba, que no me miraba con lástima, que sabía de mi dolor y que, sin palabras, me mostró su apoyo como un bastón al que poder aferrarme para no derrumbarme por completo y sin posibilidad de retorno.

Con ella mantuvimos dos encuentros más antes de participar en uno de los grupos de duelo que estaban organizados, donde todos los integrantes habían perdido a un hijo. En estas dos reuniones, aunque fueron muy duras y difíciles por todo lo que compartimos, se podía respirar un ambiente de calma, tranquilidad, sosiego y paz. Sentíamos el calor necesario que nos proporcionaba ese pequeño bienestar que produce el tener y sentir el convencimiento de que la persona que tienes delante te comprende. Por nuestra parte, en prácticamente la totalidad de nuestras frases e intervenciones se encontraba Darío presente. Hablábamos de él con amor y de manera natural, estábamos empezando, sin saberlo aún, a reconocer que no se había marchado de nuestras vidas, que continuaba caminando a nuestro lado y que siempre íbamos a estar juntos.

Recuerdo con muchísimo cariño y ternura una de sus frases, cuando nos dijo: «La gente cree que tendemos a idealizar a nuestros hijos muertos, y no es así, verdaderamente ellos son especiales». Cuánto bien nos hizo escuchar estas palabras. Nosotros, como padres de Darío en su corta vida, fuimos partícipes de su felicidad y su amor, de su manera de estar y de ser, de su ilusión desmesurada por abarcarlo todo y de su grandeza. Así se lo manifestamos repetidamente y, por primera vez, nos sentimos cariñosamente arropados.

Y llegó el momento de adentrarnos en el grupo de padres que habían experimentado la pérdida de un hijo. Se realizaban encuentros semanales de una duración aproximada de dos horas. Cada una de las personas que allí se reunían disponía de un tiempo para hablar y expresar su estado de ánimo, cómo se encontraba, qué había hecho durante la semana. Cada uno hablaba de lo que necesitaba y el tiempo que requería. No había límites en este sentido. Todos los demás escuchábamos activamente, con absoluto respeto. Se trataba de un lugar en el que podías expresar con total tranquilidad todo lo que se te pasaba por la cabeza, teniendo la seguridad de que nadie te iba a juzgar por ello. Si yo misma pensaba que me estaba volviendo loca, allí tenía la certeza de que o todos estábamos locos o mi locura no era tal.

Según íbamos participando más activamente cada semana en este grupo, sentíamos que ciertos pensamientos y comportamientos se iban normalizando, pues o eran habituales en otros padres o, simplemente por el hecho de encontrar un foro donde verbalizarlos les íbamos dando su lugar. Esa fue una gran liberación que pudimos experimentar muy al principio. Hablo de cualquier tipo de pensamiento (desde «no quiero volver a sonreír nunca» hasta «quiero dejar de vivir») y de comportamiento (acudir reiteradamente al cementerio, besar las fotografías de nuestros hijos, gritarle al mundo).

Sin embargo, el hecho de que la muerte de Darío estuviera aún demasiado reciente y que tuviéramos que emplear la mayoría de nuestros esfuerzos en sobrellevar todas las noticias y trámites del proceso penal que se había abierto, hizo que nos viniéramos abajo, y las visitas al grupo se tornaron imposibles debido a nuestra incapacidad para permanecer en el mundo. Escuchar a otros padres que habían perdido a un hijo, y comprobar que el sufrimiento y el vacío nos seguía allá donde fuéramos no hizo más que empeorar nuestra situación y dejarnos sin fuerzas para continuar con el compromiso de permanecer activamente en este grupo. Una vez más, dejamos de asistir. Simplemente no era nuestro momento, no podíamos aportar nada, solo dolor y muchísimo sufrimiento. La herida aún sangraba a borbotones y no había consuelo posible.

Casi coincidiendo en el tiempo con la asistencia a estos grupos de duelo, empezamos a acudir semanalmente a terapia psicológica con la que iba a ser nuestra psicóloga durante el proceso del duelo, nuestra apreciada Carmen. Asistíamos a terapia cada miércoles de forma separada en sesiones de una hora aproximada de duración, aunque los primeros encuentros fueron de forma conjunta.

Con Carmen encontramos nuestra manera de poder expresarnos sin limitaciones, hablar con sentimiento y con claridad, sin juicios; ella realizó con nosotros un verdadero trabajo de acompañamiento respetuoso. Su misión consistió en ir desgranando poco a poco la masa tan pesada y voluminosa llena de sufrimiento que llevábamos a cuestas, reduciéndola a trozos más pequeños para que fuera más tolerable y llevadera, mostrando en todo momento un respeto inmenso y profundo por nuestro pequeño del alma, al que cariñosamente se refería como «nuestro maestro». Esta fue la clave que permitió que pudiéramos conectar rápidamente y comenzar a trabajar para encontrar algo de sentido a nuestra existencia.

Cada miércoles acudíamos a su centro para compartir ese tiempo con ella, tiempo que fue bien aprovechado y que contribuyó, en gran medida, a conseguir la mejoría que hemos experimentado hasta el momento. Lo primero que recibía de Carmen era un abrazo, me sostenía entre sus brazos y me acunaba, me sentía desde su corazón y desde ahí era más fácil llegar a cualquier parte del mío. Nuestras conversaciones eran muy intensas, yo lloraba continuamente al hablar de mi hijo y pronto comprendí que con esas lágrimas estaba sanando, porque la gran mayoría de ellas fueron lágrimas de amor, llenas de sentimiento verdadero. Entendí que comenzaba a recolocar el lugar que mi hijo iba a ocupar ahora, que ya no podía tenerlo físicamente, que no iba a volver, pero que en mi corazón siempre iba a estar, que de ahí ya no se iba a marchar.

Según iban transcurriendo las semanas, notaba como iba siendo cada vez más consciente del vacío existencial y físico en el que me encontraba, y ese fue un gran paso para salir de la fase de *shock* y empezar a transitar por el duro camino que tenía por delante y comenzar el maldito duelo.

Por mi parte, yo le hablaba incansablemente de Darío y del dolor de corazón que tenía porque él no estaba a mi lado. Le decía que físicamente me dolía el corazón, y así era. Era un dolor punzante y profundo, que se adentraba en mi pecho y me clavaba miles de cuchillas en lo más recóndito de mi ser, me sentía descuartizada, herida y era capaz de sentirlo en mi cuerpo, en mi pecho, en mi corazón.

Poco a poco, con mucho mimo y la conexión necesaria que se estableció entre ambas, conseguí ir adecuándome a mi nueva manera de estar en este mundo, al modo de supervivencia. Llegábamos hasta donde era posible, y durante muchas semanas, durante muchos meses, esa posibilidad únicamente era poder seguir respirando. Carmen me ayudó a integrar a mi hijo, mis mayores tormentos como madre seguían siendo el amor que sentía por él, la necesidad de protegerlo, de no abandonarlo. Lentamente, muy despacio, conseguí ir dando forma a esta nueva manera de ser madre, desde la distancia física, pero desde el más puro amor.

Pronto supe que Carmen era una maravillosa receptora, podía comprobar en sus ojos que, a pesar de no haber conocido a mi hijo, sabía de su grandeza, y por primera vez pude sentir algo de satisfacción al verme capaz y triunfante por haberle hecho llegar lo que Darío fue, es y será.

Carmen cuidaba realmente de mí. Desde la fragilidad y la vulnerabilidad en la que me encontraba, donde nada tenía sentido, ni siquiera yo misma, ella me enseñó a reconocerme, a reinterpretarme, a convivir con mi nueva realidad y, respetando siempre mis desvelos y tormentos por ponerle fin a todo, pero también mis deseos y mis ansias de no olvidarme de mi hijo, de sentirme su madre, y mi lucha continua por mantenerlo siempre presente. Comenzaba, con mucho amor, calma, respeto, sosiego y tranquilidad, mi proceso de transformación, en el que no todo fueron avances, hubo grandes retrocesos, que aún hoy siguen dándose, no obstante, lo importante es que en aquel momento comencé a reconocer el camino y me atreví a comenzar a recorrerlo.

Para iniciar ese recorrido, Carmen me facilitó una poderosa herramienta, fácil y sencilla, que comencé a utilizar desde que me la enseñó. Y no es algo difícil de conseguir, no es costoso y no supone un gran esfuerzo, se trata de la respiración. Ya habréis leído que estaba viva simplemente porque respiraba, y así era, pero Carmen me enseñó a hacerlo de manera consciente, a fijarme en el aire que entraba y que salía de mi cuerpo, y cuando el sufrimiento era extremo y mis ganas de desaparecer se apoderaban de mí, me centraba en mi respiración, solo eso, nada más. Intentaba vencer la angustia y la desesperación concentrándome en mi aliento el tiempo que hiciera falta... Bueno, es que el tiempo también había dejado de tener sentido en mi vida, y sí, respirar también dolía y mucho. Pero mágicamente funcionó, al concentrar mi atención en mis soplidos jadeantes y llenos de angustia conseguía, al menos, alejarme del borde del precipicio, lograba dar un paso atrás en mi ahogo y desconsuelo extremos y, aunque las manifestaciones de dolor no cesaban, se hacían más llevaderas, se volvían sostenibles.

Quiero destacar especialmente una de las grandes enseñanzas que Carmen me transmitió en uno de nuestros encuentros. Una frase que caló en lo más hondo de mi ser y que me sirvió como espoleta, me hizo suspirar profundo y me ayudó a dejar que el aire siguiera entrando en mí para seguir respirando. En un momento determinado, una mañana de miércoles, mientras yo le hablaba del amor tan fuerte que sentía por mi hijo y estaba enredada en la nostalgia, Carmen me miró a los ojos y me dijo: «No hay amor sin dolor».

Estas palabras calaron dentro de mí, pero no entendí hasta meses más tarde su verdadero significado. El primer impacto cuando las escuché fue el convencimiento pleno de que yo lo amaba en vida, de que experimentaba cada día con él el amor; éramos muy felices. Y el dolor que sentía por su ausencia era demasiado, sentía que un día iba a terminar por fulminarme por completo.

La intensidad del significado de estas palabras y la fuerza con la que se imprimieron en mi interior se convirtieron en una combinación bastante terapéutica con la que seguí, y aún sigo, trabajando. Al sentir este dolor tan intenso, tan agudo y penetrante por la muerte de mi hijo, aprendí que el amor abarca mucho más que lo que yo había vivido hasta entonces, y este hecho también afectaba a la relación con mi hijo. Tenía que aprender, a través del dolor por su pérdida y tomando este como punto de partida, a reencontrarme con él, a aprender a seguir amándolo a pesar de no poder verlo, no poder sentirlo y no poder hablarle, a sentirlo a mi lado a pesar de su ausencia, a mantenerlo vivo en mí. Tuve que ampliar mis cualidades como madre y extenderlas hasta el infinito, sin límites, para seguir amándolo y, lo más importante, para que él se siguiera sintiendo plenamente amado.

Tenía que transformarme, no había otra opción. Para comenzar con este proceso debía aprender a escuchar a mi corazón, reconocer que la fuerza emanaba de él, y ese era el lugar perfecto para comenzar a construir un nuevo espacio donde estaríamos siempre juntos. En mi corazón, lo sentía y sabía que estaba conmigo; en mi corazón, lo escuchaba hablándome, guiándome, dándome las fuerzas necesarias para que pudiera respirar cada día con menor dificultad. En mi corazón comencé a experimentar la verdadera bondad, a reconocer la paz, a percatarme de la importancia del silencio. En mi corazón comencé a cultivar la fuerza necesaria para continuar respirando junto a mi hijo, junto a Darío, proporcionándole el mejor lugar del mundo, mi corazón.

De esta manera, empecé a desarrollar una gran fortaleza interior, con el acompañamiento de Carmen y la incuestionable ayuda de Darío, de corazón a corazón, permitiéndome fluir a través de su amor, con mucha calma y serenidad, y con el objetivo claro de encontrar sosiego dentro de ese caos en el que se había convertido nuestra existencia.

Se trataba de ir trabajando desde lo que era posible en cada momento, atendiendo y siendo consciente de la situación tan devastadora que nos había tocado afrontar, había que hacerlo desde lo que era posible. Al principio, y, aunque resulte reiterativa, era suficiente con seguir respirando y no perecer en el intento.

Este acompañamiento respetuoso fue el que nos facilitó Carmen. No había presiones ni juicios, todo nos estaba permitido, tanto a mi marido como a mí. Todo, para poder avanzar con pequeños pasos y aceptar los múltiples retrocesos a los que nos habíamos acostumbrado y que podían tener su origen en cualquier cosa: una mirada, una frase, una canción, un olor, una fecha. Había que estar y aceptar lo que viniera, intentando que el amor por y de nuestro hijo estuviera cada segundo rodeándonos y protegiéndonos, impidiendo que nos acechara más el dolor proveniente también de cualquier cosa, situación o persona.

Quisiera incidir un poco más en este último aspecto. Supe que tenía que protegerme para que ciertas situaciones no me infligieran más sufrimiento del que ya tenía, que de por sí era inmensísimo, para no fenecer y caer en el abismo por completo.

Después de algunos meses intentando encontrar algo dentro del vacío en el que me había convertido con la partida de mi hijo, en una de las sesiones con Carmen, volví a tener una nueva concepción de lo que significa el silencio, lo que me ayudó a la hora de protegerme contra esos choques de dolor añadido que venían hacia mí cuando menos me lo esperaba. Hablo de fechas, situaciones, encuentros, conversaciones...; cualquier situación alejada de un acompañamiento respetuoso era propicia para que me sintiera dañada. Y sí, un acompañamiento respetuoso se basa en no anteponer tu dolor al de la persona que realmente y por desgracia es la protagonista de esta historia. Si uno no se posiciona en el lugar que le corresponde (se es familiar, amigo, compañero, conocido...), siempre se va a equivocar en sus palabras, en sus gestos, en su actitud. Un acompañamiento respetuoso significa no anteponer tus creencias y deseos a los de las personas que están atravesando un duelo. No hay que opinar ni juzgar, pues nosotros simplemente con seguir respirando estamos afrontando la batalla, simplemente con el hecho de seguir caminando ya somos unos héroes. No necesitamos el beneplácito ni el consejo de nadie, porque si no has vivido una pérdida semejante, ni puedes ni tienes el derecho de ponerte en mi lugar. Abordaré más adelante este tema, simplemente quería daros una pincelada para que podáis entender de dónde puede venir el dolor y los daños añadidos de los que necesariamente debemos defendernos, porque pueden convertirse en las malditas gotas que terminen por colmar nuestro vaso de sufrimiento y angustia.

Aprendí a enfrentarme a estas situaciones practicando el silencio, desde el convencimiento de que no todo el mundo sabe escuchar y no todo el mundo está preparado para hacerlo. A modo de ejemplo, tuve que hacer frente a una frase de una amiga, a la que no quiero ni debo juzgar porque entiendo que hablaba desde su propio dolor, me dijo: «Si a mí me pasa esto, me muero». Y es un instante, un solo instante, el que separa la reacción de decirle lo que se te pasa por la mente y hiere gravemente tu corazón y la acción de guardar silencio y tener la certeza de que digas lo que digas, no lo va a entender. No lo va a entender porque no, no te mueres. De hecho, la peor parte de perder a un hijo es que tú no te mueres. Desde ese posicionamiento, desde la prevalencia que da a su propio dolor imaginario frente al tuyo, que es bastante real, no hay nada que decir. Es mejor guardar silencio, por nuestro bien y para poder seguir transitando nuestro camino de duelo, para seguir adelante con nuestro propio camino.

La respiración, hablar sin tapujos del dolor para darle su lugar y su sentido, atender a mi corazón, y practicar el silencio, son las claves que aprendí y conseguí interiorizar con la ayuda de Carmen y que me sirvieron para permanecer en este mundo, en un momento en el que la desesperación puede llevarte hasta la desaparición y conseguir que el suicidio no sea únicamente una idea en tu cabeza, sino tu futuro más inmediato.

Como veis, es necesario conseguir una buena conexión con el psicólogo con el que comiences una terapia para que puedas expresarte sin ningún tipo de restricción y encontrar el camino. Es indispensable que se produzca esa unión para que la ayuda sea efectiva. Se debe crear un vínculo de confianza mutua para que puedas permitirte fluir. En mi caso, el principal componente para que esta relación alcanzase esta cualidad era el respeto por Darío, sentir y saber que este hecho era primordial para que yo comenzara a abrirme y a ir encontrando un nuevo lugar en el que moverme por el mundo.

Carmen está en mi corazón; lo tocó casi desde el primer día que nos conocimos, cuando me acarició y me abrazó cubriendo mis necesidades más básicas para la supervivencia. Me sentí verdaderamente querida y le estaré eternamente agradecida por haberse ocupado de mí, por haberme cuidado y enseñado a ser madre con capacidades extendidas y expandidas, a saber llegar donde los ojos no ven y poder acariciar sin las manos.

Desde el principio y hasta el día de hoy he contado y sigo teniendo la ayuda y el apoyo de mi médica de familia, mi apreciada Amelia. Ella ha estado ahí desde el inicio, apoyándome y dedicándome su tiempo con mucha consciencia. Supo desde que empezó todo cómo tratarme y qué iba a ir necesitando abordar en cada momento. Quiso estar cerca, y observar mi evolución y mis continuos retrocesos en cada momento, realizando las preguntas correctas en cada parte del proceso, escuchándome con muchísima tranquilidad. Nunca me sentí juzgada por ella, jamás iba un paso por delante, ella me acompañó con la mesura que hacía falta, con el corazón por delante y sin faltar a su profesionalidad, aconsejándome sin exigirme. Ella está siendo un gran pilar para mí, porque quiso permanecer cerca, porque pude comprobar en mi piel que su interés iba más allá de la mera obligación profesional, porque siento que verdaderamente está presente, porque pude acoger sus abrazos y sus lágrimas con amor, porque desde que comenzó esta pesadilla pude ver en ella la confianza: confió en mí, en mis capacidades y en mis recursos, y me los recuerda siempre que tiene ocasión. Nuevamente, me siento agradecida por haber podido tener a mi lado en estos momentos tan duros a Amelia. Gracias de todo corazón.

Por último, también quiero mostrar mi agradecimiento a otra persona que ha empezado a compartir sesiones de terapia de duelo conmigo y juntas estamos realizando un trabajo desde otra posición, pues cuando comencé con ella ya había pasado más de un año desde el fallecimiento de Darío. En aquel momento de mi proceso, mi hija ya comenzó a ir con regularidad y con horarios establecidos a la escuela infantil, mi marido trabajaba con cierta normalidad y yo me veía en casa, sola, por primera vez desde que sucedió todo. Me encontré conmigo misma, sin nadie a mi lado durante varias horas al día. Y comprobé que me encontraba totalmente incapacitada para decidir qué hacer, que estaba incapacitada para realizar cualquier tipo de actividad fuera de mi fortaleza, de mi hogar.

Por ello, busqué ayuda, alguien nuevo a quien no quería contarle el infierno que viví meses atrás, alguien a quien decirle lo que me estaba ocurriendo, que no tenía capacidades sociales ni objetivos ni metas que cumplir, que no me interesaba nada del exterior y que, evidentemente, no encontraba salida a esa situación. Yo era muy consciente de que seguía adelante únicamente por mi hija, pero no quería hacerla responsable de mi supervivencia. Mi hija crecía con mi propio proceso del duelo, y necesitaba experimentar fuera, conocer a otros niños, visitar parques..., mi hija tenía el derecho de vivir y de hacerlo con la máxima alegría y felicidad, yo debía buscar la manera de posibilitarle esas experiencias, pero no disponía de las herramientas para hacerlo.

Así conocí a Diana, una psicóloga clínica de la Seguridad Social que me acogió en su consulta y me ofreció trabajar conmigo desde la escucha activa y el acompañamiento libre y sincero. De modo que comenzamos a vernos con una periodicidad mensual, quedando abiertas sus puertas a cualquier momento en el que yo pudiera necesitar ese espacio para soltar todo aquello que tenía dentro. Así eran nuestras sesiones, yo le iba relatando cómo había llegado hasta allí y todo lo que me había ido aconteciendo durante el mes anterior. Le comentaba cómo vivía cada situación que se me ponía por delante, cómo me sentía, y en el fondo de todas mis palabras siempre se encontraba mi desinterés por el mundo exterior.

Fue la primera persona a la que fui capaz de decirle lo siguiente: «Aceptar la muerte de mi hijo para poder continuar me dejó fuera del juego de la vida. Si acepto que mi hijo ha tenido ese final, no habrá nada en la vida que pueda hacerme sufrir más, si quiero seguir adelante he de aceptar la muerte de mi hijo y eso me está provocando dejar de vivir emocionalmente cualquier cosa que suceda a mi alrededor. No tengo emociones, vivo en el continuo sentimiento».

Así pues, mágicamente, mis encuentros con Diana se convirtieron, sin apenas esfuerzo y sin pretenderlo, en un foro donde yo era capaz de verbalizar las posibles vías de salida de las que disponía para continuar en este mundo. Verbalizaba y me sentía valiente, hundida, pero valiente. Mi propósito, cada vez que iba a la consulta, era no llorar y esperar que ella me dijera cómo debía enfrentarme al mundo, aunque nunca fue así. Al menos, no al principio. Lloraba, y mucho, incluso horas después de salir de su consulta, me dolían los ojos, pero sabía que ese llanto me estaba sanando heridas muy profundas.

En la actualidad, nuestro trabajo juntas continúa. Sigo acudiendo a terapia y apoyándome en ella para ir recolocando de nuevo mi vida. Siento que Diana realiza un esfuerzo por empatizar conmigo, que no es fácil, pero esas cosas se notan; no sé si será madre, pero cuando la miro a los ojos puedo ver en su interior que sí ha experimentado ese amor del que yo le hablo, el amor hacia mi hijo. Tengo el convencimiento de que sabe de lo que hablo y, aun así, no la he visto derramar ni una sola lágrima, no delante de mí. Y esa actitud me ayuda a sacar todas mis lágrimas fuera.

A medida que este texto iba tomando forma, me atreví a leer a Diana algún fragmento de los que ya había escrito. Yo leía, segura y calmada. Quería ver si realmente las frases escritas en estas páginas eran capaces de transmitir y proporcionar algún tipo de ayuda a los posibles futuros lectores. Una vez que acabé mi lectura, ella me miró y me animó a continuar escribiendo, a finalizar mi trabajo y publicarlo, porque estaba segura de que serviría de ayuda para otros. Con sus afirmaciones me llené de confianza y seguí adelante con este trabajo.

También observo en ella mucha prudencia y sensatez a la

hora de hablarme de lo que es posible y de lo que no. Nunca me engañó; desde el inicio me dijo que no hay herramientas ni patrones, que no existen fórmulas que me posibiliten salir hacia fuera y vivir como antes lo hacía. Y entonces, nuevamente, me sentí comprendida y apoyada. Ella sigue a mi lado, y por ello, he de volver a decir: «Gracias, Diana».

Lo más importante en el proceso del duelo, relacionado con el recurso de la ayuda psicológica, es encontrar un espacio en el que podamos expresarnos, en el que nos sintamos libres de verbalizar nuestros sentimientos. Fuera de ese espacio, serán muchos los lugares en los que estemos rodeados de incomprensión y soledad; por eso es muy habitual que guardemos silencio durante mucho tiempo y no encontremos a nadie que nos proporcione la paz y la confianza para poder poner palabras a todo lo que pensamos o sentimos. Con unos no hablaremos porque no nos comprenden y no sentimos esa confianza; tampoco con nuestra pareja, porque no queremos provocarle más dolor.

Lo cierto es que hablar sobre la muerte de nuestro hijo nos va a ayudar a asimilarla, a ubicarnos en nuestra nueva realidad y, poco a poco, nos guiará hacia un nuevo estado, nos llevará a aceptar nuestra nueva manera de estar en el mundo.

Es muy habitual en terapia que los profesionales nos propongan como un ejercicio de ayuda concentrar la atención en pequeñas cosas o tareas cotidianas, vencer la resistencia y no evitar ciertas actividades que puedan volverse verdaderos bloqueos. Ser capaces de abrazar o de expresarnos con palabras son un buen indicador a la hora de saber que esas pequeñas metas cotidianas van por buen camino; estamos iniciando una recuperación, aunque sea mínima. Y sabremos que estamos progresando cuando seamos capaces de integrar a nuestro hijo en nuestra vida, de recordar experiencias positivas vividas con él sin que los sentimientos negativos nos invadan por completo.

Libros

Recuerdo el momento en el que abrí una aplicación en mi móvil con el objetivo de buscar libros, textos o autores que hablaran del proceso del duelo. Yo estaba ofuscada en que particularmente tratasen de la muerte de un hijo, pues tenía y sigo manteniendo la certeza de que no hay nada comparable a esta pérdida. La pérdida de un ser querido, se trate de quien se trate (pareja, padre, madre, hermano, amigo...) no puede equipararse a la experiencia de perder a un hijo...

Encontré varios libros que hablaban del proceso del duelo tras la pérdida de un ser querido a nivel general; pero me fue casi imposible encontrar textos específicos que tratasen concretamente de la pérdida de un hijo. La mayoría de los textos que leí aludía en alguno de sus apartados a la muerte de un hijo: ahí volqué todo mi interés, junto con las fases del duelo, lo que cada autor entendía como «proceso del duelo», y las pautas o la clasificación que realizaban al respecto.

Intentaba encontrar algún texto prodigioso que me mostrara el camino al que me iba a enfrentar, que me diera las claves de lo que me esperaba, las pistas que me indicaran el camino que debía recorrer y cómo hacerlo, y me otorgase la llave mágica para sobrellevar mi sufrimiento y hacerlo compatible con mi supervivencia, con mi nueva manera de estar en este mundo.

En definitiva, simplemente aspiraba a encontrar un poco de paz. Tenía la esperanza de que no todo fuera tan oscuro como lo que había vivido hasta entonces, intentaba y deseaba con todas mis fuerzas encontrar algo de luz y de esperanza.

Me convertí en una lectora insaciable, comencé a devorar todas las obras que fui encontrando. Lo hacía rápidamente, a gran velocidad, porque sentía la necesidad de encontrar esa pócima mágica para que mi existencia fuera compatible con la vida, con mi hija y con mi marido.

Antes de adentrarme en los aspectos principales y la información que obtuve de los libros que fui leyendo durante esta etapa y que he utilizado como recurso externo en mi proceso del duelo, me gustaría hacer una consideración al respecto. Cuando buscas información sobre el proceso del duelo, lo habitual es que se conteste a los siguientes interrogantes: qué es, en qué consiste, cuánto dura el proceso, cuáles son sus principales fases..., y eso me causaba un rechazo inicial, pues no concebía que este sufrimiento tan grande pudiera encasillarse tan fácilmente. Consideraba que ese intento por definir lo indefinible le restaba importancia y le otorgaba un significado banal, insustancial o insignificante.

Esta insistencia en catalogar el proceso, encuadrarlo en un espacio y en un tiempo, encasillarlo en unas fases con sus correspondientes sentimientos o emociones únicamente debe estar encaminada a darte cierta información o incluso algo de seguridad en el propio proceso y pueden servir para trazar unos rasgos o características comunes a la hora de afrontar la pérdida, pero nunca debes renunciar a la vivencia de tu lucha, que ha de ser personal y única, tan individual como lo eres tú. Ningún duelo es igual a otro. Si este es tu caso, querido lector o lectora y, aunque te aconsejo fervientemente leer sobre el duelo cuando te encuentres preparado para ello, ya que te servirá para trazar un esquema básico de lo que te espera, no has de convertirlo en un mapa del tesoro, en un manual extraordinario, porque —insisto— cada caso es particular, como lo es el mío, como lo es el tuyo.

No debes contrastar tus vivencias con lo que leas en los libros, ni cotejar tu sufrimiento con lo que sientan los demás. Has de permitirte vivir tu propio duelo desde tu propio ser y no mantener una posición rígida al respecto, sino que debes ser lo más permisivo posible contigo mismo. Por ello, porque cada persona es única y vive el dolor desde su propio sentir, algunos padres necesitaremos más tiempo que otros, dependiendo de la fase en la que nos encontremos, unos exteriorizaremos nuestros sentimientos en forma de llanto, mientras que otros se sentirán más cómodos guardándolos en el más absoluto silencio; algunos padres no necesitarán atravesar todas las fases del duelo y habrá personas que se queden atrapadas en una de ellas mucho más tiempo que el que puedas precisar tú.

Por todo lo citado, mi consejo es que leas sobre el duelo, pero siempre escuchándote a ti mismo, prestando atención a lo que vas sintiendo y cómo te vas encontrando. Si hay algo que he aprendido es que nadie puede mostrarte el camino para sobrellevar esta parte de tu vida, nadie puede darte las claves, es un aprendizaje individual e íntimo. El duelo es un camino que debes realizar en solitario desde lo más profundo de ti. No es algo socialmente establecido y que vayas a realizar desde la superficie. Has de remover todos tus esquemas mentales, tus emociones y tus sentimientos. En definitiva, todo lo que conforma tu ser se verá implicado en el proceso.

La búsqueda de libros acordes con mis necesidades me llevó a dos autoras: Anji Carmelo y Elisabeth Kübler-Ross. Después de llevar a cabo la lectura de prácticamente la totalidad de sus libros en los primeros meses del duelo, he de aconsejarlos rotundamente.

Hablaré de las emociones, sentimientos, ideas y percepciones que se me quedaron de estas lecturas y del impacto que causaron en mí, utilizando alguna parte de los textos en forma de citas que en su día dejé subrayadas en los libros.

Si buscas en internet el nombre de Anji Carmelo, podrás comprobar que ha dedicado su vida a ayudar a la gente que sufre por la pérdida de un ser querido y ha escrito varios libros enfocados en el duelo y en su comprensión. Su mensaje clave es que el dolor que sufrimos por la pérdida de un ser querido nos puede conducir a una experiencia transformadora y sanadora. Pero para permitir que esta vivencia pueda darse, debemos emplear nuestros esfuerzos en no instalarnos en el papel de víctima, siendo necesario, por tanto, iniciar el camino del duelo, que es el que nos va a permitir procesar el dolor. Un dolor que lo abarca todo, que es físico, mental, emocional y espiritual.

Anji Carmelo nos habla de cuatro fases en el proceso del duelo:

> La primera es la fase del *shock*, que nos mantiene alejados de la realidad. En esta etapa, el vacío y el dolor son insoportables, y se pierden muchas capacidades, especialmente la de expresarse o hablar.
>
> Una segunda fase que se caracteriza por mostrar nuestra necesidad de ser escuchados, de hablar y de exteriorizar nuestro dolor. El sufrimiento deja de ser tan insoportable, y existen momentos de tregua en los que puede producirse alguna mejoría.
>
> En la tercera fase comenzamos a aprender del dolor. Deja de ser tan intenso y permanente, y el doliente puede ir entrando y saliendo de él. Es en esta fase cuando nos volvemos más conscientes del dolor y de la situación que estamos viviendo. Pueden llegar a existir pequeños momentos y espacios en los que se produzca algún intento de reconstrucción.
>
> Por último, la cuarta fase, en la que se produce el renacimiento de la persona que ha estado hundida en ese sufrimiento. Esta autora defiende que del dolor puedes aprender si eres capaz de aceptarlo y admites a ese nuevo ser que ha nacido en ti a partir de ese sufrimiento. Tiene un absoluto convencimiento de que la persona sale fortalecida de ese dolor. El vacío se va llenando de vida interior y se produce la transformación en una nueva persona.

Anji Carmelo utiliza el símil de la oruga que termina convirtiéndose en una mariposa para identificar este proceso con las fases del proceso del duelo: finalmente, la oruga resurge como un animal más bello, una vez que ha atravesado su proceso de metamorfosis.

En una de sus entrevistas habla directamente de la muerte de un hijo. Esto fue lo que respondió a las preguntas sobre cómo superar una tragedia de esta magnitud: «¿Difícil? ¡Es heroico! ¡Con ese dolor, abrir los ojos cada mañana es una heroicidad! Esos padres no saben verlo en ese momento, pero son verdaderos héroes. Al final, sentirán a su hijo dentro de ellos, más cerca que nunca, y vivirán una vida nueva con él».

Para mí fue tremendamente esperanzador, aunque dudaba, no disponía de la certeza absoluta de que pudiera darse ese final tan tranquilizador que ella vaticinaba. Mi mente volvía a hacer de las suyas, y dentro de mí pensaba, que ella no lo había vivido, que no sabía lo que es pasar por la muerte de un hijo.

Sin embargo, sus palabras sembraron en mí la duda. ¿Y si fuera así? Y me agarré a esta idea con todas mis fuerzas, porque yo quería seguir viviendo una vida con mi hijo.

Lo que aprendí de esta autora es que el duelo necesita de un tiempo indeterminado para que se produzca una transformación del sufrimiento, el dolor sea más llevadero y la vida sea soportable. En sus libros defiende el respeto y el apoyo incondicional de las personas que rodean a los dolientes como la única actitud buena y válida para prestar la ayuda que se necesita. Igualmente, señala que el dolor no se puede medir ni cuantificar, ni establecer ningún tipo de comparación, porque es único. Y es ese propio dolor el que se erige en protagonista del proceso del duelo, todo lo demás queda en un segundo plano.

Sus libros configuran una magnífica guía para transitar el camino del duelo y permiten al lector ir encontrando respuestas incluso en una situación tan angustiosa. También encontrará ayuda todo aquel que tenga un caso cercano y quiera realizar un buen acompañamiento, pues facilita varias claves encaminadas a no añadir más dolor y sufrimiento al ya existente.

Finalmente, y para acabar con mi valoración sobre esta autora, sus libros y la ayuda que su lectura presta a sus dolientes me gustaría reseñar uno de sus alegatos que he escuchado en varios vídeos y leído en alguno de sus textos y es este: «Habría que vivir cada día como si fuera el último de nuestra vida».

Esta declaración, para los padres en duelo, se convierte en una realidad a la que llegamos demasiado tarde, puesto que en el mismo instante en el que nuestro hijo se marcha, también morimos nosotros. Ese día se convierte en el último de nuestra vida. Pero esta enseñanza se torna real para el resto de nuestra existencia, nos instalamos en el momento presente, no atisbamos ningún futuro, ni tan siquiera el más cercano, nos alejamos del tiempo, tanto pasado como venidero, y vivimos en el ahora, en cada segundo, en cada instante.

Como anunciaba en párrafos anteriores, otra de las autoras que irrumpió con gran fuerza en mí en el momento en el que buscaba desconsoladamente respuestas y ayuda para poder seguir respirando fue Elisabeth Kübler-Ross. Mundialmente conocida por convertirse en una de las expertas en abordar el tema de la muerte, en el que ha focalizado toda su obra, Kübler-Ross defiende una visión de la muerte como una experiencia de vida.

Ha escrito innumerables libros, y, al igual que Anji Carmelo, postula que el proceso del duelo se manifiesta en varias fases. Para ella son estas cinco:

- ◊ Fase de negación. Negarse a uno mismo que ha ocurrido una pérdida.
- ◊ Fase de enfado. Estado de descontento por no haber podido evitar la pérdida. Se buscan motivos, causas, culpabilidades o responsabilidades.

- ◊ FASE DE NEGOCIACIÓN. Se intenta buscar una solución a la pérdida, a pesar de conocerse la imposibilidad de que esto suceda.
- ◊ FASE DE DOLOR EMOCIONAL O DEPRESIÓN. Se experimenta tristeza por la pérdida y puede aparecer la depresión.
- ◊ FASE DE ACEPTACIÓN. Se asume la pérdida. Supone un cambio de visión de la situación. Se reconoce que la pérdida existe y se acepta, lo cual no supone el olvido.

Como podéis comprobar, las fases de esta autora tienen bastantes puntos en común con las definidas por Anji Carmelo, y ambas terminan identificando el final del proceso del duelo con la aceptación de la pérdida y con una nueva oportunidad para seguir viviendo, que ya no se convierte en una posibilidad, sino en una realidad. Para las dos autoras, una vez que ha transitado el duro proceso del duelo, la persona sale fortalecida.

Su libro más famoso y el más recomendado a la hora de afrontar una pérdida es el que tiene por título *La muerte: un amanecer*.[1] No tardó en caer en mis manos un ejemplar de esta obra y, cuando lo leí, lo hice con detenimiento, esperando encontrar esa clave que capturase mi atención y me posibilitara seguir respirando. Sin embargo, para mi sorpresa, cuando comencé con su lectura sufrí una fuerte conmoción al encontrar afirmaciones como estas:

> Muchos preguntan: «¿Por qué niños tan buenos deben morir?». La respuesta es sencillamente que esos niños han aprendido en poco tiempo aquello que debían aprender. Y según las personas se tratará de cosas diferentes, pero hay algo que cada uno debe aprender antes de poder volver al lugar de donde

1. *La muerte: un amanecer*, Barcelona, Luciérnaga, 1989.

vino, y es el amor incondicional. Cuando lo aprendáis y lo practiquéis, habréis aprobado el más importante de los exámenes.

Cuando llegué a este párrafo, lo leí y releí varias veces. He de reconocer que sentí mucho rechazo y aberración por lo que tenía frente a mis ojos. No, no podía ser, me negaba a creerlo, no quería pensarlo, imaginar que Darío se había ido por el simple hecho de haber realizado aquello a lo que vino, de haber aprendido lo que debía aprender, me horrorizaba sobremanera. La lectura de este pasaje venía a decir que mi hijo en cuatro años ya había vivido todo aquello que tenía que vivir. No podía aceptarlo, al menos no en ese punto de mi proceso del duelo.

No obstante, seguí leyendo varios libros más de esta autora. Otro de los que me marcó fue *Lecciones de vida,* escrito por Elisabeth Kübler-Ross y David Kessler.[2] Este libro se centra en aspectos de la vida y la muerte que nos facilitan su comprensión. Nos habla de lecciones sobre el amor, la aceptación o el dolor. Al tratar sobre el sufrimiento, defiende la idea de que nada de lo que ocurre en la vida es negativo, que absolutamente todo son pruebas o regalos de la vida. De nuevo, en el punto en el que yo me encontraba y la experiencia tan demoledora por la que atravesaba, no pude empatizar con ella. No era capaz ni tan siquiera de imaginar que lo que le había sucedido a mi hijo fuese una prueba de vida.

Idéntico rechazo me provocó la afirmación de que cuando hemos realizado la tarea que hemos venido a hacer en la Tierra, se nos permite abandonar nuestro cuerpo y regresar a nuestro hogar, utilizando también el símil de la oruga que se transforma en mariposa como simbología de la liberación del dolor. Esta idea que ya había leído en la autora anterior volvió a irrumpir en mi lectura y sembró en mí la duda. Esta rei-

2. *Lecciones de vida,* Barcelona, Luciérnaga, 2001.

teración venía a decirme que debía prestar más atención y considerar que en su interior hubiera algo de certeza, y por este motivo no la abandoné por completo y quise seguir indagando en ella, como más tarde podréis descubrir si continuáis avanzando en este libro.

Como habéis podido comprobar, de la lectura de ambas autoras se sacan dos ideas importantes:

> Una vez afrontada la situación y finiquitado el duelo, renaces y te conviertes en una nueva persona, generalmente mejor, capaz de sentir un amor desconocido y una compasión sin límites. No sabéis cuánto me enfadaba leer tales afirmaciones en ese momento de mi proceso. Yo pensaba: «¿Cómo voy a ser mejor sin mi hijo? No puede ser y, aunque así fuera, lo frenaría, no voy a permitirlo. Yo era buena persona con él, disfrutaba de la vida y éramos felices». No podía permitir que estas afirmaciones penetrasen en mí, no podía ni siquiera permitir que llegaran a mi mente, por el miedo que me infundía el simple hecho de pensarlo. Pero, inevitablemente, esta idea penetró en mi cabeza, como iba a descubrir más adelante.
>
> La muerte no existe, nuestro hijo sigue vivo. Ambas autoras transmiten la certeza de que solo se produce la muerte física y que tras realizar un buen duelo y recorrer todo el proceso, la relación que se puede llegar a mantener con nuestro hijo fallecido es mucho más intensa y tan real como lo era antes de su partida.

Estas ideas, tanto juntas como por separado, perturban enormemente la mente de los padres y las madres que nos encontramos en duelo por la muerte de nuestros hijos, son ideas inconcebibles para nosotros y directamente nos negamos a aceptarlas e integrarlas.

Por un lado, la idea de que podamos ser mejores sin nuestros hijos y renacer a una vida que ha perdido todo su interés para nosotros nos provoca un firme rechazo.

Por otro, la idea de que la muerte no existe puede sumirnos en la confusión, pues si nos situamos en esa afirmación y nuestro hijo está vivo, ¿dónde está?, ¿por qué se fue?, ¿dónde lo podemos encontrar?

Sin embargo, ambas ideas sí cumplen su función, aunque en ese momento del proceso no podamos o no queramos verlo, y es que plantan en nosotros una gran semilla, muy potente, basada en la esperanza de que así sea, en la confianza y la seguridad de que sea verdad, en la voluntad para permanecer en la vida y poder comprobar si estos conceptos se materializan y se convierten en nuestra nueva realidad. Particularmente, y por extraño que pudiera parecer, me llenaron de esperanza y me alejaron de la incredulidad, convirtiéndose en el primer eslabón de una larga cadena que me posibilitó una verdadera conexión con mi hijo.

La experiencia de dolor por la que atravesamos los padres en duelo nos marca por el resto de nuestras vidas; la certeza es que nunca volveremos a ser los mismos. De eso no tenía ninguna duda, la verdadera reticencia aparecía al preguntarme cómo sería esa otra persona en la que me iba a convertir. Llegué a un punto en el que admití que no era el momento de obtener respuestas, que el proceso del duelo iría moldeándome de nuevo y configurando a esa otra persona. Lo acepté, e incluso barajé en mi mente la posibilidad de que esa «otra yo» pudiera mejorar mi versión anterior, aunque no pudiese compartir mi vida física con mi hijo, pero deseaba situarme en la posibilidad de que pudiera hacerlo a otro nivel. Fue entonces cuando comencé a configurar mi proceso de renacimiento.

Desde mi afán de seguir buscando una comprensión a lo que había sucedido continué mi lectura incansable, interesándome por otros temas: la muerte, la vida después de la vida, las terapias regresivas, la física cuántica, los diferentes tipos de energía..., y realicé diversos cursos para apoyar toda la información que iba asimilando en experiencias prácticas que me sirvieran para abrir un nuevo horizonte de esperanza que me facilitara la continuidad en esta nueva forma de sobrevivir.

De este otro bloque de libros y enseñanzas adquiridas hablaré al tratar los recursos internos, pues siento que son algo más íntimo y requieren un esfuerzo dirigido al autoconocimiento.

Como veis, en mi caso, me adentré profundamente en la universidad del dolor. La experiencia de perder a un hijo esconde grandes aprendizajes; el más importante, volver a aprender a vivir, nacer de nuevo. Es irremediable pasar por ahí: mueres con tu hijo, pero sigues respirando, sin saber cómo ni por qué te mantienes en pie, y solo si decides continuar, tu esfuerzo debe ir encaminado a esta primordial enseñanza, aprender a vivir de nuevo.

Para ello —desde mi humilde punto de vista— es importante leer. Acoger las experiencias que otros solidariamente ponen a nuestro servicio, bien porque han vivido la misma pérdida o bien porque han dedicado su vida al estudio del duelo y cuentan con suficiente experiencia, que, sin duda, será útil para ti. Estos libros, si tú lo permites, pueden convertirse en los mejores consejeros, y los puedes leer con la seguridad y la tranquilidad de que nadie te va a juzgar.

Como comentaré en más de una ocasión, en este proceso del duelo no debes permitir que nadie juzgue tu dolor ni tu manera de afrontarlo. Una forma valiosa para plantarle cara es la lectura, ir empapándonos de conocimientos y experiencias de quienes han vivido una situación similar a la nuestra y así poder prepararnos para la batalla. En la vida nos preparan para muchas cosas, pero no para un momento así, no para la pérdida de un hijo, para esta vivencia de destrucción total. Ni en los colegios ni en las familias se suele tratar el tema de la muerte, lo vemos como algo aterrador, y por ello se destierra y se considera tabú. Y es precisamente esta visión la que nos impide ver la verdadera realidad: que la muerte es algo por lo que todos vamos a pasar algún día. Damos la espalda a una certeza que está más que probada y es incuestionable, y este es un grave error. Es un error no tratar con naturalidad una evidencia tan contundente.

¿Cómo se vive el duelo por la muerte de un hijo? Si trasladamos lo que los libros señalan en relación con un duelo por la pérdida de un ser querido, a la vivencia de que la muerte sea la de un hijo, mi convicción es que el proceso es bastante más complejo.

El gran *shock* psicológico al que sucumbimos al ser conocedores de la muerte de nuestro hijo supone un tremendo golpe; es como si nos arrancaran de cuajo una parte de nosotros sin anestesia. Este momento es el inicio del proceso del duelo, es el punto de origen de este tortuoso camino y configura la primera fase de este. Cuando recibes la noticia, es muy habitual negar lo que ha sucedido como un mecanismo protector para no acabar con tu propia vida.

No podemos continuar viviendo, no sabemos cómo hacerlo, no podemos retomar nuestras rutinas y nos quedamos parados, paralizados ante nuestra nueva realidad. Realmente necesitamos ese parón para asimilar que nuestro hijo ya no está y que no va a volver. Durante esta fase, muy en los comienzos del proceso del duelo, se producen numerosos ataques de tortura que nos autoinfligimos los padres en duelo. Ataques intensísimos que nos llevan una y otra vez a reproducir cualquier imagen, recuerdo y secuencia de los hechos relacionados con el fallecimiento. Volvemos a recordar, a visualizar todo lo vivido, por si encontrásemos algún resquicio en el cual pudiera haber existido la posibilidad de proteger a nuestro hijo, si realmente tuvimos la posibilidad de salvar su vida. Con el paso del tiempo, las emociones que generan este tipo de comportamientos y actitudes van debilitándose y haciéndose menos intensas, lo que va posibilitando a su vez la aceptación de la pérdida. Sin embargo, los recuerdos de ese día permanecerán más tiempo con nosotros. Serán las primeras imágenes que tengas al despertar o las últimas al acostarte. Serán los recuerdos que traiga tu mente cuando la ansiedad se apodere de ti.

Así pues, la primera etapa del proceso del duelo, se inicia en el momento en que eres conocedor de la noticia, cuando te enteras de lo que le ha sucedido a tu hijo. El impacto es tan fuerte que, en ese preciso momento, mueres. Tu cabeza explota y tu mente no puede procesar semejante información, simplemente no lo aceptas y tu corazón es herido por la misma muerte. No encuentras la manera de volver a unificar ambas partes de ti, no puedes aceptar lo inaceptable. Piensas que estás viviendo otra vida, en otro cuerpo, una broma de mal gusto, una auténtica pesadilla. En esta fase, la aflicción es máxima, sientes que agonizas y te proteges en una envoltura en la que predomina la incredulidad por lo sucedido. Te proteges de ti mismo porque no eres capaz de procesar que tu hijo esté muerto. La debilidad y la vulnerabilidad comienzan a formar parte de ti y todo aquello que has vivido desde el fallecimiento de tu hijo, o incluso los momentos previos, se convierten en imágenes que se repiten continuamente en tu cabeza, en tu mente, en tus sueños, en todos tus momentos. No sé cómo, pero somos capaces de hacerlo, de secuenciar todos los hechos en forma de película de terror, y te castigas una y otra vez por ello.

Transcurrida la primera etapa de *shock,* inicias una segunda fase, caracterizada por ser la más larga de todo el proceso. La rabia y la angustia irrumpen con todas sus fuerzas en ti. No quieres vivir, no quieres comer, no quieres dormir. No quieres salir a la calle y no quieres ver a la gente viva. Comienzas a ser consciente de que no existe un futuro, no lo concibes, y deseas morirte cuanto antes y definitivamente. No encuentras motivos para estar en este mundo ni te sientes capacitada para ello. No queda nada entero en ti, todo está hecho trizas. Ya no reconoces en ti a la persona que eras antes y sabes que nunca lo serás. Si alguien de tu entorno alberga la esperanza de que llegará un día en el que vuelvas a ser la misma persona —incluso tú mismo—, están —o estás— muy equivocados. Nunca, jamás seremos los mismos de antes.

Sientes rabia y enfado. Focalizamos ese enfado en nosotros mismos y comenzamos a preguntarnos por qué no supimos protegerlo, por qué la vida no nos ha permitido cuidar a nuestro hijo y verlo crecer.

En esta etapa hay que intentar tener mucha paciencia y no exigirnos nada, no castigarnos por nuestros retrocesos y no tener expectativas con nuestros progresos. Puede que, en esta fase, debido a su duración, el dolor se vuelva invisible a los ojos de los demás, de nuestro entorno. Los demás no lo ven, pero el dolor está ahí y estará siempre con nosotros, porque la situación es irreparable. Cuando percibamos que es esto lo que sucede a nuestro alrededor, conviene salir a respirar para no terminar ahogándonos, mirar al cielo y contemplar las estrellas. Intentar detenerse, cerrar los ojos y no pensar en nada.

Después llega la tercera etapa, cuando se produce la aceptación. Sobrevives siendo consciente de que no vas a volver a ver a tu hijo y que la única opción es renacer, reconstruirte para continuar. Y en esa continuidad empiezas a sentir de nuevo con el corazón y lo primero que te concedes es otorgar un nuevo lugar a tu hijo, dentro de tu mundo interno. Conseguirlo se convertirá en un consuelo, en lo único que merecerá la pena: otorgar a tu hijo todo tu amor y un lugar privilegiado dentro de ti. Comienzas a cultivar el mayor sentimiento de amor que pueda existir entre ambos y emergen en ti deseos de superación para que él pueda sentirse orgulloso de su familia y de su madre.

Finalmente, llega la cuarta etapa, la de *resolución*. Es un volver a nacer, volver a la vida, abrir los ojos a un nuevo yo en un nuevo mundo. Te das cuenta de que tu vida tiene una nueva configuración, nuevas personas que han irrumpido en tu vida y otras que ya no están a tu lado. Comprobarás que tienes nuevos amigos, no porque los anteriores no sean convenientes, no porque no lo supieron hacer, pero en todo este tiempo, y hasta llegar a esta fase, tú has llevado un recorrido que solo aquel que ha continuado incondicionalmente a tu lado conocerá. Cuando esto no sucede, cuando cada cual vuelve a su vida mientras que el tiempo de tu familia se detuvo, es muy difícil volver a coordinar los tempos, las vivencias o las preferencias. Volver a coincidir en el compartir cotidiano es bastante improbable, ya que tú has vivido un proceso durísimo que te llevó de la muerte a la vida, has renacido como un nuevo ser, no eres la misma persona y no puedes retrotraerte a lo que fuiste para recuperar una relación que se ha demostrado caduca. Y no es una crítica, las personas tienden a huir porque el sufrimiento es brutal, eso es un hecho. Muchas de las que formaban parte de tu anterior vida se verán abrumadas por el dolor y, en la mayoría de los casos, de manera inconsciente, irán desapareciendo de tu lado. A pesar de todo, es en esta etapa cuando puedes vivir y respirar con menor dificultad, y plantearte algunas cosas con vistas a un futuro muy inmediato, no más allá de dos o tres días. Es un nuevo descubrimiento; sales al mundo convertida en una nueva persona que sabe perfectamente lo que quiere y lo que necesita, que es únicamente aquello que le toque el corazón.

En la «Bibliografía» de este libro encontraréis aquellos libros que he leído durante este tiempo para que podáis consultarlos y, si os sentís con fuerza, utilizarlos como un apoyo durante vuestro proceso.

El círculo cercano

Quizá este sea el apartado más difícil al que me enfrento a la hora de relatar mi experiencia tras la muerte de Darío. Me resulta todo un reto, porque nuestro entorno puede ser tan necesario y beneficioso como destructivo y nocivo. Los familiares y amigos cercanos pueden convertirse en un arma de doble filo y actuar en los dos sentidos dentro de tu proceso del duelo, pueden convertirse en tus mejores aliados y sostenerte con cuidado, mimo y respeto, o pueden generar las situaciones más hostiles a las que haremos frente.

Las personas más cercanas a los padres son, en definitiva, las que van a permanecer junto a ellos desde el primer momento, las que verán el sufrimiento de primera mano y las que, al interactuar más con nosotros, se encuentran más expuestas a situaciones en las que es fácil fallar por la simple ley de la probabilidad.

Perder a mi hijo Darío ha sido la experiencia más dolorosa a la que me ha sometido la vida. Empezaron a brotar dentro de mí una infinidad de preguntas para las que no hallaba respuestas suficientes, claras y concisas, que me ayudaran a aliviar mi sufrimiento, y comenzó a dolerme físicamente el corazón. Notaba cómo una punzada lo había atravesado y allí permanecía continuamente para recordarme cómo me sentía por su ausencia, en un tremendo vacío aterrador donde todo carecía de importancia, sin una salida al sufrimiento. Yo quería seguir sintiendo esa puñalada en mi pecho, ese dolor frío, seco y cortante en mi corazón. Quería seguir experimentándolo y, al tiempo, aunar fuerzas para seguir respirando y cuidar de mi hija junto con mi marido.

Esas eran las coordenadas de mi existencia y de ahí ni quería ni podía salir. Sin embargo, aunque ese era mi mayor deseo, la vida te deja expuesta, postrada ante la apatía de muchas de las personas que tenía a mi lado, a sus miedos y a su cobardía; en definitiva, ante actitudes que me lastimaban cuando menos lo esperaba.

Todo deja de tener sentido, solo el dolor te mantiene en pie, mostrándole tu cara a la batalla, intentando vencer al sufrimiento y al vacío que te recuerdan en cada momento que no merece la pena seguir viviendo.

Es demasiado pedir que sigas manteniendo tu vida como lo hacías antes, con tu familia, con tus amigos, tus compromisos, tus relaciones sociales..., nada de eso tiene cabida en ese momento, nada volverá a ocupar el mismo lugar que tenía antes, todo va a cambiar. Y en este proceso es muy importante alcanzar un poco de paz, de calma, de sosiego... y no sentirte sola.

Una soledad que arraigó en mí desde el primer momento y de la que no podía escapar. Uno de los papeles más importantes que pueden cumplir esas personas cercanas a los padres en duelo es precisamente ayudarnos a combatir esa soledad. Y hablo de sentimientos, no de palabras. De nada sirve que te digan «estoy aquí» si tú no lo sientes, si no eres capaz de sentirlo, si la persona que lo dice no logra llegar a tu corazón roto y sin ningún deseo de seguir latiendo. En esta situación, las palabras, aunque bien intencionadas, se vuelven frías, vacías, ásperas y muchas de ellas duelen.

Parto de una premisa fundamental basada en la certeza de que todas las personas cercanas, familiares y amigos, que han estado con nosotros desde aquel terrible instante, incluso las que decidieron alejarse, han tenido la intención positiva de ayudarnos y consolarnos, pero a muchas de ellas, sobre todo en los momentos iniciales, se les olvidó que no hay consuelo posible, que no hay frase o actitud capaz de aliviar un dolor tan grande. Se les olvidó que la muerte de un hijo es la peor experiencia a la que unos padres pueden enfrentarse, y para eso no hay palabras, no hay exigencias, no hay condiciones, no puede haber ni juicios ni opiniones, no puede haber nada que se anteponga al dolor inmenso que se siente en esos momentos.

Y, sí, es muy duro estar cerca de alguien que está llevando a cabo el proceso del duelo más cruel que puede existir, pero no basta con querer estar cerca de esa persona, no es bueno si no se sabe qué hacer, cómo actuar o qué decir. Los propios miedos y temores de las personas pueden provocar el deseo de evitar el contacto, y este hecho a su vez provoca más soledad e incomprensión en los padres en duelo. Por eso, la simple presencia y el valor del silencio serán los pilares más importantes a la hora de prestar la tan deseada ayuda.

Como indiqué anteriormente, desde el día del fallecimiento de Darío nos encontramos muy arropados no solo por los familiares y amigos más cercanos, sino también por todos aquellos que quisieron acompañarnos. Esta intensidad fue decayendo paulatinamente conforme pasaban los meses; las visitas y los mensajes dejaron de ser tan numerosos y, al cabo de un tiempo, todo fue ocupando el lugar que actualmente tiene; cada persona que está en nuestra vida lo hace conforme al desarrollo de sus actitudes, su cercanía y el deseo de acompañamiento que cada una eligió en su día.

He de decir que nunca cerramos la puerta de nuestra casa a nadie que quisiera acompañarnos, hicimos verdaderos esfuerzos por contestar cada mensaje y recibir a todas las visitas que se iban produciendo. Siempre desde una postura serena y libre de expectativas: nunca esperamos nada de nadie, así evitamos que nadie nos defraudara. Esta actitud ha sido clave en nuestro avance a la hora de sobrellevar esos momentos difíciles e incómodos, no permitiendo que entrase más dolor en nuestras vidas. Simplemente por el hecho de no esperar nada de nadie, todo se hizo más llevadero. No tienes expectativas con respecto a los demás por el simple hecho de que estás totalmente impregnado de sufrimiento y por la idea de desaparecer definitivamente de este mundo y, por tanto, no hay lugar para los deseos u opiniones de los demás.

En este punto, me gustaría señalar que, para nosotros —y me atrevería a decir que para todos los padres que se encuentran en la misma situación—, la vida se acaba, la luz del mundo se apaga, estamos inmersos en una locura interminable, pasamos nuestros días como estatuas de piedra o hielo, y no podemos imaginar —ni queremos hacerlo— qué haremos para seguir adelante.

Nuestra vida, llena de amor y de planes para construir un futuro lleno de sueños y metas para nuestro hijo, se ha esfumado para no volver, y en su lugar solo tenemos oscuridad, desesperación y desamparo. La soledad irrumpe en la vida con una dimensión y una fuerza hasta entonces desconocida. Nuestras ilusiones se han desvanecido. Este hecho no se puede obviar, no se puede guardar en un cajón como si nunca hubiera existido. No puedes empezar de cero, se debe realizar todo un proceso de asimilación y de reubicación para integrar a nuestro hijo en la nueva manera de estar en el mundo, con el mayor respeto y amor, a raíz de los nuevos sentimientos que van emergiendo en nosotros cuando vamos tomando consciencia de su ausencia. Son sentimientos novedosos y a la vez intensos, desconocidos hasta el momento, pero que poseen una gran fuerza. Nuestro mayor deseo es incluir a nuestro hijo en esta vida que nos ha tocado vivir y darle su lugar, el mejor de todos.

Esta es la situación que se encontrará cualquier persona que decida acercarse a unos padres en duelo. Y no es tarea fácil, pero más complicado y doloroso es para nosotros. Estar cerca de unos padres en duelo puede enfrentarnos con duelos propios. Es muy difícil estar delante de alguien que se derrumba y que se encuentra más muerto que vivo, no obstante, hay que realizar un esfuerzo e intentar estar a la altura.

Así que, por favor, si te ha «tocado» acompañar a un padre o a una madre en duelo, antes de pensar en tus inseguridades, en tu propio dolor o en tus miedos, ten presente que no son comparables con los de los padres que han perdido a su hijo. Solo si estás preparado para contemplar este escenario puedes ofrecer ayuda, desde el amor y la comprensión. Evita, para no originar más sufrimiento, hacerlo desde cualquier otra posición, sabiendo que no hay muchas palabras de consuelo ante una pérdida tan devastadora, sobre todo en los primeros días o meses.

Nosotros, los padres, necesitaremos tiempo, bastante tiempo, mucho e indeterminado, para intentar ponernos en pie y decidir continuar. Los familiares y amigos deberán hacer un esfuerzo por cultivar la paciencia y valorar cada pequeño paso que pudiéramos dar como un gran triunfo. Las personas cercanas a unos padres en duelo han de confiar en nuestro propio ritmo y respetar nuestro dolor. Y, algo muy importante, nunca deben negar la existencia de nuestro hijo fallecido. Produce demasiado dolor añadido ser consciente de que hay personas que evitan mencionar el nombre de tu hijo, generalmente porque tienen miedo a causar más dolor, pero —al contrario— escuchar hablar de él nos reconforta, porque para nosotros sigue vivo en nuestros corazones.

Los padres en duelo necesitamos hablar de nuestro hijo con libertad, sin límites ni cortapisas, necesitamos hacerlo visible, queremos que esté presente. Nos ayuda a integrarlo en nuestra nueva manera de estar en el mundo. Escuchar el nombre de mi hijo es un gran consuelo, me confirma que no se le ha olvidado y que sigue presente en todas las personas que lo nombran.

Por todo esto, cuando vayas al primer encuentro con una persona que ha perdido a su hijo, simplemente ABRÁZALA. Ninguna palabra es adecuada, evita hablar si no tienes la seguridad de que tus palabras serán de ayuda y muéstrale tu apoyo con gestos físicos de cariño y amor. Todo lo demás, conversaciones o desahogos, vendrán después. Será más fácil que los padres en duelo consigamos abrirnos a otros niveles cuando la necesidad física de abrazarnos esté mínimamente cubierta.

Las personas que desean acompañar a unos padres en duelo deberían evitar frases como las siguientes. Desgraciadamente, yo las he escuchado en más de una ocasión, por parte de distintas personas, y puedo asegurar que en ningún caso proporcionan consuelo.

«Podéis tener otros hijos.» ¿De verdad que alguien cree que el dolor que tenemos cuando un hijo se va lo puede sanar otro hijo que pueda llegar? Un hijo jamás podrá ser sustituido por otro. Nunca. El hijo que se va permanece siempre en lo más profundo del corazón y nunca habrá nada que pueda llenar su vacío. Darío nunca se marchó de mis pensamientos, de mi corazón, de mi vida, él siempre formará parte de mí y yo seguiré siendo por siempre su madre.

«Tenéis otra hija, centraros en ella.» En ningún momento dejamos de pensar en nuestra hija viva. Pero el dolor es tan gigantesco que lo inunda todo. El duelo es necesario, hay que afrontarlo, aunque haya más hijos en la familia. En mi caso, no tuve opción, pues Gabriela tenía solamente un mes y necesitaba los cuidados más básicos, dependía de mí, y no quería fallarle, aunque pasaron muchos meses hasta que fui capaz de sonreírle o de poder cantarle una canción. Por ella tuve la obligación de levantarme cada día de la cama, no tenía elección. Obviamente, también soy su madre y nunca la hubiera dejado desprotegida. Cuando unos padres están en duelo por la pérdida de un hijo, siguen amando a sus otros hijos y estad seguros de que siempre van a esforzarse en darles el máximo, hasta donde sean capaces, intentando evitar que se inunden del sufrimiento que lo impregna todo.

«Él no sufrió, podía haber sido peor.» Siempre puede ser peor, pero la situación es la que es y no hay peor contexto que la muerte de un hijo, porque no hay lugar para ningún tipo de esperanza. El desenlace es la muerte, de la que no puedes escapar ni revertir; por eso, independientemente de cómo sucediera, el dolor es el máximo. El hecho de pronunciar este tipo

de frases en presencia de unos padres en duelo solo puede infligir mucho más dolor, ya que puede poner en marcha todo un remolino de pensamientos en los que podemos perdernos, imaginando una y otra vez posibles escenarios y visualizando ese momento repetidamente.

«Tenéis que ser fuertes.» Unos padres en duelo no tienen que ser nada. Deben tener fuerza para seguir respirando, para que sus emociones puedan fluir y hacer lo que sientan en cada momento. Cuando escuchaba esta frase, pensaba: «No saben de qué están hablando, no saben de nuestro ahogo, de nuestra asfixia, de nuestro dolor». Cuando se les dice esta frase o alguna parecida, no solo no se está ayudando, sino que se produce un alejamiento de esa persona y una tendencia lógica a llorar en soledad, debido a que te sientes incomprendido y sigues alimentando tu certeza de que ya no perteneces a este mundo. ¿Cómo se puede ser fuerte en una situación así? ¿Qué significa tener fortaleza cuando tu hijo ha muerto? Esta es la típica frase hecha que solo aporta más dolor a unos padres en duelo. No hay respuestas a estos interrogantes e, incluso la persona que lo pronuncia no sabría qué contestar, no es posible recibir estos consejos convertidos en exigencias cuando el único deseo de los padres que hemos perdido a un hijo es dejar de existir y el simple hecho de seguir vivos se convierte en el grado máximo de fortaleza que podemos alcanzar en esos momentos.

«Tenéis que superarlo. Tenéis una vida por delante.» La muerte de un hijo no se supera jamás. Tu vida se va con la suya. Y con mucho esfuerzo tras ir avanzando en el duelo podemos avanzar en una nueva vida, convertirnos en otra persona, integrar la ausencia de nuestros hijos en una nueva manera de estar en este mundo. Con el tiempo, y en el mejor de los casos, aprenderemos a vivir con ese vacío, incluso algún día se puede volver a sonreír y a comenzar a ilusionarnos por pequeñas cosas, pero la muerte de un hijo no se supera. Y,

por supuesto, no estás pensando en vivir, no puedes aguantar ni siquiera que te lo mencionen. Tu hijo no está y tú deseas firmemente desaparecer, no encuentras ningún sentido a continuar sin él.

«Os tenéis el uno al otro.» En los primeros momentos del duelo y tras el transcurso de este, ambos progenitores caemos a las profundidades más espantosas, estamos tocados y hundidos, aunque seguimos respirando. El hecho de que estemos los dos es irrelevante. Nos encontramos hundidos y sin posibilidad de acción o movimiento alguno. Sí es cierto que, con posterioridad, se pueden dar situaciones puntuales en las que uno de los dos padres esté más fuerte que el otro y pueda acompañarlo con mejor disposición, pero lo hará a costa de su propio dolor y retroceso, que tarde o temprano volverá con fuerza para recordarle dónde se encuentra, qué ha pasado y cuál es la situación. Más adelante, podrán acompañarse mutuamente, pero para eso habrá de pasar mucho tiempo y haber sido capaces de superar ciertas situaciones relacionadas con la pérdida de un hijo, tales como recuerdos o fechas. Cuando ha transcurrido el tiempo necesario y ambos progenitores se hayan enfrentado a varias de estas situaciones, caminar al mismo ritmo de la mano será mucho más sencillo.

«Ya ha pasado el tiempo, deberías estar mejor.» El duelo no es un proceso lineal, no se van superando obstáculos como si de una carrera se tratase. Más bien te encuentras en una espiral, dando vueltas una y otra vez. Hay que ser conscientes de que esta frase puede producir un gran daño a los padres que pueden sentirse incluso rechazados, atacados dentro de su propio espacio y tiempo para enfrentarse a la muerte de un hijo. La pérdida de un hijo es tan impensable e injusta que cada pensamiento puede verse intensificado y arrojar más desesperación de la que ya padeces. Nadie consigue ser capaz de establecer unos tiempos para que nos encontremos mejor; nadie, excepto los propios padres. Y, sinceramente, tampoco

nos preocupa, no tenemos prisa por avanzar, porque un gran avance tarde o temprano provocará un gran retroceso y vuelta a empezar. Hay que tener en cuenta que el duelo de los padres puede durar años en el mejor de los casos, o toda la vida.

«Estoy aquí para lo que necesites», «Si necesitas algo, aquí estoy». Es una de las frases más aceptada socialmente, pero infructuosa en esta situación. Para lo único que sirve es para que quien la pronuncia se sienta buena persona. Necesitamos que vuelva nuestro hijo, nada más y nada menos. El resto no existe, no somos capaces de distinguir nuestras necesidades, ni siquiera las más básicas, como pueden ser las de alimentación o higiene, que se ven igualmente alteradas debido a la locura en la que nos encontramos. Así que decirles a unos padres «aquí estoy para lo que necesites» es como pronunciar «haz un inmenso esfuerzo por intentar encontrar en tu mundo oscuro algo que te lleve a necesitar algo de mí y te doy permiso para que me lo pidas». Esta es la traducción más suave de lo que estas palabras pueden llegar a significar para unos padres en duelo. Así que no esperes esa llamada, los padres en duelo estamos inmersos en las profundidades del dolor, no tenemos tiempo de pensar en ti y pedirte la ayuda que necesitamos, sobre todo porque no sabemos qué es lo que precisamos. En lugar de esta generalidad, si deseas realmente ayudar, haz ofrecimientos más específicos, ayuda en asuntos más prácticos, ofrécete para dar un paseo o realizar alguna tarea que permita a los padres en duelo sentirse arropados.

«No llores más.» No, de ninguna manera. Nunca le digas a una madre o a un padre que acaba de perder a su hijo que no llore. Necesita llorar, el llanto es lo único que le queda y le reconforta. Gracias al llanto se puede liberar toda la tensión acumulada, aunque vuelva a aparecer de nuevo. Cada día de nuestra vida lloraremos, a veces de manera más desconsolada y otras más serena, pero cada día de nuestra existencia nuestros ojos se llenarán de lágrimas. Necesitamos llorar, y bas-

tante, continua, intensa y eternamente. Llorar no puede causar más dolor, al contrario, es una liberación, es la única manera de expresar lo que sentimos, de dar salida a las emociones que han alcanzado una dureza insoportable. Puede resultar incómodo ver llorar hasta la desesperación, pero no te corresponde a ti ponerle freno ni juzgar la manera de expresar el dolor. En lugar de tomar esa actitud de juicio y negación, puedes permanecer al lado de los padres en duelo e incluso llorar con ellos. Llorar es algo que nos conviene a nivel emocional, es una vía de escape, y, en los días más negros, nuestra única salida al ahogamiento, nuestra única forma de encontrar en nosotros mismos ese consuelo que necesitamos cuando estamos a punto de tirar la toalla.

«Sé cómo te sientes.» A menos que hayas perdido a un hijo, no te atrevas a pronunciar esta frase. Solo si lo has sufrido en tus propias carnes, podrás aproximarte a mi dolor, aunque nunca será igual al tuyo, porque cada situación es diferente. Los padres en duelo nunca realizamos comparaciones, reconocemos la intensidad del dolor en su máxima expresión ante la pérdida de nuestros hijos independientemente de las circunstancias de cada caso y, aunque los matices sí importan, el dolor que sentimos se asemeja bastante en todos los casos. Por eso, si nosotros, los padres que hemos sufrido la pérdida de un hijo, no podemos ponernos en el lugar de otro padre que esté pasando por la misma situación, otra persona ajena a este sufrimiento no puede saber jamás cómo nos sentimos.

«Al menos le tuvisteis con vosotros cuatro años y fue muy feliz.» Ante esta afirmación yo me pregunto por qué no pudo seguir siéndolo y qué fecha escogería quien lo dice para que muriera su hijo. Cuando pierdes a un hijo, la cabeza se llena de pensamientos autodestructivos que nos sitúan en numerosos escenarios llenos de pánico y dolor, revisamos cada uno de nuestros pasos hasta el fatal desenlace con el objetivo de encontrar algún resquicio que nos otorgue la culpabilidad y

nos motive para no seguir adelante. Sí, es cierto, mi hijo vivió cuatro años inmensamente feliz, pero no soy capaz de encontrar el consuelo en ello, y escuchar este tipo de frases u otras parecidas solo origina más padecimiento y tormento del que ya padecemos.

«¿Cómo estás?» Siempre que me preguntaban o se dirigían a mí con esta expresión yo pensaba que si les dijera la verdad sobre cómo estoy o cómo me siento, estoy convencida de que las personas saldrían corriendo a la velocidad de la luz. ¿De verdad es necesario someter a unos padres a tal cuestión? ¿Volver a recordarles la gran batalla que tienen por delante y las pocas fuerzas de las que disponen? Si se utiliza esta expresión en forma de saludo es aún peor, ya que carece del más absoluto sentido, ya que la respuesta es obvia: no estamos bien, estamos peor que mal, destrozados, desorientados, desubicados, horrorizados y hundidos.

Así que, por favor, no digas nada que pueda causar un dolor añadido al que ya soportamos, simplemente por el hecho de que no sepas qué decir o te quieras sentir mejor. Ocupa el lugar que te corresponde, es a nosotros a quienes la muerte nos ha arrebatado a nuestro querido hijo, a lo mejor de nuestras vidas, respeta esta condición para que realmente tus gestos tengan algún tipo de valor o sentido. Y sé honesto contigo mismo, acude a ofrecer tu ayuda únicamente cuando te nazca del corazón, no seas curioso, morboso o pesado. Estos últimos comportamientos también se dan con bastante frecuencia, y nosotros, a pesar de nuestro estado, somos capaces de percibirlos y causan muchísimo dolor.

Los acercamientos a los padres en duelo pueden resultar más llevaderos si se aproximan a la sencillez y la humildad. En esos encuentros pueden utilizarse frases que nos hacen sentir acompañados en la lucha por la muerte de nuestros hijos, y pueden ayudarnos a ir encajando la situación después de los primeros días de *shock* y desconsuelo. Estas son:

«Lo siento mucho.» Cuando no sepas qué decir, utiliza esta expresión, es la más aceptable en este tipo de situaciones. Aunque creas que puedes quedarte corto al intentar mostrar tu apoyo no es así. Es preferible quedarse ahí y no traspasar la delgada línea que puede llevarte a pronunciar alguna de las expresiones que pueden resultar perjudiciales y provocar un daño añadido.

«No sé cómo puedo ayudarte, no encuentro las palabras, pero estoy aquí, pienso en ti y quiero estar a tu lado.» Con una vez que dirijas estas palabras a unos padres en duelo será suficiente. Serán acogidas con mucho amor, porque si son pronunciadas con sinceridad, resumen perfectamente lo que necesitamos, ya que, igualmente, somos conscientes de la dificultad que existe a la hora de prestarnos ayuda y de que no existen esas palabras mágicas capaces de curar nuestro dolor.

«Sé lo importante que era vuestro hijo y de todo vuestro amor.» También esta frase debe ser utilizada con total franqueza y siempre que hayas compartido experiencias con los padres en duelo, y hayas sido partícipe del amor compartido entre ellos y su hijo. Cuando haya sido así, emergerán las conversaciones en las que se hable de nuestro hijo. Es importante que la persona que nos escucha lo haga sin juicios y sin condicionantes, pues estas charlas pueden oscilar entre el amor y el dolor de manera continuada, y pueden ser muy intensas y angustiosas.

«Yo también lo recuerdo y lo quiero.» Esta expresión es de las más gratificantes y sanadoras siempre que nazca del corazón. Escuchar a las personas que están a mi lado pronunciar estas palabras es mi mejor medicina. Saber que Darío sigue estando presente para muchos y que su amor sigue vivo en sus corazones es motivo de felicidad para mí.

«Él siempre será tu hijo.» Porque debéis entender que seguimos y seguiremos siendo sus padres el resto de nuestras vidas, aunque él ya no esté presente. Este tipo de frases nos ayuda a reforzar el nuevo vínculo que se empieza a formar

con él, que, sin duda, se convertirá en uno de los grandes motores para los pequeños avances que puedan llegar.

Como podéis comprobar, prestar ayuda a un padre en duelo no es una tarea fácil y su desempeño debe ir necesariamente acompañado de un ofrecimiento sincero de ayuda y no de uno ambiguo o que lleve a algún tipo de confusión por su imprecisión. De nada sirve que le digas a un padre en duelo «cuando tú quieras hacemos esto o lo otro», él no va a querer, no está en disposición de querer nada, intenta ser conciso en tus propuestas y obtendrás mejores respuestas y actitudes.

Debe tratarse de un acercamiento cuya principal cualidad sea la paciencia; dedicar tiempo y amor a una situación donde la tristeza y el dolor cobran un alcance hasta ahora desconocido. Debéis actuar como un referente para que los padres podamos ir recobrando la cordura en estos momentos extremadamente dificultosos.

No opines sobre lo que hago o debería hacer, no des consejos, no hables desde tu punto de vista o lo que tu harías o dejarías de hacer en mi situación, no estás en ella, no puedes saber lo que siento, no puedes ni siquiera imaginarlo, no entra en tu percepción, tú sigues inmerso en tu vida, que continúa, y la mía se ha roto, ha desaparecido.

Igualmente, pueden realizarse algunas acciones prácticas que proporcionan a los padres cierta seguridad dentro de la tormenta al saber que no estamos solos en nuestra lucha. Se trataría, a modo de ejemplo, de asumir ciertas tareas que los padres no pueden llevar a cabo porque están destrozados y únicamente poseen energía para atender otro tipo de necesidades. Por ejemplo, en los primeros momentos, es importante contar con el apoyo de familiares y amigos para organizar todos los trámites y gestiones cuando se ha producido el fallecimiento, servir de enlace entre los padres y sus visitas, responder a las llamadas y realizar las notificaciones necesarias sobre lo ocurrido, administrar comida, bebida o medicamentos, cuidar de otros hijos..., todos estos gestos se convierten en regalos de incalculable valor para unos padres en duelo.

Es importante la asistencia al tanatorio o al funeral, pero también lo es permanecer cerca en los días, semanas y meses posteriores, que es cuando realmente se comienza a sufrir por la ausencia del hijo. En este sentido, es primordial que la ayuda que se les pueda ofrecer vaya encaminada a respetar el ritmo de los padres sobre cómo llevar el duelo por la muerte de su hijo. Por ello, es muy valioso tomar como referencia las señales que los padres envían con sus palabras, sus gestos o sus silencios. Hay que respetar sus deseos y darles su espacio, pero es necesario acercarse con bastante regularidad. Tan válido es el deseo de querer estar solo y en silencio, como no parar de hablar, generalmente de nuestro hijo fallecido. Por tanto, es conveniente tratar de permanecer junto a los padres sin límite de tiempo e ir adecuándose a los deseos que estos manifiestan en cada momento, teniendo en cuenta que, en un mismo día, incluso en una misma hora, pueden atravesar por una montaña rusa de estados emocionales, pasar del llanto desconsolado al más absoluto silencio, sufrir una crisis de ansiedad o entrar en pánico, mostrar actitudes de hiperactividad o empezar a hablar y no parar durante horas.

Recuerda que todo les está permitido a unos padres en duelo, todo. Evita hacer juicios, nunca digas a un padre o a una madre en duelo cómo debe reaccionar, cómo debe vivir sus emociones, qué decisiones debe tomar o qué debe o no debe hacer. En lugar de esto, hazle saber que lo apoyas en todo lo que haga, sean cuales sean las decisiones que tome; así, tu ayuda será apropiada. En esto consiste ser un hombro en el que apoyarse.

Otro aspecto importante que valoramos mucho es la escucha. Necesitamos no solo hablar de nuestro hijo, sino también contar lo que ha pasado una y otra vez, compartir nuestra historia nos reconforta, nos va sanando emocionalmente a través de la palabra, vamos dándole lugar a cada emoción, caminando por el sendero correcto. Es de gran ayuda que las personas que se acerquen a unos padres en duelo estén dispuestas a escuchar, sin juicios ni opiniones, ocupando un lugar pasivo desde donde la escucha se convierta en una poderosa herramienta para ir descubriendo los pensamientos que nos atormentan, las emociones que sentimos e ir encauzando el dolor para darle una posible salida y podernos liberar. Si en lugar de únicamente escuchar, la persona opina o aconseja, puede provocar el efecto contrario y llenar aún más de angustia nuestra existencia.

La mayoría de las frases de consuelo que recibimos de muchas personas hacen referencia a los sistemas de creencias, a la fe o a la religión. En estos momentos es impensable que los padres puedan encontrar consuelo en este tipo de dogmas. Principalmente, porque no hay nada que nos alivie, porque no es posible encontrar una explicación a lo sucedido, a la pérdida de un hijo, ni justificarlo con un plan divino orquestado por un Dios benévolo. Hubo quien me dijo que yo era fuerte y que lo iba a soportar, que Dios lo sabía. Por favor, ¿dónde estaba ese Dios cuando cayó el árbol? También escuchas una infinidad de frases relacionadas con el lugar que ocupaba mi hijo, que estaba en un mejor lugar, que no sufría..., esto provoca tanta incredulidad como rechazo, el lugar de mi hijo era junto a su madre, junto a su familia. Todo este arsenal de frases hechas puede hacer mucho daño y lastimar profundamente, no existen el consuelo ni la resignación en estos momentos. Así que, independientemente de las creencias que tengan los padres o las personas cercanas, se han de evitar todo este tipo de frases absurdas, carentes de significado y alejadas de la realidad que se está viviendo. Toca vivir el duelo, y eso es lo único importante. No es momento de sermones ni de verdades absolutas, la muerte de un hijo rompe todos los esquemas, los padres nunca volverán a ser las mismas personas, no necesitan frases llenas de esperanzas vacías.

El papel primordial que un familiar o amigo puede desarrollar para ser un apoyo real y un acompañamiento respetuoso es «estar ahí», evitar minimizar el dolor, simplemente escuchar y ofrecer comprensión sin juicio y sin límite de tiempo. Es normal y natural que los padres en duelo nos alejemos de las personas y las actividades que realizábamos cuando nuestro hijo estaba con nosotros. Nuestro mundo se ha evaporado, llevará su tiempo recomponerlo, y únicamente cuando estemos preparados saldremos al mundo con las piezas encajadas en un nuevo lugar. Pero hasta ese momento, indeterminado en el tiempo, el alejamiento es natural y respetable.

En ese tiempo de readaptación y duelo no te olvides de las fechas importantes (su cumpleaños, las Navidades, el aniversario de la muerte...), cuando el dolor puede volver a extenderse y ser tan intenso como en los primeros días.

Y regala abrazos siempre que sea posible, son muy terapéuticos. Los padres en duelo necesitamos sentirnos comprendidos más que nunca, pero si no sabes qué decir o hacer, puedes abrazar, puedes acercarte de manera amorosa y sincera y rodearnos con tus brazos; esa es la señal que nos permite saber que contamos con tu presencia y que te preocupas por nosotros. Los abrazos son una gran muestra de amor y cariño.

En esta montaña rusa de emociones en la que nos vemos inmersos los padres en duelo, sabemos y sentimos que el verdadero apoyo de los familiares y amigos se convierte en uno de los mayores regalos que un ser humano puede ofrecer a otro. A todos aquellos que permanecieron incansables y rotos de dolor en los primeros días, quiero que tengan claro que mi gratitud es total e inabarcable. Jamás podré olvidar cada uno de sus gestos. Tengo atesorados en mi corazón todas y cada una de las ayudas que recibimos, soy consciente de quién y con cuánto amor cuidó de mi hija cuando estaba velando a Darío y en los días posteriores, sé quién se ocupó de todos los trámites durísimos que hubo que realizar hasta que pudimos incinerar a mi hijo y recoger sus cenizas, sé quién lo dejó todo para estar a nuestro lado sin ningún tipo de condición, sé quién se desvivió dentro de esos primeros momentos de sufrimiento extremo por ayudarnos, alimentarnos, acompañarnos..., y guardaré siempre en mi corazón su bondad, su empeño, su dedicación y el amor con el que nos asistieron esos días.

A todos los valientes que han permanecido a mi lado, a nuestro lado, mi más sincero agradecimiento, de corazón, por su desvelo, por sus abrazos, por su empeño y por su empuje. Las personas que han continuado a nuestro lado desde que Darío se marchó tienen una característica común. Todos, sin excepción, lo han hecho de corazón. Lo han hecho sin juzgar, sin opinar y sin posicionarse en el reproche, la duda o la prisa en ningún momento.

Muchos de nuestros amigos dedicaron, y siguen haciéndolo, su tiempo a cuidarnos, a interesarse por nuestro estado, a desvivirse porque nuestros acercamientos se dieran con mucho mimo, respeto y sin apresuramiento. La mayoría de ellos no sabían cómo lo debían hacer, pero —como he dicho anteriormente— la fuerza del corazón fue más grande que cualquier miedo o duda, y fue precisamente por eso por lo que consiguieron posicionarse muy cerca de nosotros.

Todos ellos llevaron a cabo un acompañamiento respetuoso, no escuché de sus labios ni una sola palabra de juicio, ni una sola, sobre si había pasado más o menos tiempo, sobre si ya era hora de hacer tal o cual cosa. Su respeto siempre iba revestido de un amor que lo hacía todo más fácil, que hizo que el acompañamiento fuera posible en los primeros momentos y en los meses posteriores, hasta el día de hoy.

En el tiempo que compartíamos juntos, me escuchaban cuando yo podía expresarme, me atendían amorosamente cuando hablaba de mi hijo, de su presencia en mi vida, de nuestra locura de amor. Y no es agradable, no es apetecible permanecer al lado de una persona sufriente, a cuyo lado solo se puede ver y respirar el dolor, en sus ojos, en su piel, en su voz..., en toda su persona.

Hoy, gracias a esos acercamientos, gracias a que estas personas que permanecieron desde el principio, que dedicaron su tiempo y su amor sin reclamar nada a cambio, sé que he ido desarrollando mi proceso y acogiendo mi dolor, sé que he avanzado, que no me he quedado paralizada, que he podido afrontar muchas situaciones gracias a su apoyo. Todos ellos saben que siempre lloraré la muerte de mi hijo y yo sé que ellos están dispuestos a hacerlo conmigo, a mi lado.

Todos me sostuvieron e hicieron posible que yo aprendiera a llorar dignamente. Todos fueron conscientes de que yo sobrevivía y de que el dolor formaba parte de mí, de que me envolvía completamente.

Debo hacer una puntualización. El estado de *shock* en el que nos encontramos los padres en duelo nos genera una imposibilidad total a la hora de mantener relaciones sociales. Somos incapaces de mirar hacia fuera, de ver a los demás, de preocuparnos por las cosas como hacíamos antes. No podemos estar pendientes del móvil, de llamadas o mensajes. No podemos ser políticamente correctos, porque simplemente no somos, hemos dejado de ser las personas que éramos antes y además estamos en un profundo estado de consternación, trauma y conmoción.

Bien, pues teniendo en cuenta esta consideración hay que hacer una clara diferenciación entre las personas que queremos y las personas que nos quieren. Teniendo en cuenta que el apoyo de todas ellas puede ser vital para nuestra supervivencia, el que recibimos de las personas que nos quieren es mucho más importante, porque este será el que llegue de una manera más sincera y amorosa, más pura y menos condicionada.

Las personas a las que queremos, familiares y amigos más cercanos, pueden verse condicionados por su propio sufrimiento y por la prisa que tengan en que nos recuperemos y volvamos a ser las personas que éramos antes. No tienen en cuenta que nunca seremos los mismos. Su posicionamiento, generalmente, será anteponer sus deseos a tu sufrimiento, alegando que te quieren y que al ser familia y amigos cercanos creen tener el derecho de poder hacerlo, porque consideran que eres la misma persona, que los lazos que os unen siguen intactos, aunque lo cierto es que nuestro mundo se ha roto en su totalidad, también esos lazos familiares aparentemente irrompibles.

Por este motivo, cometen un sinfín de imprudencias. Se creen en posesión de la verdad, todo lo que dicen o hacen es «por tu bien», aunque no se paran a pensar ni un segundo en la pesadilla en la que se ha convertido tu vida. Son los que más suelen utilizar las palabras «sé fuerte» y «si necesitas algo, aquí estoy», este es el único apoyo que saben dar, porque, como he dicho, anteponen su visión, su dolor y sus ganas de que todo vuelva a una supuesta normalidad, a la verdadera realidad y al sufrimiento inhumano que los padres en duelo estamos soportando. No quiero decir que esto se cumpla en todos los casos, ni en la mayoría, pero sí que es más frecuente de lo que pensamos. Cuando traté este episodio con la psicóloga, sus palabras fueron: «Estas reacciones son más habituales de lo que la gente piensa». Y es así, las personas que se encuentran más cercanas a ti son las primeras en decirte «aquí estoy para lo que necesites, siempre estaré para cualquier cosa» y, casualmente son las primeras en desaparecer de tu lado, al verse totalmente incapacitadas para aguantar un dolor tan inmenso e intenso, en el que no hay lugar para nada más ni nadie. Es entonces cuando se producen las ausencias. Ellos se justificarán repitiéndose una y mil veces que se han ofrecido a ayudarte, que no saben cómo acercarse a ti y mil necedades más, y actuarán reprochándote tu actitud sin ningún tipo de reparo. No hay mucho más que decir, los padres en duelo no podemos permitirnos dar continuidad a relaciones basadas en el reproche de algo que únicamente nace del propio miedo de los demás, de esas personas que no han sabido cómo hacerlo y que culpabilizan a los dolientes de su propia ineptitud. Ante este tipo de actitudes, nosotros, los padres en duelo, no podemos sino sentir compasión por ellos.

La persona que permanece al lado de un padre o de una madre en duelo es conocedora de su situación real, de su estado de evasión, de sus avances o retrocesos, de lo que le pasa por la mente, de su locura, de su desesperación, de su posición ante la vida y de cómo transcurren sus días. Tiene información de lo que va dándose en nuestra vida, de los retos a los que nos enfrentamos, de nuestros miedos, y es conocedor de nuestro estado de supervivencia absoluto. Y por ello, existe una continuidad y la relación es más fácil a corto y largo plazo. Serán las primeras personas con las que te atrevas a dar tu primer paseo, a volver a ver a sus hijos, porque la relación que se ha mantenido hasta ese momento ha sido continua y llena de amor y comprensión.

Por el contrario, las personas que poco a poco van desapareciendo de tu lado, las que envían algún mensaje cada mes o las que ni siquiera hacen eso, pero se encuentran en lo que era tu entorno más cercano, tienen más difícil y complicado que se dé esa posibilidad, porque no ha existido un conocimiento real del sufrimiento, porque no ha existido ese compartir, porque no se ha tejido esa red de seguridad en la que podemos sentir la mínima tranquilidad para dar pequeños pasos a su lado. Precisamente de este grupo de personas recibirás más exigencias respecto a lo que haces y el tiempo que has pasado para volver a la vida. A pesar de no haber estado a tu lado, son capaces de hacer un balance sobre tu estado y el momento en el que debes volver a ser lo que eras, algo que —como bien sabes— es irrealizable.

Encontrarás todo tipo de reproches y justificaciones por parte de este grupo de personas. Te dirán que no se lo has puesto fácil, te dirán que después de lo sucedido no podían separarse de sus hijos, te dirán que han permanecido alejados para no molestar, te dirán que no te mandaron un mensaje por el cumpleaños de tu hijo porque no sabían cómo te iba a sentar y una gran cantidad de barbaridades más. El punto positivo es que toda esta verborrea no te causará más dolor, porque vas teniendo claro tu lugar en el mundo, tus valores, y no pueden sacarte de la serenidad que tanto esfuerzo te ha costado alcanzar. No pueden hacerte más daño, no te asombras de tanta barbaridad, no puedes hacer caso a semejantes afirmaciones que van encaminadas a justificar su actitud. Lo mejor es pensar que, por nuestra parte, nunca vamos a pedir nada a nadie, sobrevivimos sin ningún tipo de expectativas sobre los demás. Es tanto el sufrimiento que soportamos que no podemos hacerlo: por ello, quien quiere estar, está, quien quiere desaparecer, se va. Y no pasa nada.

Lo que no podemos consentir es que los que se fueron quieran aparecer e irrumpir en tu vida cuando les venga bien o consideren que es el momento de retomar la relación. No funciona así: no ha habido esa continuidad necesaria que facilite el acercamiento. Después de un tiempo, no queda nada de las personas que fuimos, cualquier gesto o acto dedicado a unir lo que se acabó en ese momento de sufrimiento extremo es infructuoso, carente de sentido y, por tanto, nulo.

Y aunque el apoyo de familiares y amigos sea uno de los pilares más importantes y uno de los recursos externos más potentes en el proceso de recuperación, los padres en duelo, en nuestro interior, sabemos que hay batallas que debemos librar solos. Este camino lo debemos afrontar en soledad.

Somos nosotros los que debemos comenzar a caminar y transitar este camino de lágrimas y dolor, sin conocer el rumbo ni el destino. Desesperados, desanimados y desorientados, siendo plenamente conscientes de que nadie lo va a hacer por nosotros. No basta con ponerle voluntad, ni ganas ni fuerzas, no hay que tener prisa, hay que comenzar cuando uno sepa que ha llegado ese momento, no antes, sin tomar en cuenta los deseos de nuestro entorno ni las ganas que tenemos de dejar de sufrir. Tienes que iniciar el camino con calma y con el convencimiento que cada paso que des sigue acercándote al mayor equilibrio que seas capaz de alcanzar en cada instante del proceso del duelo, a lo que es posible en ese momento en tu vida.

Afrontar el dolor es un acto solitario y único, lleva impreso un nombre, el nuestro, únicamente el nuestro. Somos los únicos invitados a recorrerlo, nadie puede hacerlo por nosotros. Y pasarán muchos días y muchas noches oscuras hasta que podamos hacerlo con soltura y caminar más livianos, hasta que podamos culminar la cima de una situación que antes nos parecía insoportable. Iremos conquistando colinas y senderos, y lo haremos solos, cada día más convencidos y serenos.

Nadie puede llorar por nosotros, nadie puede derramar nuestras lágrimas, nadie puede darnos las ganas ni la fortaleza necesarias para que nos levantemos cada día, nadie puede afrontar cada nuevo amanecer por nosotros, nadie puede vestirse con nuestro traje de sufrimiento, nadie puede vivir nuestro duelo. Todo ello forma parte de nosotros, depende únicamente de nuestras decisiones, pues son nuestra responsabilidad. Cada día debemos decidir si nos levantamos o no de la cama y, si tenemos las fuerzas necesarias para afrontar otro día más en el que muy probablemente vivamos el dolor en su máxima expresión.

Antes de acabar con este capítulo, me gustaría hacer una breve mención a unas de las personas más cercanas a nuestros hijos, que necesariamente también han de atravesar su propio duelo. Me estoy refiriendo a los abuelos. Estos pueden convertirse en los grandes olvidados. Sufrirán por lo sucedido, aunque hay que tener en cuenta que su dolor no se puede comparar ni se asemeja al de los padres —quede esta apreciación lo suficientemente clara—. Ellos han perdido a su nieto o nieta y, hasta cierto punto, a su hijo o hija, ya que cuando sean capaces de mirarlos con los ojos del corazón podrán comprobar que no queda absolutamente nada de lo que fueron. Los abuelos han de contar con la ayuda necesaria para vivir su duelo y expresar su dolor. Será muy difícil que puedan permanecer al lado de sus hijos sin manifestar su propia aflicción y, por ello, que puedan prestar ayuda se convertirá en un auténtico desafío. Es importante que otras personas cercanas al entorno familiar, otros hijos o hermanos, puedan prestarles el apoyo y la compañía tan necesaria para ellos, puesto que sus hijos, los que han perdido a su pequeño, ya nunca más estarán en condiciones de hacerlo, no como antes, no con la misma intensidad ni dedicación. Sus hijos, los padres en duelo, están librando su propia batalla y lo harán el resto de sus vidas. Cualquier acercamiento deberá realizarse con suma delicadeza entre padres e hijos, puesto que el dolor se incrementa considerablemente. Nosotros, los padres en duelo, perdonaremos cualquier situación que se pueda producir y que incremente nuestro dolor, pero, del mismo modo, la rechazaremos y nos alejaremos, por el bien del conjunto familiar. Mostraremos nuestra más absoluta compasión y reconocimiento a su dolor, del mismo modo que reconocemos nuestra incapacidad para servirles de ayuda por el hecho de estar atravesando nuestro propio duelo. Por tanto, si sois personas cercanas a ellos, debéis estar atentos a sus necesidades y buscar ayuda profesional cuando sea necesaria. Los mayores necesitan esa cercanía para no hundirse en la tristeza por lo ocurrido, serán los primeros que no entiendan nada de lo sucedido y que, al igual que los padres, hubieran deseado su propia muerte a la de su nieto.

El tiempo

Cuando tu hijo muere, atraviesas un dolor tan fuerte, tan potente e intenso, que te das cuenta de que no controlas nada, y comienzas a vivir el instante, no queda nada más. No hay noción temporal, no hay planes, no hay futuro, permaneces paralizado en el momento en el que tu vida cambió por completo, en el momento de su muerte, y solo observas cómo va pasando el tiempo, un segundo, y otro, y después otro, y el siguiente.

Los padres en duelo vivimos una de las experiencias más traumáticas que cualquier persona puede soportar. Nos sentimos vulnerables, frágiles, débiles, nos falla la memoria, tenemos serias dificultades a la hora de realizar las tareas cotidianas, incluso las más simples, como el aseo personal o la alimentación. Nos volvemos torpes y no podemos reaccionar con normalidad a prácticamente ningún estímulo externo. Nos comportamos como si estuviésemos dormidos la mayor parte del tiempo. Vivimos en nuestro mundo interior lleno de oscuridad.

Sufrimos la pérdida de nuestro hijo y el hecho de recuperarnos, aunque sea mínimamente, nos llevará mucho tiempo, muchos años o quizá toda nuestra vida. Lo que se convierte en una verdad innegable es que el vacío por la ausencia de un hijo va a permanecer siempre. El tiempo no funciona como una variable o un factor a nuestro favor, el vacío por su pérdida siempre estará a nuestro lado y nos acompañará hasta el final de nuestros días.

Como ya comenté con anterioridad e insisto nuevamente, no hay dos personas que vivan el duelo de manera idéntica o similar. Por este motivo no se debe catalogar ni establecer paralelismos con las experiencias previas que se hayan podido tener en relación con la pérdida de un ser querido, ni, por supuesto, comparar el proceso que ambos padres estén llevando a cabo. Por tanto, hay que tener presente este aspecto a la hora de crearnos expectativas relacionadas con el papel que juega el tiempo en la evolución y el desarrollo del duelo.

Aunque resulte reiterativo, no deben existir reglas sobre cuánto tiempo es necesario para dar por terminado el duelo por la pérdida de un hijo o cualquiera de sus fases. Cada padre o madre lo sufrirá y lo vivirá de manera diferente, y siempre a su ritmo, con su propio tempo.

Cada día representa un desafío, las horas se vuelven largas e interminables, y se pierde el sentido de la vida, no hay ningún propósito para continuar. Los días van pasando en el calendario, pero, para nosotros, la vida se paró el día en que nuestro hijo se marchó. No estás coordinado con el paso del tiempo ni con tu propia existencia, estás estancado en un momento de tu vida en el cual el *shock* fue tan fuerte que te dejó inmóvil en aquel espacio y en aquel tiempo.

Con el transcurrir de los días, podrás comprobar que algunos de ellos serán muy malos, otros aún peores, algunos instantes tendrán un olor a esperanza y en numerosos momentos la amargura se respirará en cada rincón. Esta secuencia ilógica de sentimientos es de lo más natural: todo remueve, cualquier pequeño detalle, por insignificante que pudiera parecer, puede hacerte saltar por los aires.

Precisamente, el tiempo es uno de los grandes aliados para unos padres en duelo. No el simple transcurso del tiempo, que ayuda en ciertos aspectos que enumeraré un poco más adelante; lo que realmente es valioso es lo que haces con ese tiempo. El tiempo por sí solo no cicatriza, no ayuda a neutralizar tanto sufrimiento, porque no se puede curar una herida tan profunda e interna.

La pérdida de un hijo no se supera por mucho que pase el tiempo. Nunca seremos las mismas personas, nunca tendremos las mismas aspiraciones, nunca viviremos con la misma ignorancia que antes, hemos conocido el sufrimiento en su versión más demoledora y ya nada será igual para nosotros.

Tenemos que reconstruirnos y hemos de utilizar ese tiempo para hacerlo.

La única salida es aprender a vivir de nuevo, y para ello es vital reconocer el vacío por su ausencia y aceptarlo, para posteriormente y de manera gradual incorporar a nuestro hijo fallecido a nuestras vidas.

Es precisamente este trabajo, esta nueva manera de estar en el mundo, la que nos mantendrá en esta posición, en esta postura, en este estado, el resto de nuestros días. Evidentemente, se necesita tiempo para la asimilación de las nuevas circunstancias, para acostumbrarnos a seguir adelante sin nuestro hijo, pero debe ser un tiempo bien utilizado, que compagine los días de llanto con los días de siembra. Momentos en los que te permitas plantar la semilla de la esperanza para que, en un futuro incierto, pueda prosperar y dé sus frutos, y comience a brotar en ti la idea de seguir adelante, que puedan renacer las ganas de caminar hacia delante con tu dolor de la mano y con tu hijo firmemente asentado en tu corazón.

Será tu llanto, esas lágrimas derramadas continuamente, las que rieguen tu cosecha y las que permitirán que esas semillas sean fructíferas y emerja un nuevo horizonte frente a tus ojos. Al principio estará lejos, te sentirás incapaz, impotente, inhabilitado para caminar hasta él y descubrir las nuevas oportunidades, pero lo alcanzarás. Paso a paso irás acercándote a ese futuro incierto y tendrás el valor suficiente para adentrarte en él y comenzar de nuevo.

El tiempo también hace que nos enfrentemos a momentos especialmente delicados, en los que las recaídas están más que aseguradas: su cumpleaños, las Navidades, el primer aniversario de la pérdida, las vacaciones, la vuelta al colegio, las celebraciones familiares... Todos estos momentos nos volverán a situar en el escenario del día de la marcha sin poder remediarlo. La mente nos volverá a atormentar con la misma intensidad que al principio, recordándonos lo que podría haber sido y nunca será. Estos momentos, sobre todo durante el primer año, serán vividos con una gran impotencia y la amargura volverá a adueñarse por completo de tu ser.

Con el tiempo, y de manera incierta, también se pueden producir nuevas recaídas. Cualquier momento, situación, persona o cosa puede encender el botón que activa los sentimientos de dolor intenso, que reaparecen con gran fuerza en tu vida.

Con el paso del tiempo, no te sientes mejor, no te adaptas a existir, la vida que conocías antes en compañía de tu hijo se ha esfumado para siempre. De ahí surge la incapacidad de comprometerte con algo que vaya más allá del instante; no puedes hacerlo, simplemente el futuro no existe para ti.

Por tanto, se trata de un trabajo para toda la vida. Debemos emplear todas nuestras fuerzas en reconocer en nosotros a una nueva persona y aprender a vivir con nuestra realidad. Una realidad aplastante que nos convierte en padres de un hijo que no está presente físicamente, hacia el que emanamos un amor infinito, inmenso y eterno. Una realidad a la que debemos abrirnos para poder experimentar igualmente que su amor por nosotros sigue presente, abrazándonos y sosteniéndonos a cada instante.

El paso del tiempo nos ayudará a ocuparnos de nuestras necesidades básicas, a superar el abatimiento físico y psicológico al que nos vemos sometidos los primeros meses. El tiempo por sí solo nos sitúa en un escenario donde es necesario darse una tregua, donde experimentas por ti mismo que el cansancio físico, mental y emocional debe cesar en intensidad, porque llega un momento en que no puedes soportarlo. Entonces es cuando te das un respiro y realizas, casi de manera automática, un nuevo balance de la situación. Los sentimientos que aparecieron al principio disminuyen su fuerza, se vuelven menos intensos y te permiten respirar con menos dificultad. Comienzas a vivir el dolor por la ausencia de manera íntegra, sin distracciones mentales. El dolor por su ausencia. Empiezas a ser consciente de lo sucedido, de que no hay retorno, de que él nunca volverá.

Este es uno de los puntos más importantes del proceso del duelo. Cuando eres capaz de vivir tu dolor desde lo que verdaderamente es, en estado puro. Puedes incluso recordar los buenos momentos desde la añoranza, y sentir nostalgia y melancolía. Te permites vivir el dolor que ese recuerdo te origina, aprendes a vivir con él. Te permites sentirlo, piensas que aún no te has hundido del todo, y entonces permites que el dolor te vuelva a golpear, pero, con este transcurrir del tiempo, tu actitud ha cambiado, ahora te resistes a que esas embestidas sean en vano, ahora quieres aprender del dolor, quieres mirarlo de frente, reconocerlo, acogerlo, transformarlo, hacerte su amiga. Sabes que te va a acompañar hasta tus últimos días, así que tomarle de la mano y caminar junto a él es la mejor decisión.

A esta situación se llega por el simple paso del tiempo y después de haber sufrido en demasía, después de haber agonizado hasta el límite, después de haber atravesado parte del proceso del duelo, el más duro y difícil, cuando ya has tomado consciencia plena de que tu hijo está muerto y no va a volver, al menos no como tú desearías.

Y no hablo de resignación, jamás me resignaré a la muerte de mi hijo, nunca. Sería como asumir que mi hijo se merecía ese final, y ese no es el camino.

Utilizaba la fortaleza que podía reunir cada día para recordarme y enfrentarme a esta situación: jamás me resignaré a la muerte de mi hijo, jamás sentiré pena por él. Pero sí comencé a aceptar la situación sobre lo que había ocurrido, comencé a ser consciente del nuevo escenario en el que tendría que representar todas las escenas del resto de mi vida.

En mi caso, permanecí bastantes meses en esta situación, debido fundamentalmente a mi ignorancia e indecisión para seguir caminando. No sabía hacia dónde debía dirigirme, pero me sentía en paz, reconociendo que había dado un gran paso en mi proceso de recuperación física, mental y emocional.

A partir de entonces, los movimientos que fuera a dar me llevarían a iniciar un proceso de reconstrucción de mi vida, y aún no estaba preparada, no quería volver a construir algo sin mi hijo. Quizá este fuera el motivo por el que me quedé estancada en este estado de conformismo durante bastante tiempo. No me importaba, no tenía prisa, no tenía destino y no quería dar pasos en falso. Me había costado muchísimo sufrimiento llegar hasta allí y no quería jugármela saltando al vacío. Había empleado toda mi fuerza en conquistar pequeños logros, en saborear algo de paz dentro de tanta lucha, y no estaba dispuesta a renunciar a ella.

Esa paz era más que merecida, había sufrido mucho hasta conseguir respirar con profundidad y sosiego en algún momento del día. Para mí era un premio, un regalo, un oasis donde permanecer simplemente tranquila, y donde la quietud y la calma me podían alimentar para enfrentarme a la siguiente batalla.

Recuerdo que, en esta etapa, los días pasaban dentro de casa, no me gustaba salir, no me quería exponer al exterior. Mi casa era mi fortaleza, mi guarida, mi remanso de serenidad y silencio.

Al igual que el simple transcurrir del tiempo —vivido desde el sufrimiento y la fortaleza— consigue mitigar el dolor, vivirlo desde otra perspectiva posibilita la aparición de nuevas sensaciones, de una nueva manera de estar en este mundo.

Aprendí a vivir con dolor y a descubrir el amor a través de él, a vencer a la muerte. Mi principal propósito se basó en comprometerme a continuar, comenzar a construir vida dentro de mí en honor a mi hijo, a lo que él me enseñó, a lo que él significó para mí y para otros muchos. No sabía cuál era el camino, pero sí sabía lo que debía hacer, llevar a mi hijo siempre presente en mi corazón, en todo mi ser, en todo lo que yo era, en aquello en lo que me fuera a convertir, en cualquier lugar y ante cualquier situación, persona o circunstancia.

Surgió en mí la necesidad de exteriorizar este sentimiento, y cuando tenía la ocasión, al hablar con algún amigo o familiar, lo decía en voz alta: «Mi hijo está en mí, está en mi corazón», y observaba las reacciones de los demás no para buscar su aprobación, sino por medir el grado de sorpresa que esta frase les producía. Yo estaba resurgiendo y quería ver si ese hecho era evidente en los demás. Recibí muchos abrazos de muchas de las personas que me oyeron decir esto, y algunas reacciones de rechazo e incredulidad también, pero fueron las menos.

Tener a mi hijo presente, aprender a integrarlo en mi renacer, se convirtió en mi proyecto de vida. Sería necesario hacer muchos cambios y muy profundos, pero yo estaba dispuesta a darlo todo por él y para él; sentía la seguridad de que seguía siendo su madre, y como tal debía actuar en adelante, aunque la incertidumbre y la ignorancia estaban presentes. No sabía qué debía hacer, pero sí sabía cómo lo haría: desde el amor que siento hacia mi hijo, esa es la clave. Con absoluta seguridad y certeza.

Por tanto, con el tiempo algo cambia, entras y sales del dolor de maneras cada vez más distintas. El simple transcurrir del tiempo deja más espacio al dolor. Vas ganando pequeñas batallas y el sufrimiento toma una particularidad nueva: se convierte en opcional, puedes decidir sufrir o no, si bien el dolor se convierte en parte de ti, va contigo siempre. La herida está siempre, aunque no puedas verla, está.

El tiempo también te permite vivir los cambios profundos en todos nuestros sentimientos y nuestras emociones, que adquieren otro significado, otra dimensión. Es como estar inmersa en un océano: a veces estás en calma, pero de repente una ola te arrastra y no puedes ver nada, ni siquiera respirar, y cuando menos te lo esperas vuelves a salir a la superficie y consigues tomar aire, y, de nuevo, otra gran sacudida te vuelve a llevar al fondo. Y así constantemente.

Con el paso del tiempo, llegas a darte cuenta de esos momentos de calma, de paz, en los que vuelves a aunar fuerzas para la siguiente embestida. Y debido a tantos vaivenes, hay partes de ti, las que permanecían paralizadas y estancadas, que comienzan a moverse, a hacer menos daño, a integrarse en ti, a formar parte de ti desde otro lugar donde el sufrimiento sucumbe al dolor.

Porque, aunque se consideren sinónimos, para mí dolor y sufrimiento no son lo mismo. Al principio es imposible distinguirlos, todo es negro, todo duele y por todo sufres. Pero el tiempo, como acabo de mencionar, hace que puedas vivir con «dolor», alejando poco a poco el «sufrimiento» de tu día a día. El dolor tiene una función, pero el sufrimiento no. El dolor tiene razones, pero el sufrimiento no. El dolor nos señala dónde debemos poner nuestra atención, lo sentimos porque hay algo en nosotros que debemos sanar. El dolor nos ayuda a adaptarnos a los cambios que vayamos a enfrentar. Pero si el dolor se enquista y no cumple su función de alerta o advertencia, si se prolonga de manera estéril en el tiempo, se convierte en sufrimiento.

El sufrimiento es una expresión del dolor mucho más intensa, pero es improductivo, nos limita y nos impide avanzar. Puedes acoger el dolor, aceptarlo, dejarlo ir. Pero el sufrimiento se pega a ti como una lapa y te ahoga, no te deja respirar, no puedes ser ni hacer absolutamente nada. Solo sufrir.

¿Qué hacer para que el tiempo se convierta en nuestro aliado?

Cumpliendo una única condición: el tiempo ha de ser bien aprovechado y utilizado. No puedes obligarte a superar la pérdida de un hijo, es una misión imposible. No quieras estar mejor rápidamente y sin esfuerzo, porque fracasarás. Si miras hacia otro lado y no te empleas a fondo, no tendrás éxito.

Has de cultivar la paciencia contigo mismo, darte calma, sosiego, sin medir ni calcular el tiempo que necesites para ello.

Lo único que suma a nuestro favor es el papel que juguemos a la hora de enfrentarnos al duelo y nuestra voluntad de acoger el dolor en lugar de intentar evitarlo.

Cada uno a su propio tiempo. El dolor se mantendrá siempre vivo en ti alimentado por los recuerdos. Tenemos que aceptar ese dolor para que podamos continuar, transformarlo en amor, con nuestros hijos siempre cerca. Podremos llorar muchos días, la mayoría, pero habrá otros que hablemos con ellos desde el corazón y que esa conversación nos aporte una paz hasta entonces desconocida. Habrá días en los que nos enfrentemos con uñas y dientes al dolor, y otros en los que dejaremos que nos gane la batalla: no importa, estamos aprendiendo a reconocer a una nueva persona en nosotros, estamos intentando recomponernos, unir nuestros pedazos y seguir caminando.

En esta sociedad parece que existe un tiempo estimado para que el dolor sea superado. El duelo duele en nuestro propio tiempo, a nuestro ritmo, nos guste o no. Y se necesita tanto tiempo como sea necesario, sin condiciones. No debemos catalogar el duelo. No hay necesidad de señalarnos con el dedo si nuestro estado de duelo se ha vuelto crónico o estamos atravesando un grave estado depresivo. Nuestro dolor va mucho más allá de lo que las palabras o el conocimiento psicológico o psiquiátrico puedan denominar o definir. Es algo mucho más potente y a la vez, transformador.

La duración del duelo no tiene una fecha de superación en el calendario. La muerte de un hijo no se supera. Sin embargo, tenemos que recorrer este proceso afrontando la intensidad de los sentimientos que nos atormentan para poder vislumbrar los posibles mecanismos a nuestra disposición y poder seguir adelante.

Insisto, nadie puede decirnos cuándo es el momento de finalizar nuestro duelo. Surcamos un mar a la deriva lleno de incertidumbres, nuestros compañeros de viaje cambian continuamente en nuestra pequeña barca. Nos acompañan el dolor, la nostalgia, la tristeza, la melancolía, la amargura, el desconsuelo, la desolación, la soledad y un sinfín de sentimientos y emociones agonizantes.

Y de entre todos ellos, hay uno que se va haciendo cada día más fuerte y se va arraigando cada vez con más fuerza a nosotros: la «incomprensión». La incomprensión como resultado de habernos sentido tremendamente solos. Una soledad que no está relacionada con estar rodeados de gente; una soledad que lo abarca todo. Los padres en duelo sabemos que no hay nadie que pueda entender nuestro dolor. Podemos abrirnos a la familia y a los amigos, pero incluso con ellos se darán situaciones, conversaciones y momentos en los que sintamos la soledad en su más absoluta crudeza.

En suma, la duración del duelo es algo subjetivo y muy personal. Hay que desterrar la idea de que los padres en duelo nos iremos sintiendo mejor con el tiempo. Hay que eliminar de la sociedad los consejos relativos a que debemos sentirnos mejor porque ya ha pasado un tiempo determinado, generalmente un año. Desconozco si esta regla, por llamarla de alguna manera, sería válida para otro tipo de duelos, pero para la muerte de un hijo, la respuesta es un rotundo no. La única certeza es que somos vulnerables debido a la situación que estamos viviendo y cualquier mejoría que se pueda experimentar durante los primeros meses es ilusoria, ya que cualquier pequeño acontecimiento o suceso puede volver a jugar en tu contra y te vuelve a posicionar incluso en un lugar peor. A veces se convierte en una caída libre y sin frenos.

El paso del tiempo puede convertirse en un aliado si ponemos de nuestra parte. Tiene que llegar un momento en el que decidamos abrirnos de nuevo al mundo y empezar a caminar a pesar de nuestras heridas. Vamos a evitar establecer plazos para experimentar algún tipo de mejoría. Vamos a estar atentos para observar todas las variables o factores que pueden complicar nuestro proceso, y vamos a apoyarnos en aquellos recursos y herramientas que nos sirvan de ayuda en los momentos más complicados, sabiendo que aunque el dolor continúe, los síntomas pueden verse aliviados en muchos momentos. Vamos a aceptar nuestro dolor sin restricciones, sin bloquearlo ni mirar para otro lado. Vamos a ser valientes y a continuar adelante.

Me gustaría terminar con una reflexión acerca del tiempo que escuché en una de las cientos de conferencias a las que me aficioné en mis primeros meses de duelo. El dolor que se bloquea y que no se vive intensamente puede verse desplazado en el tiempo, pero este hecho no conseguirá eliminarlo. La consecuencia es sencilla: si retrasamos nuestro dolor, sufriremos menos, pero durante mucho más tiempo; sin embargo, si lo enfrentamos desde el inicio con toda su intensidad, nos va a doler infinitamente más, pero durante menos tiempo. Una vez más, cada uno, en función del tipo de duelo que lleve a cabo, elegirá el escenario en el que quiera situarse. Todas las opciones son totalmente respetables, pues como he dicho y repetiré las veces que haga falta; los padres en duelo somos unos héroes a los que nos debe estar permitido todo, absolutamente todo.

Recursos internos

Es aquí donde reside el mayor potencial para dar continuidad a la existencia. Dentro de nosotros, realizando un duro proceso de autoconocimiento, bajando a las profundidades más aterradoras, es desde donde empezaremos a emerger únicamente con nuestra fuerza, nuestro tesón, nuestra esencia, con los recursos que podemos encontrar en nuestro interior, que se caracterizan por ser personales y únicos. Es en nuestro interior donde comienza el auténtico trabajo, donde podemos coger un impulso verdadero para iniciar el camino de la supervivencia y aspirar a volver a sonreír algún día, aunque esta parezca una meta imposible.

Si dudáis entre arriesgaros o no a hacerlo, mi consejo es que os adentréis hasta lo más profundo, que desterréis para siempre los posibles miedos, pues es ahí desde donde podéis rehaceros, encontrar las claves que pueden dar lugar al nacimiento de un nuevo ser. Nunca seremos la misma persona, porque después de vivir una experiencia tan desoladora, no podemos permanecer impasibles, necesariamente miraremos con otros ojos, sentiremos de otra manera. No seremos ni mejores ni peores, simplemente distintos. Hemos tocado fondo, el más profundo que pudiera existir, y el hecho de vivir esa experiencia nos aporta otras cualidades, otro conocimiento, otras vivencias, otra forma de mirar el mundo, otra sabiduría. No lo podemos dejar atrás, la muerte de nuestro hijo nos acompañará el resto de nuestros días. De nosotros depende plantarle cara o mirar hacia otro lado.

Dentro de esta ayuda interna, se distinguen, al menos por mi experiencia, varios horizontes por los que poder transitar, y todos ellos combinados suponen una gran ayuda en nuestro proceso.

El más importante de todos ellos es el amor, y este sigue existiendo en nosotros, pero se ha reconvertido, se ha modificado. Ahora es más puro, más fuerte, más potente, y no se localiza en el exterior, sino que se ha imprimido como un sello en nuestro interior. Hay que buscarlo, tenemos que destinar todo nuestro empeño y nuestras fuerzas a encontrarlo para poder canalizarlo y experimentarlo, para dar a nuestro cuerpo el aire necesario para seguir respirando y a nuestra mente la calma verdadera que aleje el tormento de nuestro nuevo proyecto de vida, de nuestra nueva manera de estar en el mundo.

Es ese amor el que va a ir despertando otra serie de herramientas que nos irán encauzando y nos invitarán a dar los primeros pasos en nuestro proceso de recuperación. Entre ellas, el sentimiento de madre o padre, que debemos trabajar para fortalecer, para no olvidar que, allí donde se encuentren nuestros hijos, seguimos sintiéndonos sus padres, y que nuestro amor por ellos sigue aflorando por cada poro de nuestra piel.

También la pareja juega un papel muy importante como recurso interno. Solo los padres sabemos el verdadero infierno que estamos atravesando, cada uno a su manera. Sin embargo, hay un punto en común: si hay alguien que puede saber de tu sufrimiento, es la otra mitad, que, aunque lo viva de una manera distinta a ti, ha formado parte de esa vida anterior, de la máxima felicidad, y es partícipe también de la peor de tus angustias porque también es la suya. Considero que compartir este proceso con tu pareja es un gran recurso interno, que nos permite verdaderamente expresar todo lo que va apareciendo sin tener que escondernos, sin aumentar nuestras preocupaciones, sin máscaras, sin nada.

Al igual que mi marido, mi hija Gabriela ha sido uno de los grandes motores en mi búsqueda interior y en mi proceso del duelo, mi verdadera salvadora. Gracias a ella no tuve la opción de encerrarme en la oscuridad total; gracias a ella tenía que levantarme cada día; gracias a ella volví a valorar pequeños momentos y a enamorarme de la vida cuando contemplaba su sonrisa; gracias a ella me he dado una segunda oportunidad para restaurar y colocar de nuevo las piezas de mi vida.

En esta etapa de autoconocimiento, de autoexploración y autodescubrimiento también me apoyé en la lectura de una gran cantidad de libros de otro tipo, como ya he mencionado, en la realización de algunos cursos de formación que me fueron llenando de sabiduría para integrar a mi hijo en mí, y, desde ahí, comenzar a caminar. Fueron varias las temáticas que traté, ya que yo sentía —y aún sigo sintiendo— una enorme necesidad de que todas mis preguntas hallasen respuestas. Y esta fue la base sobre la que fui moldeando mi nueva identidad, mi nuevo yo, mi nueva vida, y lo sigo intentando y siento que lo voy consiguiendo.

Igualmente, la música fue una valiosa ayuda. Conecté con ella a través de diferentes canciones que, por diversas vías y de manera mágica, fueron llegando a mí.

En mi desesperación, y siguiendo mi intuición, comencé a hacer ejercicio físico con el principal propósito de agotar por completo mi cuerpo y permitirme el descanso nocturno. Con esa finalidad comencé a realizar ejercicios en casa, a interesarme por el yoga y el ejercicio aeróbico. Con el tiempo, comprobé que no solo me ayudaban a mejorar mi descanso, sino que se convirtieron en una vía para soltar lastres y liberar muchas tensiones.

Fruto de la combinación de todas estas herramientas internas y actuando casi de manera paralela, llevé a cabo un proceso de «reubicación» de mi sistema familiar y de las amistades más cercanas, venciendo todos los apegos que existían con anterioridad a la partida de mi hijo y practicando la más absoluta comprensión y compasión. Con la mayor tolerancia que pude desarrollar y liberándome de la acción tan habitual en todos nosotros de realizar juicios, desapegándome de estos y practicando la aceptación desde la más absoluta soledad, conseguí posicionarme, establecer un nuevo rol, menos tóxico y dañino y, lo más importante, acorde con mi nuevo ser y con mi deseo de dar forma a mi nueva manera de estar en este mundo. Este proceso ni estuvo ni está hoy en día exento de dolor; duele, pero también libera, y aquí vuelve a darse la particularidad de que la liberación es exponencial, cobra un ritmo mucho mayor que el propio dolor. A medida que vas ubicándote de nuevo, sanas a una velocidad extraordinaria y tremendamente vertiginosa. Te das permiso para ir poniendo los ladrillos de tu nueva estancia en la vida, a tu gusto, a tu manera, con tu único permiso, sintiéndote fuerte y decidido en cada colocación de los cimientos de tus nuevas estructuras.

Veamos estos recursos de manera más extensa.

El amor

El amor, puro y eterno, es la base sobre la que podemos realizar nuestro intento de reconstrucción y permanencia en nuestra nueva realidad. No hay nada más potente. El amor será lo único capaz de darnos la fuerza que necesitaremos en el camino de lágrimas que, inevitablemente, habremos de recorrer.

Si hay algo que he aprendido en todo este tiempo, desde que Darío se marchó, es que el dolor por su pérdida me va a acompañar siempre y he de hacerme su aliada, su amiga, su compañera.

He aprendido que al dolor no se lo vence con más dolor, solo es posible hacerlo con amor. No puedes cerrar los ojos y dejar de mirar, así no va a doler menos, hay que mirarlo de frente, hay que reconocerlo en cada situación, en cada poro de tu piel e incluso dentro de tu interior. Hay que hacerle un hueco en tu vida, posicionarlo en un lugar en el que nos pueda aportar todas sus enseñanzas, lecciones que será necesario aprender para poder seguir sobreviviendo.

De igual manera que hemos sufrido el dolor más aterrador, somos capaces de vivir el amor más absoluto. Ahora amo mucho más que antes, lo hago desde otra posición, desde otro tipo de sensaciones. No se trata de una emoción que brote esporádicamente de mí hacia el exterior, sino que es algo que estoy sembrando en mi interior y desde ahí es desde donde seré capaz de sentir y de ser.

Es el amor el que posibilita la unión de mi familia, un amor que nos integra a todos y que nos envuelve mágicamente. Sé que cada día estamos más unidos por la fuerza del corazón.

Y con Darío, esta unión es más especial. Él no está aquí físicamente, pero está, siempre está y siempre estará con nosotros, de una manera dulce y armoniosa, él permanece a nuestro lado.

Se trata de aprender a vivir el dolor y todas las emociones que este desencadena de una manera sana. El dolor irrumpe en tu vida y hay que permitirse sentirlo, vivirlo, experimentarlo, darle su espacio, para ir encajándolo poco a poco y para que, también de una manera lenta, podamos transformarlo en tranquilidad. Ir conquistando esa calma y adquiriendo todo el conocimiento y la sabiduría que pueda aportarnos el hecho de estar viviendo esta experiencia tan traumática.

Nos tenemos que dar el permiso para vivir el dolor, sin forzarnos, sin presiones, pero sin mirar para otro lado. Reconocer que ese dolor forma parte de nosotros y convencernos de que ese es el único modo posible para que vayamos consiguiendo, poco a poco, transformar el dolor en amor a través de la comprensión y de la compasión que estamos desarrollando en nosotros.

Pero no se trata del amor conocido hasta ahora ni tiene el mismo significado generalizado socialmente. Es un amor puro y eterno, que existe mucho más allá de los sentidos. Que se experimenta en lo más profundo y que no se identifica con nada externo, sino que se encuentra en nuestro interior.

Llega un momento en que el dolor planta una semilla en tu interior, y si te ocupas de ella, si la cuidas y estás atento y reconoces este hecho en ti, comienza a crecer el amor. Ese amor que se convertirá en la verdadera medicina capaz de sanar el estado tormentoso en el que nos encontramos.

Se trata de permanecer en ese estado la mayor parte del tiempo. Fluir desde el amor, aunque el dolor esté causándonos la muerte en vida. Ir creciendo en el amor, que esa sea nuestra única forma de comunicación, que se convierta en nuestra única fuente de alimento.

Así podremos comenzar a diseñar el nuevo sentido que damos a la vida en general y a nuestra vida en particular. Es la vía para empezar a reconstruirnos y nos aportará la seguridad necesaria para avanzar y comprender que cada pequeño paso es un gran logro.

Si caminamos al lado del amor, si no nos alejamos de él ni aun en los peores momentos, podemos empezar a comprender la vida desde un lugar que nos va a proporcionar seguridad desde lo más profundo de nosotros. Y, desde esa comprensión, llegar a la aceptación de nuestra realidad. Solo el amor puede llevarnos a ese lugar, solo el amor puede hacer que veamos sin ningún tipo de velo la vida tal cual es, la verdadera realidad.

Nuestros pensamientos y nuestras emociones nos alejarán de ella, nos causarán enfado, rabia, frustración, venganza, enfermedad, ira. Nada de esto nos ayuda, absolutamente nada.

Pero si nos alejamos de los tormentos que nos proporciona nuestra mente y de las emociones que afloran en nosotros como consecuencia de esos pensamientos, nos situaremos entonces en otra posición. Ya no veremos pasar la vida, podremos comprender lo que sucede. Seguiremos luchando por sobrevivir, pero generaremos espacios y momentos en los que podamos fluir con la vida. No estaremos ajenos a los conflictos, pero seremos capaces de vivirlos desde el corazón, sabiendo y reconociendo aquello que nos ayuda a seguir nuestro tortuoso camino. Podremos ir transformando momentos de tensión en calma. Conseguiremos conquistar la paz dentro de la inestabilidad emocional en la que estamos inmersos; la depresión cederá el espacio a la tristeza y así seremos cada vez más conscientes de nuestros progresos. Y cuando esto suceda, reconoceremos en nosotros el avance.

Mediante la aceptación de lo ocurrido y de las transformaciones que se están dando en nosotros, reconoceremos nuestra valentía. De su mano, nos situaremos en el propósito de vivir, de continuar. Podremos vislumbrar un posible futuro en el que el hecho de sobrevivir dé paso a una vida moldeada y cuidada por la parte más noble que podemos tener en cada uno de nosotros, el amor.

Y todo eso gracias a la vulnerabilidad que nos ha permitido volvernos compasivos. Somos vulnerables porque nuestro mundo desapareció de golpe. Somos vulnerables porque nos sobra todo en la vida, no nos importa nada, no queremos nada. Somos vulnerables porque ya no nos identificamos con nuestro anterior yo, porque estamos configurando una nueva manera de ser y de estar en la vida, donde lo que ha quedado en nosotros es el amor de nuestros hijos. Con este caldo de cultivo, no hay margen de error. El amor de nuestros hijos permanece en nosotros, y sabiendo esto sería muy complicado equivocarse y construir algo endeble o carente de sensibilidad. Estamos formándonos de nuevo como un pequeño embrión, y hemos de cuidarnos y realizar este esfuerzo por nosotros y por ellos.

El amor incondicional que seguimos sintiendo por nuestro hijo será lo que nos permita transformarlo, adecuarlo y adaptarlo a nuestra vida para seguir en ella de la mejor manera posible. Ser conscientes de que todos vamos a morir, pero que nuestro hijo se fue demasiado pronto, adelantándose a nuestra muerte. Este hecho es una experiencia que necesariamente nos transforma. La primera decisión que tendremos que tomar es decidir si nos hundimos o continuamos hacia delante.

¿Qué podemos hacer con esta experiencia tan devastadora? Ser valientes y salir adelante. Tener siempre presente que nuestro hijo nos enseñó a vivir y a ser felices, nos instruyó en qué consiste la vida y cuáles son las reglas de juego. Nos preparó para saber lo que es la muerte y a no tenerle miedo.

No es nada fácil, pero podemos convertir esa ausencia en presencia, ese dolor en aprendizaje, y podemos ir diluyendo la angustia y el sufrimiento poco a poco. Podemos continuar.

Podemos recuperarnos mínimamente de la pérdida y buscar nuevos lugares en el mundo en los que poder estar, simplemente estar.

El amor es lo único que tendremos a nuestra disposición como fuente inagotable que nos permitirá resistir el duro golpe que nos ha dado la vida. Si nos rodeamos de amor, podemos producir ese cambio en nosotros, un cambio profundo que nos permita pasar simplemente de respirar a realizar los primeros intentos por vivir. Tenemos que envolvernos de amor para iniciar nuestra reconstrucción, poco a poco, desde lo que sea posible en cada momento.

Cuando consigamos descubrir dónde nace esta gran fuerza amorosa y nos rodeemos de ella, nos vamos a volver más flexibles con nosotros mismos y más comprensivos con el sufrimiento que soportamos; vamos a ser capaces de darnos todo el cariño que necesitamos, y lo haremos sin sentimiento de culpa, porque ese amor está íntimamente relacionado con nuestros hijos.

Todos los escudos que antes utilizábamos para aportarnos la seguridad necesaria para vivir en sociedad se han vuelto inservibles, y ahora, solos y vacíos, debemos adentrarnos en nosotros mismos, rescatar el amor que tenemos aún disponible y empezar a dibujar, desde cero, nuestra existencia. Porque precisamente ese terremoto emocional que estamos atravesando por la muerte de nuestro hijo nos ha dejado sin estructuras, no tenemos ni siquiera los cimientos en los que comenzar a construirnos de nuevo, no hay nada.

Desde esta tesitura, desde este posicionamiento, sin nada que nos sostenga, nuestra existencia es tremendamente descorazonadora, nos sentimos incapaces incluso de entender a nuestro propio corazón, que sigue hablándonos con su particular lenguaje, quizá en susurros, pero que permanece a nuestro lado.

El amor también va a irrumpir en nuestra vida con la fuerza de un terremoto, haciéndonos aún más conscientes de que todo lo anterior se acabó y que no volverá, pero que aún nos queda una senda que caminar. Que aún hay algo dentro de nosotros que podemos utilizar para salir de este pozo, y que existe la posibilidad de que esa salida vaya acompañada de pequeñas dosis de alegría y felicidad, de que algún día seamos capaces de sonreír de nuevo. Tu corazón empieza a arder y a gritarte que dentro de ti está todo el amor que necesitas para intentarlo.

Te reconoces de nuevo como alguien que no volverá a ser jamás la persona que fue, porque el dolor te ha cambiado, pero el amor también ha jugado su papel en todo esto. El dolor ha derribado tu antigua vida y el amor se ha convertido en esa fuerza capaz de volver a levantar toda una nueva estructura y un nuevo lugar en el que volver a desplegarte.

Confiar en nosotros y hacerlo desde una posición libre y sin expectativas es lo único que necesitamos para encontrar ese amor, nuestro amor y rodearnos de él, dejar que nos envuelva día y noche, cada instante, cada segundo, alimentarnos exclusivamente de él. Confiar ciegamente en que este es el camino para salir del abismo en el que nos vemos inmersos, abrir nuestro corazón y explorar hasta su último hueco. Así, vamos a aprender que el corazón no es un lugar, sino que está en todas partes y no se necesita ningún tipo de emoción para llegar a él. Accedemos a él desde nuestra tranquilidad, desde nuestra calma, desde la plena quietud y relajación. El amor es una sensación no una emoción, es más, es el fin de las emociones. Y el estado de quietud es el inicio del amor. Es inocencia y aceptación. Es saber que no necesitas nada para vivir el momento, que lo aceptas tal cual es.

El amor es armonía; no se puede sentir amor si no hay paz. La única manera de llegar a este amor puro es mantener la paz en todo lo que somos. Conseguir la paz en nuestra mente a través de nuestros pensamientos y también a nivel emocional, minimizando al máximo nuestras emociones. Desde esa calma somos capaces de sentir, de reconocer en nosotros los sentimientos que van a ir convirtiéndose en nuestros compañeros de viaje por el resto de nuestros días. Una vez alcanzado ese sosiego, debemos mantenernos en esa posición y no titubear, fundirnos en ese amor que, aunque en un principio solo aparezca de forma latente, se convertirá en la verdadera fuerza que oxigene nuestra existencia.

Por el contrario, si no realizamos el esfuerzo de situarnos en el amor, seguiremos anclados en un sufrimiento que se volverá crónico y nos situará continuamente en el miedo. Ante cualquier situación sentiremos miedo —a la vida, a que vuelva a sacudirnos de nuevo—, convirtiéndonos en unos títeres sin voluntad. Tenemos que ser firmes en este propósito e ir realizando los intentos que sean necesarios para alcanzar esta meta. Habrá días, muchos, en que no lo conseguiremos, pero, poco a poco, iremos conquistando remansos de paz en los que sentiremos ese amor, y será entonces cuando sabremos que es lo único a lo que debemos aferrarnos, la verdadera fuerza capaz de impulsar a nuestro corazón a seguir latiendo.

Ese amor va más allá de nuestros sentidos y de nuestras emociones. Nos sitúa en el momento presente, nos hace exprimir cada segundo al máximo, siendo conscientes de todo el dolor que experimentamos, de todo el amor que se desprende de él. Ambos —amor y dolor— actúan como maestros en nuestro caminar, ayudándonos a evolucionar, a incrementar nuestro nivel de consciencia, a tener siempre presente, en el aquí y el ahora, nuestra vivencia y todos sus aprendizajes. Evolucionamos a nivel interno, aunque no seamos conscientes debido al proceso del duelo que estamos transitando, pero lo hacemos.

Como si de una tortuga se tratara, pasamos dentro de nuestro caparazón todo el tiempo. Nuestra mirada está puesta en nuestro interior, no vemos nada más allá. Es ahí donde permanecemos y desde donde vamos a ser capaces de transformarnos. Y dentro de nosotros, en medio de esa oscuridad que nos rodea, nos reconocemos, nos vemos y comenzamos a ser sinceros con nosotros mismos. Ya no valen las antiguas reglas o patrones sociales, nada nos aportan, es necesario mirar muy dentro y muy profundo para empezar a caminar de nuevo. Y siguiendo con el mismo símil, iniciaremos nuestro camino de manera lenta, como esa tortuga. Lenta, pero sabiamente, caminaremos por un sendero que nosotros hemos elegido, producto de todo ese trabajo interior que hemos llevado a cabo donde ya no tiene cabida el autoengaño. Cada paso que demos será consciente y resultado de nuestras decisiones; cada acción será consecuencia de nuestra evolución, que nos está transformando en otra persona. Todo este proceso se va tejiendo mágicamente en nuestro interior y se irradia a nuestro alrededor. En la base siempre está el amor que se ha convertido en nuestra única brújula, aportándonos esa seguridad que necesitamos para dar esos pequeños pasitos y desarrollar una sabiduría que nos lleva a la certeza de que han sido precisamente esas noches oscuras y ese sufrimiento los que nos ha posibilitado alcanzar ese amor.

Sabemos que ese amor es nuestro motor, la única vía que existe para nuestra supervivencia, es el espejo que nos va a mostrar lo que realmente somos sin ningún tipo de influencias sociales, sin presiones emocionales; en definitiva, sin ningún tipo de persuasión, reconociendo lo que somos en cada momento. Tomamos las riendas de nuestra vida de manera consciente, nuestras acciones ya no se realizan a la ligera, todo se construye cuidadosamente, con mucho mimo, con todo el amor que somos capaces de acoger en nosotros, teniendo en cuenta que ese amor es puro, infinito y eterno.

El sentimiento de padres

Los padres en duelo somos ante todo padres. Y cuando nuestro hijo muere, seguimos siéndolo. Nuestro hijo siempre va a estar presente en cada instante de cada uno de nuestros días.

Al principio pueden emanar multitud de emociones y pensamientos que nos llenen de rabia, ira o culpabilidad por lo sucedido, pero precisamente será el vínculo existente con nuestros hijos el que haga posible que sigamos sintiéndonos, con mayor fuerza si cabe, PADRES con mayúsculas.

Indudablemente, como padres y madres deseamos que nuestros hijos estén siempre presentes, en este mundo, a nuestro lado, sanos y felices. No podemos imaginar una vida sin ellos y, cuando mueren, nosotros también lo hacemos. Así pues, independientemente de las circunstancias, cuando perdemos a un hijo, sentimos que hemos fallado como padres, sentimos una enorme impotencia por no haber podido evitar ese trágico final. Esta es una gran carga que se produce de manera inevitable, pero a la vez es necesaria en nuestro proceso del duelo.

Debemos admitir esos sentimientos para llegar al perdón, para llegar a perdonarnos. Tenemos que quitarnos ese peso de encima, ya que la pérdida ya es de por sí suficientemente destructora como para añadir más amargura y pesadumbre. Habrá momentos en los que vuelvas a sentir una gran frustración y la ira se convierta en tu sombra, pero esos momentos serán cada vez más efímeros. Y digo «frustración» cuando lo más adecuado sería decir proximidad. Habrá momentos, lamentablemente muchos, en los que te vuelvas a situar en aquellos instantes, en el día de su fallecimiento, en los días anteriores o posteriores. La pérdida es tan demoledora que, unida al sentimiento de padres, hace que haya momentos en los que la incredulidad haga que tengamos que recordarnos que nuestro hijo ya no está físicamente entre nosotros.

Somos sus padres, por eso es difícil afrontar determinadas situaciones que la vida y la sociedad va a volver a poner frente a nosotros. Será asfixiante enfrentarse a preguntas como «¿cuántos hijos tienes?», porque ciertamente el hijo que se ha marchado cuenta y mucho. Al principio, este tipo de cuestiones te descolocarán y bastante, independientemente del contexto en el que se produzcan. Podrás optar por hacer que no has oído la pregunta y mantenerte en silencio, o contestar con un pequeño susurro; pero llegará el día en el que te sorprenderás respondiendo con la voz serena y fuerte, sin titubear, incluyendo a tu hijo fallecido en tu respuesta.

Independientemente de si tienes o no más hijos, o de si la familia se amplía después de haberlo perdido, nuestro hijo fallecido siempre va a estar, siempre va a tener su lugar y su espacio. Negarlo no es el camino. Hay que integrarlo en nuestras vidas. Conforme vayamos avanzando en nuestro proceso del duelo, esta integración será más fácil y habrá situaciones en las que se produzca prácticamente sin esfuerzo.

Ser padre de un hijo fallecido implica el desarrollo de este sentimiento más allá de los límites que el contacto físico y de lo que nuestros sentidos nos otorgan. Por eso, con el paso del tiempo, aparecerán cada vez con más fuerza nuestros deseos no solo por mantener vivo su recuerdo, sino por vivirlo intensamente. En nuestro caso, fue en la fecha de su cumpleaños cuando surgió en el seno de la familia la necesidad de lograr que en un futuro ese día sea de unión y felicidad. Nació en nosotros el deseo de celebrar cada 2 de diciembre como el día que nos hizo las personas más felices del universo. Tanto su padre como yo sentimos esa necesidad, y esperamos que algún día pueda convertirse en realidad y lo conmemoremos como una gran celebración del amor de nuestra familia.

Por otro lado, este sentimiento de padres también evoluciona en la vertiente contraria. A menudo, y más si tienes otros hijos, te invade el pensamiento de que algo malo vuelva a sucederles a alguno de ellos. Es algo que no puedes evitar pensar ni, por tanto, sufrir por ello. Tampoco puedes evitar saber que con este tipo de pensamientos no adelantas nada, pues la muerte de nuestro pequeño vino sin avisar. El hecho de haber perdido un hijo nos puede situar en el mismo escenario con respecto al resto de nuestros hijos, ese pensamiento va a estar rondando nuestra mente en forma de dolorosas preguntas: «¿Y si sucede de nuevo? ¿Y si le pasa algo a mi hija? ¿Y si no es seguro pasear por aquí?». Tenemos que conseguir vencer estos pensamientos que nos atiborran de temores y nos limitan como familia. Reconvertir esas sospechas en nuevas oportunidades es algo que como padres debemos hacer, por nuestros hijos, por el que se ha ido y por los que siguen con nosotros. No podemos sobrevivir si dejamos que estas ideas formen parte de nosotros, de nuestro día a día, de nuestra vida.

Sentirse padre o madre de un hijo que ha partido implica todo este abanico de experiencias repleto de sentimientos que oscilan entre el amor más poderoso y sobrehumano hasta el dolor más opresivo. En esta oscilación nos moveremos durante mucho tiempo; me atrevería a decir que durante el resto de nuestra existencia. Pero ambos extremos son sanadores, si nos permitimos liberarnos y sentirlos con total rendición.

Su amor siempre será mucho más fuerte de lo que puedas llegar a imaginar, por eso hay que vivirlo intensamente. Este sentimiento es algo que la muerte física no nos puede arrebatar; no puede llevárselo. Ese vínculo permanecerá siempre y serán cada vez más las manifestaciones externas que lo harán presente. Primero, se despertará en nuestro interior y lo llevaremos con nosotros como un gran tesoro, pero cuando esa integración nos llene completamente, seremos nosotros mismos, sin esfuerzo y sin dolor, los que exterioricemos el amor por nuestro hijo, lo llevaremos siempre con nosotros, a nuestro lado. «Siempre Darío» se convirtió en una de mis expresiones más usadas cuando esta integración se produjo totalmente en mí y comencé a mostrar que su presencia lo inunda todo, sin darme cuenta. Lo que estaba haciendo era manifestar al resto del mundo que Darío sigue presente, que mi convencimiento interior es total y que no tengo ningún tipo de duda al respecto.

El desesperado intento por escapar de mi realidad, esa en la que la muerte se había llevado a mi hijo, fue precisamente lo que me acercó a él, a su amor. Fue lo que me ayudó a reconocer su esencia. Sentir ese dolor que te supera, vivir con el hecho de que la muerte se ha llevado a tu hijo, te hace convivir con ella. Saber que la muerte forma parte de tu vida y que debes concentrar tus esfuerzos en aprender a vivir con ella, a zambullirte en ella, hacerte su compañera para el resto de tu viaje, para todo el tiempo que dure tu vida física.

La conclusión es rotunda: los padres en duelo, pese al dolor y los escenarios en los que nos movemos tras perder a nuestro hijo, seguimos amando, seguimos amándolo con la misma fuerza e intensidad que antes. Debido al sufrimiento que soportamos, también nos ensanchamos en el otro extremo, y nuestro amor se engrandece. Los padres en duelo seguimos sintiendo amor por nuestros hijos y basamos nuestra existencia en nuevos aprendizajes que nos permitan experimentar e integrar ese amor en nuestras vidas. Nos situamos en el presente, porque cada día es un reto para nosotros y vamos dándole su valor. Sabemos que cada momento vivido es único y que nada está garantizado en esta vida, que un instante puede cambiarlo todo. Vivimos sabiendo que ahora es ahora, ahora estás y un segundo después quién sabe. Esa lección la hemos aprendido a base de sufrimiento y debido a la ausencia de nuestro hijo. Y esta lección no se olvida, permanecerá siempre al lado del amor que sentimos por nuestro hijo, formará para siempre parte de lo que somos, de nuestra esencia; un amor que ha trascendido las limitaciones físicas y que sigue siendo alimento vital para nuestra supervivencia.

La pareja

Sergio, el padre de Darío, es mi compañero de viaje en esta vida en la que nos ha tocado experimentar la peor de las realidades posibles. Él siempre vivió plenamente a Darío: su nacimiento lo cambió; le hizo, sencillamente, un hombre feliz.

Con el corazón en la mano, os digo que éramos una familia feliz. Con Darío a nuestro lado no sobraba ni faltaba nada, todo era perfecto, todo estaba en armonía, todo, absolutamente todo tenía sentido.

Sergio vio morir a su hijo a escasos centímetros de él. Al inicio del duelo y, aunque las vivencias son confusas debido al estado de *shock*, la negatividad lo inunda todo y los sentimientos de responsabilidad, el resentimiento y la impotencia irrumpen con gran fuerza.

Me consolaba escuchar a Sergio decir en los primeros momentos que él no se sentía culpable de lo sucedido. ¿Cómo iba a serlo? Sin embargo, sí solía repetir continuamente que era responsable. Y yo luchaba contra eso, intentaba quitarle cualquier sombra de duda. Él no tuvo la culpa, la seguridad nacía de mi corazón, tenía el convencimiento interno de que Sergio ha sido, es y será el mejor padre.

Disfrutaba con Darío de cualquier cosa, de cualquier actividad, en cualquier lugar; ellos cantaban, bailaban y reían. Cada noche, era él el que le contaba maravillosos cuentos y le deseaba buenas noches con una ternura que no es de este mundo. Muchas veces, esos cuentos comenzaban con alguno de los libros que Darío atesoraba en la estantería de su habitación, pero casi siempre, la mayoría de los días, Darío pedía a su padre, tras finalizar su lectura, que le contase «un cuento de su cabeza», y entonces surgían historias fantásticas, siempre con un denominador común: hacer sentir a nuestro pequeño la importancia de confiar en sí mismo y sentirse seguro.

Siempre le repetía: «Darío, campeón, sé feliz, no te enfades, y si algo te molesta, aquí están papá y mamá para ayudarte en todo lo que necesites y estar contigo para siempre». Creedme que esto era a diario, todos los días se lo repetía a su hijo con un beso lleno de amor. Y precisamente fue Sergio la persona que le tuvo que ver muerto. No puedo imaginar esa escena, no puedo ponerme en su lugar, siempre será el mejor padre del mundo, siempre tendrá mi amor disponible y mi más absoluto respeto, siempre le haré sentir grande por lo vivido, por lo entregado y por haber sobrevivido a aquel momento; por luchar contra él cada día, por revivir esa pesadilla en su mente y seguir respirando.

Yo tenía el firme convencimiento de que la culpabilidad no entraría a formar parte de nuestra vida, y tampoco de nuestro proceso del duelo, y así se lo hacía saber a Sergio insistentemente. Con independencia de la situación en la que se produjo el fallecimiento de mi hijo, no hay culpables. En nuestro caso, Sergio estaba con él cuando murió y hubiera sido extremadamente fácil localizar a un culpable de lo sucedido, pero no lo permití. Hubiera errado si hubiera permitido que esos pensamientos penetrasen en mí, hubiera provocado más dolor, un dolor insalvable para nuestra propia supervivencia.

Ambos nos sentíamos incomprendidos y la soledad lo abarcaba todo: la familia, los amigos, la sociedad... Nos encontrábamos solos y solos debíamos caminar, uno debía ser el sustento del otro, y si los dos caíamos juntos —lo que sucedía frecuentemente—, únicamente debíamos esperar, uno al lado del otro, para recuperar las fuerzas y el aliento para seguir respirando, siempre con el foco de atención puesto en nuestros hijos.

Los cambios que íbamos experimentando eran muy profundos, y debíamos tener paciencia. La verdad es que la paciencia surgía de manera natural; era una cualidad que había nacido en nosotros sin darnos cuenta, cuando nos quedamos tan perdidos y vacíos, cuando no había nada por lo que luchar, ni exigencias ni retos.

Esa paciencia es necesaria en la pareja para acompañar al otro, para ir reconociendo en él la nueva persona que va naciendo y cómo se va perfilando, porque no somos los mismos, nunca lo seremos. Ese hecho se volvía una verdad incuestionable cuando éramos capaces de mirarnos a los ojos y ver el dolor extremo que formaba parte de nuestra expresión facial y de todo nuestro cuerpo, del anquilosamiento de nuestros músculos, del dolor de nuestro corazón.

Tenía la certeza de que los cambios iban a ser totales, radicales, pues vivenciaba en mi propia carne que la persona que fui murió con Darío y no iba a volver. Esa convicción iba acompañada de una potente incertidumbre, pues no sabía qué cambios iban a producirse, no sabía en qué tipo de persona me convertiría y cómo iba a ser él, Sergio, cómo íbamos a poder continuar adelante. Todo era una dolorosa incógnita. Por eso hay que tomarse las cosas con calma y serenidad, tener confianza en el proceso, en el amor que nos unió y que nos mantenía juntos en aquellos duros momentos.

El transcurrir del tiempo nos iba llevando a adentrarnos en las profundidades de nosotros mismos, cada uno en las suyas, en las partes más tenebrosas. Para nosotros, todo estaba carente de valor, no nos interesaba nada, excepto nuestros hijos, Darío y Gabriela.

Hay que actuar con mucha delicadeza dentro de la pareja, pues el sufrimiento impregna el ambiente, lo abarca todo. Y todo era un trabajo, todo lo que debíamos hacer, tareas básicas como lavarnos o alimentarnos estaban rodeadas de un gran esfuerzo y sacrificio. Todo costaba demasiado. Sabíamos que las pocas fuerzas con las que contábamos debían ir encaminadas a darnos cariño, a no luchar el uno contra el otro, a permanecer unidos, a juntar nuestra energía para transmitírsela a nuestra hija, que como una guerrera permanecía a nuestro lado, en un ambiente teñido de oscuridad.

El amor por y de Darío nos mantenía juntos y cuidábamos el uno del otro; sin embargo, debido a que el proceso del duelo es personal y único, hay sentimientos que se viven de manera particular y puede que no se coincida en la manera de experimentarlos o de exteriorizarlos. Lo verdaderamente importante es que hay que integrar esas pequeñas diferencias de percepción a la hora de sentir y vivir las emociones y los pensamientos, pues en estos puntos de diferenciación es donde pueden instalarse en la pareja el silencio y la falta de comunicación, dando lugar a un distanciamiento, al deseo de vivir el duelo de manera individual. Estas actitudes pueden cargar de sinsentido la propia relación, vaciarla y dejarla sin ningún tipo de contenido. En este escenario, tarde o temprano se vería abocada a una separación real. Hay que ser conscientes de lo mucho que se puede perder por el camino si decidimos alejarnos de nuestro verdadero hogar, que es donde residen los verdaderos bálsamos del cariño y de la comprensión. Hay que volver a tirar de paciencia y ternura para dejar que esos pequeños momentos pasen y se diluyan, y que la tranquilidad de sentirse seguros, uno al lado del otro, vuelva a instaurarse en nuestro interior.

La sociedad no ayuda mucho en este sentido. Las estadísticas que hablan sobre un aumento de las separaciones o divorcios de las parejas que han perdido a un hijo, o los comentarios inoportunos que tu entorno puede realizar al respecto, no hacen más que sembrar una semilla en la pareja que puede desatar el verdadero caos. Si esto os sucede, no la reguéis; dejadla en el olvido. No os permitáis más dolor añadido a cambio de nada. No suméis más dolor al duelo con la ruptura del vínculo matrimonial, no es el momento. La verdadera ayuda está en la otra mitad, en el padre o en la madre del hijo que se ha marchado. Cultivar, en su lugar, la paciencia, la ternura, la comprensión, la permeabilidad, la capacidad de empatizar para asumir los conflictos de ambas partes, para caminar juntos compartiendo el dolor, confiando en el otro como el único motor válido a la hora de integrar a vuestro hijo y vivir el duelo, confiar en que sus hombros son los mejores sobre los que llorar para exteriorizar lo que os atormenta y os impide respirar. Juntos, manteniendo viva la unión, se recorre mejor el duro y difícil camino que tenemos por delante.

Mantener el equilibrio en la relación de pareja es otro reto más añadido a la situación por la que atravesamos unos padres en duelo y debe formar parte igualmente de nuestro proceso de renacimiento, de descubrimiento, de integración. Hay que desplegar la comprensión y el respeto hacia las posibles diferencias que podamos encontrar a la hora de vivenciar este duro proceso y dejar atrás las terribles comparaciones que se suelen hacer entre el diferente estilo de duelo entre hombres y mujeres. Los duelos serán distintos por el simple hecho de que somos personas distintas, y aun compartiendo la misma pérdida, las características de cada uno serán distintas, pero no por el hecho de ser la madre o el padre del fallecido. Oiréis a muchos que se creen entendidos deciros que los hombres son más propensos que las mujeres a interiorizar su dolor y que las mujeres mostramos nuestras emociones más abiertamente. Esto no dejan de ser creencias instauradas en nuestra sociedad, hay que vivir una situación así para darte cuenta de que es imposible encasillar el dolor cuando su intensidad es tan desorbitada; brota de cualquier parte, en cualquier momento o situación, no te da tregua y no diferencia entre el padre o la madre, entre el hombre y la mujer.

La fortaleza y la energía necesarias para respirar fluctúan entre ambas partes de la pareja, de manera que uno sirve de sostén al otro. Esto es lo verdaderamente importante, reconocerse en la oscuridad, luchar por aunar las fuerzas necesarias para seguir y utilizarlas para que nuestro aliento permanezca con nosotros, con independencia de quién facilite más fuerzas o ayuda, y quién esté más necesitado de ellas, pues claramente habrá momentos para todo, para ser el fuerte y para posicionarte en el papel del débil.

Hay que realizar un esfuerzo para identificarnos con el sentir del otro, cuidar con mucho mimo nuestra intimidad. Hay recuerdos y vivencias que solo deben manifestarse de manera íntima, como el recuerdo de todo lo que se ha vivido juntos con nuestros hijos.

Las experiencias que podéis compartir que más bienestar os pueden producir son las de recordar y hablar de vuestro hijo. La mayoría de las veces esos recuerdos vendrán acompañados de lágrimas y de desconsuelo, pero otras, cuando menos lo esperéis, se dibujará en vuestros rostros una leve sonrisa y así, de esta manera, compartiendo y comprendiendo al otro, el vínculo de pareja se fortifica.

Practicad la tolerancia aunque os duela, pues ese dolor tiene la maravillosa cualidad de ser constructivo y se podrán recoger los frutos más adelante, cuando comiencen a llegar pequeños momentos de calma a vuestro hogar.

Tolerancia y paciencia deben ir unidas de la mano, son los mejores ingredientes que, junto con el amor, harán posible la continuidad de la pareja.

Todo es intenso, todo cobra una dimensión hasta entonces desconocida, los sentimientos son profundos, demasiado profundos, y no tienes una adaptación progresiva a la muerte de tu hijo. A nosotros nos dejó como náufragos a la deriva.

Cuando se llora tanto, cuando se ha perdido el sentido de la vida, cuando el sufrimiento te ahoga y se apodera de todo tu ser, es reconfortante reconocer en tu pareja a ese compañero de vida, a ese valiente que está a tu lado, mostrándote como nunca lo había hecho todas sus debilidades sin ningún tipo de máscara. En esos momentos vuelves a sentir el amor, sabes que el rencor, el odio, los enfados, los desencuentros no merecen la pena, no pueden permanecer en tu vida, solo el amor te permite seguir viviendo, solo el amor hace posible que sigas existiendo, solo el amor hará posible transitar por un nuevo camino, no deseable, que no entraba en nuestros planes, pero comienzas a darle la mano para empezar a vivir esta nueva vida con el firme deseo de que esta nueva senda nos lleve juntos, a reencontrarnos con nuestro amado hijo.

Y es que la pareja que sufre la pérdida de un hijo comienza a compartir un vínculo nuevo que resulta indescriptible. Ya no importan las circunstancias, los deseos o las ilusiones, los proyectos antes compartidos, perdemos hasta nuestra propia identidad y es ahí donde se establece otro tipo de conexión. Se trata de una unión desde el sufrimiento y la agonía que soportamos ante la muerte de nuestro hijo. Es algo que te une de una manera especial, desde el mimo, el cuidado, el sostenimiento y el más absoluto amor rodeado de ternura. Por tu pareja haces todo lo que puedes, llegas al máximo de tus recursos, porque te conviertes en la única persona capaz de reconocer tu mismo sufrimiento; aunque las manifestaciones de su dolor sean diferentes a las tuyas, eres la única persona capaz de comprender al otro. Te haces consciente de que este vínculo es algo que nos va a acompañar y a unir durante toda nuestra vida. Únicamente los que hemos atravesado esta situación podemos comprender la profundidad de nuestro sufrimiento y la amplitud de todo el amor que llevamos dentro.

Un amor que se transforma y se va convirtiendo, poco a poco, en una verdadera manifestación de lo que puede asimilarse a la compasión en su grado máximo. Sabes la importancia que ocupa el hecho de no descuidar a tu pareja no solo en los primeros momentos más duros, sino para el resto de tus días. Los padres en duelo nos convertimos en compañeros inseparables. El vacío que nos invade y se apropia de nosotros en el momento de la muerte de nuestro hijo no solo es inmenso, sino que transforma los vínculos dentro de la pareja, que ya no vuelven a ser los mismos.

Es fundamental el respeto hacia el otro y comprender que cada uno está llevando su proceso del duelo como buenamente puede. Además, para evitar el distanciamiento, hay que intentar impedir el alejamiento que provocan las culpas y los reproches, que harían, si cabe, nuestra existencia aún más destructiva.

Por tanto, para la relación de pareja se requiere mucha entereza y empatía, reconocer el lugar en el que te encuentras y ver qué tipo de ayuda puedes brindar al otro desde ese lugar. Esto se hace muy complicado cuando ambos estamos rotos, pero no es imposible. El abrazo siempre ayuda en estos momentos. Esa unión se consigue al compartir el sufrimiento, dialogando mucho, comunicándose, respetando el dolor del otro. Él es el padre y yo la madre, los dos, los padres de Darío. Ese lazo, esa unión, nos da fuerza cada día. Los padres en duelo necesitamos poner palabras al dolor y es muy difícil encontrarlas porque el sentimiento es tan fuerte que no existe ninguna composición lingüística capaz de expresarlo. Por eso, dentro de la pareja podemos entendernos y comunicarnos en medio de nuestra locura, podemos encontrar esa oreja que nos escuche, la única persona capaz de atender nuestros desvelos y reconocer nuestro desequilibrio. En nuestra pareja podemos encontrar ese abrazo que nos toque el alma, ese lugar en el que sentirnos comprendidos. En nuestro hogar se apagó la luz con la marcha de Darío y no ha habido más vida desde ese momento, no la vida que estábamos acostumbrados a vivir con él. Pero seguimos existiendo y seguimos luchando. Cada uno de los miembros de mi familia está intentando sobrevivir elaborando su propia estrategia, y nos ayudamos como podemos, aunque a veces la comprensión no sea suficiente, aunque a veces no seamos capaces de dar el consuelo que la otra parte pueda necesitar, pero el empeño siempre está presente y las ganas no nos faltan. Nos ayudamos a seguir caminando, a veces callados porque hemos aprendido que, en ocasiones, no es necesario llenar el silencio con palabras. Tenemos cada día de nuestras vidas bien presente lo que ocurrió, no podemos negar nuestra realidad, pero seguimos caminando juntos, al lado de nuestros hijos. Recorremos la vida por senderos paralelos que, en muchas ocasiones, se alejan, y existen puntos en los que sentimos de manera diferente y disentimos a la hora de afrontar nuestro dolor; incluso hay momentos en los que te ves incapaz de poder sujetar al otro. Pero no debes esconderte ni abandonar la lucha juntos. Morirse y distanciarse son las dos vías de resolución más rápidas y fáciles a tanto tormento. Luchar y resistir es la única vía posible, y hacerlo juntos garantiza mejores resultados. Tenemos que reconocer que no nos vamos a morir, que seguimos sobreviviendo y que juntos tenemos lo que se necesita para continuar y seguir adelante.

Los hijos

Cuando Darío murió, mi hija acababa de cumplir un mes. Cuando la tenía entre mis brazos, no podía evitar trasladarle con mi mirada, mis gestos o mis palabras lo mucho que sentía lo que había pasado y que se hubiese quedado sin la compañía y el amor de su hermano. Que la vida le hubiese arrebatado una bienvenida llena de felicidad junto a su dulce y entrañable hermano.

Me horrorizaba al pensar en su crecimiento, cuando se fuera haciendo mayor, cómo le iba a explicar lo que había sucedido, qué palabras podría utilizar para no provocarle dolor y que ella fuera capaz de vivir sintiendo a su hermano cerca, cuidando de ella, amándola.

Con la marcha de Darío, las caricias que una madre proporciona a su bebé, llenas de amor, me fueron arrebatadas. Todo lo que había vivido con Darío en sus primeros meses de vida, cuando me estrenaba en ese papel de madre, se había disuelto y era incapaz de mostrar la ternura que ella merecía. No tenía ni fuerzas de culparme por ello. Simplemente, estaba proporcionándole lo básico, no podía hacer más, porque día y noche, en cada momento, seguía llorando la muerte de mi hijo.

El dolor se intensificaba al reconocer que no iba a ver crecer a mis hijos juntos, que no iban a poder amarse, quererse, protegerse... Darío, su hermano mayor, estaba tan ilusionado con la llegada de su hermana que su partida se volvía aún más insoportable. Estaba inmensamente feliz y cuidaba de ella con apenas cuatro años con una ternura indescriptible, sobrehumana, maravillosa. Guardo como un tesoro las escasas fotografías y los pocos vídeos que pude hacer y grabar durante el tiempo que estuvieron juntos, aunque hoy todavía no puedo visualizarlos sin sentir un gran desconsuelo.

Antes de su marcha, yo sabía que él iba a ser un hermano mayor increíble, iba a cuidar, querer y proteger a su hermana. Iba a enseñarle todos sus aprendizajes, iban a reír juntos, y yo me encontraba tranquila y segura, porque ya había podido reconocer en mi hijo esa nobleza, esa grandeza, ese corazón valiente y compasivo. Él me lo había demostrado a lo largo de su vida, en muy variadas situaciones y con toda la gente con la que mantenía algún tipo de relación. Tenía la certeza de que ellos se iban a amar desde el corazón.

Por eso, cuando murió Darío y durante los primeros meses tras su partida, el simple hecho de mirar a mi hija me proporcionaba muchísimo dolor, un dolor que no sabía gestionar, porque mis certezas se esfumaron y mis pensamientos se basaban en que no iba a ser capaz de proporcionarle la vida que teníamos por delante junto a Darío, no iba a poder conocer a su hermano, no iba a besarlo, reírse con su risa, tocarlo y admirar su belleza.

Sentía que la muerte nos había alcanzado a todos y, sin embargo, Gabriela estaba recién llegada a la vida. Lo cierto es que da igual si tienes o no más hijos, la muerte de un hijo provoca una herida muy honda que lo abarca todo. La muerte de un hijo se lo lleva todo por delante, el futuro lleno de sueños se convierte en una terrible pesadilla llena de ilusiones rotas y proyectos irrealizables.

En mi interior, sentía y sabía que Gabriela también estaba sufriendo. Siendo apenas una bebé, yo sabía que ella era consciente de todo lo que estaba sucediendo. Dejó de escuchar las canciones que su hermano le cantaba cada día, dejó de notar sus caricias, ya no escuchaba su voz risueña y ya no podía disfrutar de esa alegría que se encontraba en cada rincón de nuestro hogar.

Sabía que Gabriela necesitaba atención, no solo la básica, necesitaba todos los cuidados que un bebé precisa, ella era parte de esta familia y no habíamos tenido ni tiempo de adaptarnos los cuatro cuando Darío se marchó. Surgió en mí la incapacidad de transmitir el amor de madre, ese que lo cura todo, ese que dice: «Aquí estoy, hija». Me sentía incapacitada para abrazarla y besarla, estaba tan destrozada y rota que no pude atender a mi hija en este sentido, no pude facilitarle esa atención especial, y este hecho me atormentaba profundamente.

Al principio era solo una bebé, y nosotros nos centrábamos en su atención básica. Pero pronto, y en Gabriela aún con más anticipación, comenzaron a dibujarse los primeros esbozos de sonrisa, las primeras miradas y la respuesta a los estímulos externos. Yo sentía que era su fuerza la que me iba encaminando, poco a poco, a realizar los primeros juegos con ella. Fue ella quien tiró de mí, quien me obligó de una manera amorosa y serena a seguir sus pasos; la que enseguida se subió al carro de nuestra familia rota y decidió acompañarnos en este proceso, aportándonos su amor puro.

Poco a poco se convirtió en mi motivo para seguir respirando, en el único impulso capaz de sacarme del abismo absoluto en el que me encontraba y obligarme a continuar respirando, por ella y por su hermano. Y comencé a añadir más actividades para interactuar con ella. Aparecieron las primeras canciones y los primeros paseos, llenos de lágrimas, pero se dieron.

Era innegable el sentimiento de soledad que nos acompañaba a la hora de asistir a Gaby en su crecimiento y acompañarla en sus descubrimientos. Las sonrisas iban acompañadas de tristeza, sus risas cada vez más exageradas se teñían de dolor, sus reacciones sorprendentes por todo lo que iba descubriendo estaban rodeadas de sombras. Gabriela estaba con nosotros y el vínculo era material, podíamos vernos, olernos, tocarnos, abrazarnos, besarnos.

Había una idea que me atormentaba aún más. Conforme Gaby iba creciendo y dando sus primeros pasos, pronunciando sus primeras palabras, aprendiendo a reír, iniciando su etapa en la escuela infantil..., todos esos pasos me traían a la cabeza a Darío con más fuerza, y no solo al recordar las fases de su crecimiento, también por el hecho de que él no estuviera presente con nosotros, siendo partícipe de los progresos de su hermana. Todo ello volvía a situarme en un amargo sinsentido.

Y de nuevo había que sacar fuerzas para no establecer las odiosas comparaciones entre hijos, para lograr un equilibrio y amar a mis hijos de manera única, individual, incomparable... Pero ¿cómo entregar el amor a mi hija, que permanece aquí, con nosotros, sin proyectar las expectativas y todo lo vivido con Darío? Su muerte me dejó con el convencimiento pleno de no tener el control de nada, y ese hecho me podía llevar a sobreproteger a mi hija, a limitar sus espacios, sus aprendizajes, su felicidad.

Me esforzaba por no llorar delante de ella, sobre todo a medida que iba creciendo y demostrando que permanecía atenta a todo lo que sucedía a su alrededor. Sin embargo, había momentos, demasiados, en los que el llanto y la tristeza eran inevitables y no se podían disimular. En esos momentos, yo le explicaba a mi hija que echaba de menos a Darío, que me hubiera gustado que él estuviera con nosotros, que la viera crecer y que jugasen juntos. Establecía una comunicación con ella desde el amor, intentaba transmitirle que seguía a su lado a pesar del dolor, que me perdonase por no desempeñar un papel de madre desenfadado, espontáneo, lleno de risas y alegría. Sentía que debía explicarle por qué el dolor y la tristeza estaban formando parte de su vida. Esa comunicación nos estaba haciendo más fuertes; sin saberlo, esa fortaleza estaba abriendo espacios para que todos pudiéramos expresar nuestro dolor, también Gabriela. Y empezamos a alimentarnos de abrazos sinceros, que gracias a su duración y a su intensidad eran verdaderamente sanadores.

No podía consentir que Gabriela sufriera el aislamiento, dejarla de lado en el duelo. Por momentos pensaba que solo era una bebé, pero mi hija era muy consciente de todo lo que sucedía a su alrededor. Como madre, no podía añadir más dolor a su vida: había perdido a su hermano, no podía perder también a sus padres; no podía permitir que sufriera esa ausencia.

Igualmente, sufría al situarme en un futuro incierto en el que Gaby se fuera haciendo mayor y llegase el día en que me preguntara qué había pasado con su hermano, dónde estaba, por qué no estaba con nosotros. Aún hoy no sé cómo lo afrontaré, cómo podré transmitirle todo lo que ha sucedido sin ocasionarle incertidumbre, angustia o sufrimiento. Una vez más, aparece la soledad y la incomprensión, nadie te enseña cómo afrontar estas situaciones. Pero sí tengo una certeza en mi corazón: lo haré desde el amor.

Gabriela estaba con nosotros y debíamos darle su lugar. Un lugar en un hogar arrasado por el padecimiento y la desolación. ¿Cómo podía dar amor a mi hija si no era capaz de reconocer esta situación? ¿Cómo acompañar a un bebé si no puedes cuidar ni de ti misma? ¿Cómo puedes valorar la vida si lo que deseas es morirte? ¿Cómo lograr ese equilibrio?

La muerte nos deja fuera de lugar, no tenemos el control de nada de lo que sucede a nuestro lado. Sin embargo, mi pequeña iba haciéndose hueco en la familia con una gran fortaleza, iba creciendo y nos hacía ver que estaba aquí, que permanecía a nuestro lado y que era merecedora de nuestro amor, al tiempo que volcaba toda su ternura en nosotros.

Por ello, hemos de realizar un esfuerzo prodigioso por los hijos que permanecen a nuestro lado. Es importante no proyectar en ellos ningún tipo de expectativas con respecto al hijo que partió y vencer nuestros miedos para no sobreprotegerlo y que pueda ir formándose una personalidad libre que le permita ser feliz.

Yo he llorado mucho, muchísimo, delante de mi hija. Y aún lo sigo haciendo. En los primeros momentos no podía evitarlo, pero ahora no quiero evitarlo. Mi hija me ve llorar y sabe que estoy triste, y así vamos integrándonos, comunicándonos desde lo que va siendo posible en cada momento. Estamos formando una familia fuerte porque somos capaces de expresar nuestro dolor; es más, cuando el dolor lo inunda todo es difícil esconderlo. Nos abrazamos mucho, todos los días, vivimos desde el amor la ausencia de su hermano.

En los momentos en los que me encuentro presente con Gabriela, jugando, contando un cuento, haciendo algún dibujo, cantando una canción, es cuando irrumpe con más fuerza el lamento. Es una sensación que te llena de rabia: no entiendes por qué las cosas no han sido diferentes, por qué tus dos hijos no están jugando o cantando juntos. Son momentos muy duros, tremendamente crueles e inhumanos. Y una actitud muy liberadora es verbalizarlo. Yo le digo a mi hija: «Gaby, echo de menos a tu hermano». Al principio solo conseguía pronunciar esas palabras acompañadas de un llanto incontrolable. Poco a poco, las lágrimas fueron dando paso a algo más. Podía decirle a mi hija que echaba de menos a su hermano, cómo bailaba nuestra canción, cuál era su color favorito, cómo le gustaba hacer esto o aquello. Y llegó un día en que me sorprendí porque las lágrimas eran escasas y la conversación bastante fluida. Estaba hablando con Gaby de su hermano desde el lamento, pero ya rodeado de amor. Fue un largo camino, muy costoso, pero dio sus frutos.

Quiero cuidar de mi hija, quiero ayudarla a entender esta situación, y sé que para ello tengo que estar fuerte, no me puedo rendir, no la puedo abandonar. Sé que llegará el momento en el que ella haga preguntas y pase su proceso del duelo, integrando a su hermano en su vida, y vivirlo y sentirlo con absoluto respeto y amor. Sé que ese día llegará, no estoy preparada aún, pero llegará. He perdido a un hijo, no está conmigo físicamente, pero no puedo permitirme descuidar a mi hija que sigue aquí. Está comenzando a vivir, crece, es una niña sana, alegre, y se está amoldando a la situación como una guerrera, una verdadera campeona. Por este motivo no puedo descuidarla, no puedo desatender su propio proceso y evolución. Tanto su padre como yo estamos de acuerdo en que ella tiene que conocer a su precioso hermano, tiene que saber cómo vivió y cómo eran sus días, cómo nos llenó y nos colmó de amor y de alegría cada segundo que compartimos juntos. Ella tiene que ser conocedora de que tiene el hermano mayor más bonito del mundo.

Llegará el día en que mi hija se dirija a nosotros y quiera saber, y estoy convencida de que lo hará con amor. Es necesario que ella se exprese, exprese lo que siente, y que nosotros, sus padres, atendamos sus dudas, la acojamos y le demos un espacio para su desahogo emocional sin esconder nuestro dolor. El dolor debe ir tomando forma y amoldarse a nuestra nueva situación para poder canalizarlo y liberarlo.

Juntos podremos volver a poner en práctica proyectos y sueños, por ella y por su hermano. Por ella y por su hermano, sonrío. Estamos todos juntos, aprendiendo a vivir sin tener la presencia de Darío, pero su esencia lo abarca todo. Mi hijo Darío jamás va a desaparecer de nuestras vidas, va a ser mi hijo y su hermano por siempre, y jamás perderá su lugar privilegiado en nuestros corazones. La vida que nos espera será distinta sin su presencia, pero la viviremos sintiéndolo cerca de nuestros corazones, honrándolo, sonriéndole, para que sepa que su familia sigue unida y agotando los días de la mejor manera posible y esperando a reunirnos con él.

Hay un miedo escondido que seguro emergerá cuando llegue el momento, y es cómo va a lidiar mi hija con determinadas situaciones que la vida le puede poner por delante.

En el colegio, cuando hablen de las familias, con sus amigos, en su adolescencia... No quiero ir más allá, pero no voy a permitir que a mi hija le digan que su hermano era un ángel que está en el cielo o cualquier expresión parecida que siembre la confusión. Los niños no tienen recursos para gestionar ciertas afirmaciones, y ese tipo de frases pueden llevarlos a la conclusión de «se ha ido al cielo porque es bueno, y yo sigo aquí porque no lo soy», o al revés. Los niños necesitan respuestas claras, pero no saber más de lo que ellos puedan comprender.

Aprenden de lo que ven en casa, de lo que escuchan. Gabriela es muy observadora y han sido muy numerosos los momentos en los que me ha sorprendido con un abrazo inesperado y un «no pasa nada, mamá, si estás triste yo te curo, yo te abrazo».

¿Cómo voy a hablarle a mi hija de la muerte de su hermano? Tendré que prepararme para ello y dejar que todo brote desde el amor. Conceptualizar la muerte como una trascendencia, una transformación y una continuidad, y no una agonía o un exterminio. Este es un tema que, con bastante cuidado y mimo, he hablado con mi psicóloga, porque aún no estoy preparada para que suceda, no tengo las herramientas adecuadas para estar a la altura que mis hijos se merecen para tratar este tema. En la base de todo siempre está mi deseo de que Gabriela crezca siendo conocedora de que tiene un hermano mayor, del que no tiene recuerdos porque no tuvieron la oportunidad de crecer juntos. En este sentido, recuerdo la crudeza que empleó Diana, mi psicóloga, a la hora de afrontar esta situación. Ella fue quien me dijo que las vivencias y los recuerdos de Darío son míos, no son suyos. Ella no podrá recordar lo que no vivió. Esta verdad me rompió por dentro, sobre todo porque era irrefutable. De nuevo, no tengo más opción: le hablaré de su hermano a través de lo que yo viví a su lado, y sé que será suficiente para que ella aprenda a amarlo como lo hacemos su padre y yo.

En suma, el duelo de los hermanos no escapa tampoco al dolor y a la aflicción, y podrá manifestarse de muy diferentes maneras, abarcando todos los niveles existenciales: físico, emocional, mental, conductual o social y espiritual, independientemente de la edad de los hijos. Tarde o temprano todos los aspectos de su vida se verán afectados por la muerte de su hermano y, por ello, deberemos permanecer atentos a las formas en las que nuestros otros hijos puedan manifestar su dolor. La observación y la comunicación abierta son dos pilares esenciales. Los hijos necesitan mucho amor y atención, especialmente si han sufrido la ausencia de un hermano y conviven con el dolor de los padres. Lo mejor que podemos ofrecerles es que la familia siga funcionando y huir de la idealización del hijo fallecido, ya que puede provocar un incremento de su dolor. Puede hacerles sentir que ellos no serán tan buenos o amados. Observaremos sus reacciones y comprenderemos que, sean cuales sean, son normales y que están expresando su dolor o su amor por el hermano que ya no está. Se trata de tener bien presentes las necesidades constantes de nuestros otros hijos.

Los libros

Nuevamente, los libros son un recurso importantísimo en el proceso del duelo, pero esta vez como parte de los recursos internos, tanto por su contenido como por las enseñanzas que esta tipología de libros proporciona.

Como ya he comentado al hablar de los recursos externos, comencé a interesarme por libros de contenido diverso, pero con un eje común: la verdadera naturaleza del ser humano y el significado de la vida y de la muerte. Algunos de ellos han sido escritos por otras madres que vivieron, como yo, la pérdida de un hijo, y que quisieron, como es mi caso, plasmar su experiencia, porque sintieron en lo más profundo de su corazón que sería de ayuda para otras muchas personas que atravesaran por la misma situación. Y no se equivocaron: todos los libros que incluyo en la «Bibliografía», sin ninguna excepción, me han servido en mi camino de búsqueda, autoconocimiento y permanencia en este mundo.

En mi desesperación por seguir caminando en este mundo, leí, y mucho. Leía diariamente, continuamente, quería empaparme de todo aquello que me allanara un poco el terreno tan abrupto en el que me encontraba y me proporcionase conocimiento y sabiduría ante tanta hostilidad.

No todo era paz, con algunos de esos textos me enfadaba, y bastante. Me sentía contrariada por algunas afirmaciones, pensaba que se hablaba muy a la ligera de ciertos temas y que me estaba autoengañando, leyendo afirmaciones sobre la vida y la muerte que no estaban demostradas. Este posicionamiento se produjo sobre todo en los primeros momentos y con los primeros textos, cuando mi duelo estaba comenzando y me hacía dudar de todo y de todos. Me estaba saboteando a mí misma, utilizando mis pensamientos para impulsarme hacia el sufrimiento, si es que en algún momento conseguía evadirme y salir un poco de él. Me autoinfligía ese castigo cuando leía frases del tipo «la muerte no existe», «somos algo más que nuestro cuerpo físico», «morimos cuando hemos completado nuestra misión» y otras con contenido similar que me despertaban todo tipo de objeciones y me hacían situarme en la continua negación.

Sin embargo, yo seguía leyendo y fui comprobando que muchas de estas ideas se repetían en diferentes textos y en diversos autores. En ese momento, la duda ya se había sembrado y empezaron a aparecer mis primeras certezas, íntimamente ligadas a lo que paralelamente iba experimentando cada día. Todos estos textos me iban permitiendo construir un nuevo conocimiento, comencé a discernir todo ese abanico de ideas recurrentes que iban apareciendo en los libros que leía, e incluso releía para afianzar todo lo que en ellos iba descubriendo. Subrayaba las ideas más llamativas para tenerlas a mano e ir cotejando toda la información. Quería abarcarlo todo, quería empaparme de todo ese conocimiento que estaba entrando en mí a pasos agigantados. No quería perderme nada, y así fui ganando en comprensión y formando mi propia percepción.

No olvidaba que estaba inmersa en mi duelo, que sufría continua y desesperadamente, pero afrontaba esta tarea de manera apasionada, me acercaba a mi hijo, sentía que todo lo que iba aprendiendo, moldeando e integrando en mí formaba parte de mi camino, de mi ruta de viaje, de mi nuevo ser.

No puedo resumir aquí todo el conocimiento adquirido, no únicamente porque fue muchísimo y muy variado, sino también porque, además, este trabajo de autoconocimiento y posicionamiento forma parte de cada uno, y ahora sé que debe ser uno mismo el que lo realice. Es una labor personal, y sé, por mi propia experiencia, que conforme vas adquiriendo este hábito —que aparece como una llamada interna desde lo más profundo de tu ser— van llegando a ti, de diversas maneras, aquellas lecturas y textos que necesitas leer, que te van a ir aportando esa sabiduría con la que te vas a ir sintiendo cada vez más cómodo en tu nuevo papel, en tu nueva manera de manifestarte en el mundo que te rodea.

Mágicamente, llegarán a ti los libros que te ayudarán a conformar tu nueva persona, a veces por una recomendación, otras veces como un regalo, o simplemente a través de apariciones sorprendentes en anuncios o en los estantes de las librerías que visites.

Lo que sí haré es una pequeña síntesis muy general que se encuentra en la base de todo el aprendizaje que estos libros me han proporcionado. La idea que subyace en todos los textos es simple y a la vez demasiado compleja para que la mente humana pueda asimilarla sin ningún tipo de cuestionamiento y se resume en la siguiente afirmación: «La muerte no existe».

Al principio, como ya he comentado, nace el rechazo y el dolor se acrecienta al intentar asimilar esta idea cuando tu hijo ha partido, cuando no puedes verlo, oírlo, abrazarlo o besarlo. Sin embargo, esta idea es clave para el desarrollo de los trabajos contenidos en cada obra. Unos lo enfocan a través de diversas técnicas energéticas de sanación, como la terapia regresiva u otras modalidades energéticas; en otros casos, se relatan las propias vivencias a través de experiencias cercanas a la muerte o al contacto con otras dimensiones, por citar algunos ejemplos.

En muchas de estas obras, la muerte es considerada como una ilusión, por lo que el verdadero ser nunca desaparece y solo fenece el cuerpo físico. Siguiendo con estas argumentaciones, somos seres espirituales viviendo una experiencia humana. Así pues, nuestra composición no se limitaría al cuerpo físico, sino que contamos con otros cuerpos que conforman todo lo que realmente somos, nuestro verdadero ser: el cuerpo etérico o energético, la parte emocional o astral, y la esfera mental, que asociamos con la mente. También poseemos otras envolturas, como son el cuerpo causal o alma individual, el alma universal y el espíritu, que no mueren nunca.

Por tanto, y siguiendo más concretamente las enseñanzas de Emilio Carrillo, el ser humano tendría una parte perceptible a nuestros sentidos corporeomentales que se manifiesta a través de nuestra apariencia y se conforma por lo que él denomina nuestro «pequeño yo» (físico, emocional y mental, y la personalidad a él asociada), cuya existencia es perecedera y efímera y que desaparece cuando llega lo que denominamos «muerte» y, otra parte denominada esencia que es más sutil (mente abstracta o cuerpo causal, alma y espíritu), que se caracteriza por ser eterna e inmortal. Para un mayor entendimiento, me gustaría citar el símil que Emilio Carrillo ha utilizado para explicar nuestra verdadera naturaleza: en cada persona se encuentra un coche (parte perecedera), con un conductor (parte inmortal). El coche es el vehículo que el conductor utiliza para experimentar la vivencia humana. Ese conductor es lo que verdaderamente somos, nuestra parte imperecedera. El coche es únicamente la maquinaria que utilizamos para poder vivir esas experiencias y dotarnos de un cuerpo, pero lo que verdaderamente somos, lo que yace en nosotros, es esa esencia inmortal.

Este sería un esquema muy básico que podéis desarrollar con la lectura de numerosas obras que existen relacionadas con esta temática, si es que sentís esa llamada, esa necesidad o curiosidad.

En otro bloque de lecturas se encontrarían todos los libros escritos por madres que han pasado por la misma experiencia, la muerte de un hijo, dotados de una mayor carga emocional y que me han ayudado, sin ninguna excepción ni cuestionamiento, en mi proceso. Leer a estas autoras, a todas y a cada una de ellas, resultó muy sanador. Comprobar como a pesar de su sufrimiento habían sido capaces de plasmar en sus textos su vivencia. Mi agradecimiento por su valentía se despertó rápidamente, en el mismo momento en el que tenía sus obras entre mis manos me sobrevenía un sentimiento de admiración y de respeto como nunca había sentido antes en mi vida. Sabía que narraban la experiencia más dura de sus vidas, sus historias rememorando la experiencia sobrenatural que habían atravesado. Aun antes de comenzar el libro, ya sentía amor por ellas. Madres como yo, madres en duelo, madres de un hijo al que no poder abrazar..., eran auténticas heroínas. Y tal y como me está sucediendo a mí, puede ser que sus libros se convirtieran en su mejor terapia para conectar con su dolor y, a través de él, con el incalculable e inmenso amor que compartieron con sus hijos.

Os animo a leer sobre la vida y la muerte sin agobios, sin presiones, todo a su tiempo... Estoy convencida de que cada texto puede aportar un poco de luz dentro de nuestra tenebrosa oscuridad.

La música

Otra de las herramientas que me ayudó en mi proceso del duelo fue la música. La música es un potente recurso, al menos en mi caso, porque actuó y aún lo sigue haciendo en una doble vertiente, unas veces me servía para sacar hacia fuera todas mis emociones y llorar mucho, y otras me proporcionaba pequeños remansos de calma, armonía y paz.

En ocasiones, la música se convierte en una vía de escape porque ofrece la oportunidad de acercarnos a nuestro dolor y producir una conexión prácticamente espontánea con nuestra experiencia. Nos sirve como mecanismo de escape, de desahogo para nuestra amargura. Personalmente, encuentro en la música un medio para vaciarme, en pequeñas dosis, de este dolor incansable que me oprime permanentemente. Ese desahogo puede permitirnos ir drenando nuestro dolor y hacer frente a nuestras emociones, poco a poco iremos soltando todo aquello que tenemos dentro y que nos atormenta continuamente. Iremos despojándonos del dolor dentro de lo que sea posible en cada momento. Algunas canciones nos permitirán conectar directamente con nuestra herida más profunda, acceder a ella e ir sanando poco a poco el dolor que habita ahí, en nuestras profundidades.

En nuestra búsqueda de equilibrio emocional frente a la pérdida de nuestro hijo nos convertimos en unos buscadores de diferentes caminos que nos puedan acercar a ese equilibrio, y la música puede convertirse en una excelente herramienta para afrontar el dolor por la pérdida, si se lo permitimos. Si nos concedemos ese permiso, la música va a entrar en nuestro interior y va a conectar con nosotros, con nuestra historia y con nuestros sentimientos.

La música nos puede ayudar a sentir nuestras emociones más profundas y aportarnos pequeños momentos de bienestar, porque nos ayuda a mitigar el dolor, a reducir la ansiedad y la angustia al permitirnos soltar emocionalmente aquello que ya rebosa en nosotros y que nos ahoga.

Mi duelo ha estado impregnado de música desde prácticamente el comienzo del proceso, quizá no en los primeros días, cuando solo reinaba el silencio más absoluto en mi interior, el mayor silencio que jamás había escuchado. Según fui siendo consciente de que mi hijo había muerto y comencé a sufrir la soledad más abominable por su marcha, escuché bastante música; llegaban a mí diferentes canciones que, con sus letras, me permitían sentir no solo el dolor de su ausencia, sino también el verdadero amor que sentíamos el uno por el otro.

Aunque la música instrumental era la que más relajación podía aportarme al principio, no siempre elegí escuchar este tipo de melodías. O mejor dicho, no era la música que iba a necesitar para que me sirviera como mecanismo de desahogo. Precisaba canciones que me sirvieran de acompañamiento en mi viaje interno y que vibraran bien con mi oscuridad. Canciones que, con sus letras, eran capaces de transportarme profundamente a mi interior y a través de las historias que contaban, me permitían un rápido desahogo emocional en los momentos en los que más lo necesitaba.

Muchas de las canciones llegaron a mí de forma mágica, incluso misteriosa. Aparecían de la nada y me proporcionaban mensajes claros en cada uno de los momentos en los que iba descubriéndolas y según iba manifestando mi sufrimiento y mi dolor durante el duelo.

Otras, sin embargo, soy consciente de que las elegía para anestesiarme o cuidarme con ellas. Su mensaje era tan potente que podía utilizarlas a modo de analgésico, para descongestionar mi interior y poder seguir respirando.

La música me ayudó a entender que en el duelo no se puede pretender pasar página, sino que es necesario interiorizar lo que ha sucedido, la vivencia, es preciso enfrentarse a la muerte. Y para ello hay que incluir a nuestro hijo en nuestra nueva realidad y aceptar lo sucedido por muy duro, difícil e irrealizable que parezca. Llegas a la certeza de que sentir dolor es inevitable y la música te ayuda a alcanzar esa meta, a desahogarte, con la música te das el permiso inconsciente de sufrir y sentir el dolor, ese dolor inevitable del que no puedes escapar.

La música te ayuda a reconocerte en esa sensación de irrealidad bestial a la que sucumbes. La música puede enfrentarte al dolor real que sientes. Te puede permitir entrar cada vez que quieras y de una manera más profunda en la emoción y dejar a un lado la cabeza y sus pensamientos dañinos, y así permitir que el sufrimiento no se estanque y pueda fluir contigo, aunque sea solo en ciertos momentos.

La música te facilita la entrada a la oscuridad que forma parte de ti y explorar tus sombras; puede conducirte a la luz, al crecimiento y al amor que aún existe en ti.

La música puede evocar en ti recuerdos y conectarte con la vida, ser consciente del paso del tiempo y entender que tu hijo ha muerto. Y en ese instante, llorar su muerte. Hay canciones que te provocarán exactamente eso. Y llorarás durante horas rememorando historias y emociones. Son episodios de dolor profundo, pero necesario.

La música puede acompañarte en las bajadas y subidas emocionales. La música puede convertirse en el mejor compañero de tu silencio. Te conduce en tu proceso de actualizar el pasado, a integrar elementos nuevos, a revivir experiencias vividas y a volver a reencontrarte contigo.

Oscuridad y luminosidad pueden llegar a coexistir en algunos momentos; a pesar de que sigues sintiendo el dolor, también comienzas a sentirte más ligero. Conforme vaya evolucionando el proceso del duelo y el transcurrir del tiempo te posicione en otro lugar menos sufriente, empezarás a descubrir que escuchar determinadas canciones te llena de significados, porque inicias un nuevo intento de vida y evolucionas, vas aprendiendo a quererte, a escucharte, a cuidarte, tomando las decisiones que vayan encaminadas a estar en paz, tranquilidad y serenidad. Aprendes a tratarte con cariño y a caminar hacia la luz. El duelo se va interiorizando y fluctúas entre la melancolía y el presente, entre el recuerdo y el florecimiento.

La muerte forma parte de la vida, después del fallecimiento de nuestro hijo es parte de nuestra existencia. Obviamente, la música no cura el dolor, pero nos facilita el encuentro con él, nos acerca a nuestra carga emocional y nos permite su liberación. Algunas letras de canciones nos trasladan inmediatamente y de una manera consciente al lugar donde habita nuestra tristeza más profunda y, poco a poco, nos van proporcionando el alivio que tanto necesitamos.

En definitiva, la música nos ayuda a soportar ese sentimiento de dolor, enfrentándonos a él, no evitándolo. Nos ayuda a mitigar esa emoción de tristeza que padecemos sin tener que huir de ella.

Os aconsejo escuchar música, la que más resuene en vosotros, en los momentos en los que sintáis que es necesaria, sin esperar nada, sin forjaros ningún tipo de expectativa, el resto vendrá solo. Emergerán emociones, desatadas y desproporcionadas, pero a las que debemos plantar cara. Las historias que encierran pueden ser tremendamente liberadoras para nosotros, nos pueden ayudar a conocer el laberinto que llevamos a cuestas y del que no sabemos salir. Con la música se fluye y se diluyen esos nudos, esos callejones sin salida dentro del caos en el que se ha convertido nuestra existencia.

Evidentemente, cada persona conectará con la música que mejor realice ese acompañamiento y le sirva como mecanismo de alivio.

El ejercicio físico

Cuando las noches se alargaban en demasía y el cansancio se acumulaba, iniciar un nuevo día era simplemente aplastante a todos los niveles, incluso en el físico. Mental y emocionalmente, el sufrimiento no cesaba nunca, pero cuando físicamente no puedes más, la caída está asegurada y te vas arrastrando como un muñeco de trapo por cada rincón. Deseas que se termine ese día y que la noche te regale un sueño reparador que te permita descansar, que cesen las emociones y los pensamientos destructivos que te acompañan en todo momento.

Yo no salía de casa, apenas daba algún paseo con Gabriela, pero no me sostenía en pie y, lo peor de todo, no quería salir porque no quería ver a niños, no quería relacionarme, no quería ver a la gente por la calle viviendo su vida cuando la mía y la de mi familia estaba rota por completo.

Comencé a dar paseos más largos en compañía de alguna amiga, pero rápidamente desistía de ello y lo rechazaba, no estaba cómoda. No quería hacerlo. Así que comencé a practicar deporte en casa, con la finalidad de conseguir un agotamiento total que me permitiera dormir por la noche.

Empecé con vídeos de YouTube con ejercicios de cardio, y más tarde me interesé por el yoga. Al principio, una amiga venía a casa a acompañarme en estos momentos y a realizar conmigo los ejercicios de los vídeos. Luego, comencé a realizarlos a solas. Confié en que una actividad vigorosa combinada con algo más tranquilo y que requería concentración —el yoga— iba a agotar mi cuerpo y a calmar mi mente.

Cuando te encuentras tan destrozada, el hecho de encontrar una motivación es un reto muy difícil y más aún llevarla a cabo, por eso, aunque un día era capaz de realizar una rutina de ejercicio, sabía que muy probablemente me pasaría otros tantos días e incluso semanas sin poder hacerlo. Pero no tenía retos por delante; simplemente, el día que era capaz, lo hacía, y cuando no, no lo hacía.

Al principio tampoco era capaz de encontrar ningún tipo de recompensa en la realización de estos ejercicios; más bien era un castigo agotador que me autoimponía y que iba de la mano de mi sufrimiento. Quería que me doliera el cuerpo tanto como el alma, y había días tan intensos que lo conseguía. Había días incluso que mientras estaba realizando estas prácticas no paraba de llorar y caía derrumbada al suelo y permanecía allí un tiempo indeterminado, golpeando el suelo una y otra vez, gritando al mundo que no podía más, que todo se acabara ya, que no podía soportar más sufrimiento.

Poco a poco, fui capaz de seguir alguna rutina y fijarme unos días para hacer ejercicio, sabiendo que en cualquier momento iba a desfallecer y a olvidarme de mi compromiso también por un tiempo indeterminado. Hubo momentos en los que conseguía hacer ejercicio tres veces por semana durante tres o cuatro semanas; luego volvía a aparecer la desgana y lo volvía a abandonar de nuevo. Así me encuentro actualmente, no me fuerzo, no me esfuerzo, si aparecen la motivación y las ganas, soy capaz de hacer ejercicio; en caso contrario, no me castigo por ello, espero pacientemente que la fuerza y los ánimos vuelvan a aparecer. No me lo impongo, no me castigo, avanzo al ritmo que puedo soportar, dando lo máximo en cada situación en la que me voy encontrando en cada momento.

Anteriormente, yo ya había hecho ejercicios de este tipo, me gustaba y por eso busqué en esta forma de ocupar el tiempo mi motivación. Es importante comenzar por algo que ya hayas practicado con anterioridad, porque es menos probable que te resistas a realizarlo.

Intenta identificar algo que te resulte familiar, que hayas practicado con anterioridad y que sientas que puede convertirse en esa manera de ocupar algo de tu tiempo, sin expectativas, sin esperar nada a cambio, solo ocupar parte de tu día. Por mi experiencia, sé que el ejercicio físico, sea del tipo que sea, puede ser lo más útil, porque conseguirá cansar tu cuerpo para ayudarte a descansar y liberar muchas tensiones, pero cualquier actividad puede cumplir el propósito de mantenerte un poquito ocupado y dejar el sufrimiento a un lado durante un corto periodo de tiempo.

Si el ejercicio físico no es lo vuestro, basta con salir a caminar si reunís las fuerzas para salir de casa —ya he comentado que este no fue mi caso, no quería salir—. Un buen paseo diario puede convertirse en una rutina bastante terapéutica para llevar a cabo el proceso del duelo.

También se pueden emprender actividades que quisimos realizar y nunca hicimos, cualquier tipo de actividad sería apta para este fin: manualidades, pintura, jardinería, aprender un idioma, la repostería, la costura, lo que sea para dar contenido a ese tiempo que nos resulta tan devastador. Lo importante es buscar algún tipo de actividad que logre atraer nuestra atención.

Aunque durante el proceso del duelo tenemos serias dificultades para concentrarnos, mi consejo es tomarse un tiempo para indagar qué tipo de actividad despierta nuestro interés, pues es muy posible, y así fue mi caso, que esos nuevos quehaceres y actividades nos ayuden a sanar, a liberarnos, a ir encontrándonos de nuevo.

No se trata de forzarse a nada; se trata de dedicar, poco a poco y a nuestro ritmo, un poquito de ese tiempo a realizar algo que pueda mantener nuestra mente y nuestro cuerpo alejado de ese sufrimiento. Evidentemente, el dolor sigue allí, pero lo dejaremos a un lado mientras estemos ocupados en estas nuevas tareas. No debemos enfocarnos en el resultado, sino en nuestra capacidad de llevar esa labor adelante. Puede que un día caminemos tres minutos, otro diez y otro solo lleguemos a la primera esquina y nos demos la vuelta. Da igual, lo importante es la intención y la capacidad de superación que estamos demostrando simplemente por el mero hecho de hacer algo, dure lo que dure.

Debes ir modelando tu nueva vida, llenándola de cosas que realmente merezcan la pena ser vividas. Comenzar a llenarte de pequeñas cosas que pronto se convertirán en rutinas o planes, y que realmente sientas que merecen la pena.

Cuando te levantes cada mañana, intenta poner un objetivo realizable, como hacer algo de ejercicio en casa, ir a nadar, a pasear. Intenta que sea algo que te empuje desde dentro y que tenga la fuerza suficiente para sacarte de la cama, ducharte y vestirte. Intenta que en algunos momentos del día, aunque sean breves, tu mente y tu cuerpo permanezcan ocupados en algún proyecto, por pequeño que este sea. Intenta encontrar sentido en estas pequeñas cosas, porque te harán sentir bien o encontrarte algo mejor. Sea cual sea la actividad que escojas, la única misión que ha de cumplir es ocupar tu tiempo y proporcionarte algo de alivio dentro de la tortura en la que se ha convertido tu vida, y eso sucede porque ese pequeño espacio de tiempo estás ocupada. Incluso atreverte a realizar nuevas recetas puede cumplir este propósito.

Se trata de realizar estos pequeños cambios en tu día a día y focalizarte en conseguirlos, aunque sean pequeños y carezcan de sentido ante tu estado anímico y emocional. No hay que olvidar que para los padres en duelo las pequeñas cosas suponen grandes retos y su superación supone todo un logro en nosotros. Vamos a intentar mantener cada día ese pequeño propósito en pie como única anotación en nuestra agenda, vamos a sacar fuerzas dentro de nuestra debilidad para poder realizar esa meta que nos hemos propuesto. Verás cómo poco a poco irás atreviéndote a dedicarle más tiempo a esa actividad que hayas elegido y que realmente te proporciona algo de bienestar. Es una forma de vencer la tristeza, esa tristeza que se nos ha adherido a nuestra piel y permanece a nuestro lado.

Dialoga con ella en tus paseos, hazle saber que la sientes, que la aceptas, que sabes que convivirás con ella el resto de tu subsistencia y continúa respirando.

El diseño del nuevo esquema de vida

Haber experimentado, vivido y sentido en cada parte de mi ser la soledad y la incomprensión ante la situación que estaba viviendo y que irrumpió en mi vida sin avisar, fue el precursor de una nueva manera de ver el mundo. Estos sentimientos impulsaron una fuerza dentro de mí para comenzar a aprender a vivir de nuevo.

El aislamiento de los padres en duelo no es una decisión personal, no es nada racional ni premeditado. Nadie comprende nuestro dolor, ni siquiera nosotros mismos, y esto provoca que nos aislemos de todo aquello que nos provoca más sufrimiento. Nuestra vida se ha esfumado, ha desaparecido junto con la de nuestro hijo, e iniciamos un camino muy duro, tenemos por delante una lucha cruel donde todo ahoga y asfixia.

Por otro lado, existen personas que se alejan voluntariamente de tu lado. Es demasiado el dolor, no pueden soportarlo, no quieren estar a tu lado porque les recuerdas que estas cosas pueden ocurrir y sienten temor por si les sucede a ellos.

El núcleo familiar es el único capaz de sostener el dolor, los padres y el resto de los hijos, unidos, comenzamos a aprender a vivir de nuevo con ese vacío en nuestro corazón. Nos curamos los unos a los otros, nos sostenemos, nos protegemos, nos abrazamos.

Y comenzamos a vivir con la tristeza, con una tristeza que nos acompañará siempre, porque el hijo fallecido no va a volver a nuestro lado, siempre nos faltará, en cualquier situación, en cualquier vivencia, en cualquier momento, cada segundo de cada minuto de cada hora de cada uno de los días que aún nos quedan por permanecer aquí.

Y se hace necesario darle un nuevo sentido a la vida, aprender a vivir de nuevo con la tristeza por el vacío, pero sin ningún tipo de límite ni preocupación. Sigues en el mundo —eso es evidente—, pero lo haces desde otra posición, debes permitirte situarte únicamente en aquello que te produce paz, armonía, sosiego. Es como si te hubieras desconectado de lo que antes movía tu vida, con la muerte de tu hijo todo se acabó. Hay un punto final. Los comportamientos, los formalismos, las dinámicas sociales que antes estaban integradas en tu vida desaparecen. No hay nada.

Como ya he insistido a lo largo de este libro, la muerte de un hijo no se supera nunca. Superar es vencer, dejar atrás lo sucedido, y eso no es posible. El vacío lo abarca todo y forma parte no solo de nuestra vida, sino de nuestro ser, de nuestra esencia, de nuestro ADN como personas. Debemos aprender a vivir con ese vacío, sabiendo que nos tocará llorar la mayoría de nuestros días, somos conscientes de ello: la tristeza tiene un sitio privilegiado en nuestros corazones y debemos aprender a convivir con ella.

Cuando comienzas a avanzar en el proceso del duelo y ya te encuentras en la fase de aceptación, de poner nombre a lo que ha sucedido, el sufrimiento cesa y te quedas con el dolor, que ya no es tan desgarrador. Puedes seguir caminando sin que te pesen tanto los pies, respirar en algunos momentos sin que te duela el pecho, incluso sonreír, y que tu sonrisa no vaya acompañada de lágrimas.

Empezamos a experimentar que llevamos a nuestro hijo en nuestro interior, reconocemos y sentimos que el amor trasciende, permanece y se sitúa en nuestro corazón, al lado de la tristeza.

Aprendes a vivir de nuevo, con la tristeza y el amor por bandera, con el respeto absoluto hacia tu hijo fallecido, desarrollando nuevas cualidades como padre o madre de un hijo que se ha marchado físicamente, pero que sigue viviendo dentro de ti. Cuando los segundos, las horas, los días van pasando y tú continúas en tu intento de seguir aprendiendo a vivir, cuando el vacío por su muerte te ha dejado seca e igualmente vacía de todo empiezas a elegir.

Te das permiso para elegir con qué llenar tu existencia, a qué dedicar tu tiempo, con quién compartir tus momentos. Como has vivido el dolor más absoluto, ya no quieres más. Esa es la primera elección que haces. Cuando algo o alguien vienen a tu vida y vuelves a sentir dolor, el corazón se cierra en banda, inmediatamente y por propia supervivencia rechazas vivir esa situación. La sortearás, porque la sociedad te la impone, pero lo harás en silencio, no te involucrarás, no permitirás que te afecte, no la interiorizarás. Simplemente, verás cómo pasa por delante de ti, como una mosca o una nube.

También comienzas a buscar, casi sin darte cuenta, la autenticidad en cada cosa, en cada situación o en cada persona que te rodea. Comienzas a vivir en el presente, segundo a segundo. Aprendes a valorar otras cosas y empiezas a ser consciente de que lo único que quieres es vivir lo auténtico de las situaciones, y desde ahí comienzas a elaborar tu nuevo diseño de vida.

Desde ese vacío y con la certeza de que, vayas donde vayas y hagas lo que hagas, la tristeza y el amor estarán siempre en ti, unidos y fusionados, formando parte de tu ser, comienzas a diseñar un nuevo esquema de vida. Desde ese vacío donde de tu vida anterior solo pervive el amor por tu hijo fallecido, comienzas a darte cuenta de que tienes la posibilidad de volver a llenar tu mapa de ruta, tu mochila de vida desde cero.

Con un cuerpo maduro, un alma herida y un corazón fuerte empiezas a elaborar un pequeño guion para plasmar e identificar cuáles son tus prioridades y tus necesidades, cómo quieres afrontar tus momentos, tus encuentros, tus vivencias.

Vuelves a la vida como si fueras un recién nacido. Todo lo exterior es extraño para ti, pero cuentas con tu experiencia anterior y con la firme seguridad de lo que no quieres, de lo que no te aporta, de lo que ya no tiene ningún valor para ti.

Empiezas a moldear, a dar forma, a tu manera de estar en el mundo desde el corazón. No razonas, no piensas, no lo sometes todo al filtro racional de tu mente que intenta sabotear cualquier intento de supervivencia, que quiere recordarte en todo momento la desgracia que sucedió, que te dice que tienes que seguir hundiéndote cada día un poquito más.

Se trata de pensar con el corazón, de vivir desde ese nuevo centro, dolorido, cansado, pero también fortalecido después de las primeras luchas y aún fuerte para seguir enfrentando nuevas batallas.

En esas batallas, en esa guerra que nos ha tocado vivir, hay que ir construyendo un nuevo esquema de vida cuyo arquitecto solo podemos ser nosotros mismos, nada ni nadie nos va a decir o imponer cómo hemos de vivir y qué debemos hacer. Ahora somos nosotros los únicos capaces de realizar una búsqueda constante hacia la autenticidad de cada cosa que nos rodea. Cuando has tocado más que fondo, cuando has sufrido tanto, cuando el dolor se ha convertido en tu compañero eterno en este viaje que es la vida, solo te mueve lo auténtico, vivir desde lo que realmente merece la pena ser vivido.

Cuando te conviertes en padre o en madre, llenas tu vida de sueños, construyes una vida en común, el núcleo familiar aumenta y aparecen la ilusión, la alegría, la inocencia y el amor en tu vida. Cuando un hijo muere, todos los proyectos familiares que habías construido se quedan pendientes, y no es que los hayas pospuesto, es que ya nunca los vas a poder realizar, los planes se han esfumado, han desaparecido frente a tus ojos, se han desvanecido en tus manos. Nada de lo que pensaste, ideaste o quisiste para tu familia podrá ser realizado nunca. Ser consciente de este hecho es una de las tareas que es necesario realizar tras la aceptación de la muerte de un hijo. Es un trabajo imprescindible, pero a la vez tremendamente dificultoso y dolorosísimo. ¿Cómo abandonas esos sueños? No puedes dejar de pensar en ellos, ni en cómo iba a crecer tu niño, tampoco en la canción que no le vas a poder cantar jamás y en todas las cosas que se han quedado por hacer.

Es una tarea muy complicada, porque nuestros hijos fallecidos siempre están en nuestra cabeza, en nuestro corazón, en cada cosa que hacemos o pensamos, en cada segundo, a cada instante. Pero es muy liberador, porque asociada a esta labor de desapego aparece simultáneamente otra perspectiva, y es el reconocimiento de que los sueños de tu hijo ahora son otros. Ya no está físicamente contigo, y por tanto no se puede nutrir de nada material, no puedes abrazarlo, pero puedes seguir amándolo. A medida que vayas soltando el lastre de lo que pudo haber sido y jamás será, aparece el fortalecimiento del nuevo vínculo que debes establecer con tu hijo.

Cuando hayas superado esa fase de anhelo constante, en la que los recuerdos te atormentan y el hecho de pensar en cómo sería, qué haría, qué diría, cómo olería..., aparecerá el verdadero vínculo que ahora existe con tu hijo fallecido. Surgirá mágicamente ese equilibrio necesario entre la parte material y física que ha dejado de tener sentido y el verdadero vínculo y la relación que quieras establecer con tu hijo, ahora desde una parte más sutil, más espiritual.

En la base de toda esta exposición está, indudablemente, la creencia de que la muerte del cuerpo físico no acaba con la vida, que su esencia, consciencia o energía permanecen, aunque no las podamos ver o sentir. Hay que fortalecer esta situación, esta creencia, esta manera de vivir a nuestros hijos, y comenzar a reconocer ese nuevo vínculo con nuestros hijos fallecidos.

Obviamente, puedes elegir desterrar para siempre a tu hijo de tu vida pensando o creyendo que todo él murió con su fallecimiento físico. Es una opción respetable. En mi caso, nunca he practicado ninguna religión, mi hijo no estaba bautizado, no soy creyente ni practicante de ninguna doctrina, pero ante la tesitura de olvidarme por completo de su existencia o de establecer una relación viva con mi hijo —o al menos intentarlo y abrir esa posibilidad—, elegí la segunda opción.

Gracias a todos estos recursos internos comencé a experimentar el valor, el valor de permitir sentirme de nuevo, sentirme ser, a comunicarme conmigo misma desde el corazón, a no dañarme pensando una y otra vez en lo que podría haber sido y en la realidad que tenía ante mis ojos. Comencé a situarme en el aquí y en el ahora, el único momento que importa y a ocuparme de lo que sucedía en él, sin importar nada, sin preocupaciones, sin miedos que empañaran el camino que sentía que debía de emprender y donde el encuentro con mi hijo formaba ya parte de mi nueva realidad.

La lucha empieza el día que tu hijo muere. Esa contienda está compuesta por multitud de batallas, en las que debes ir enfrentándote a todo lo conocido hasta ahora y despedirte de ello. Ir afrontando nuevos retos abriéndote a lo desconocido. Habrá tiempos de tregua y ataques intensos, habrá momentos en los que te sientas derrotada y busques el fusilamiento con todas tus fuerzas, pero también habrá nuevas conquistas, nuevos descubrimientos, nuevos horizontes por los que comenzarás a caminar de manera más segura, libre de todo juicio y sometimiento, libre de todo y llena de amor.

Serás capaz de identificar cada vivencia y sin necesidad de catalogarla como buena o deseable o mala y desechable, sabrás afrontarla y darle su lugar. Cuando se ha sufrido todo, lo único realmente importante es vivir en paz. Y ese es el lugar donde querrás permanecer la mayor parte del tiempo y ahí llegarás y te reconocerás, y elegirás perpetuarte desde ahí. Ya no vale todo, solo vale lo que te proporciona esa paz tan necesaria después de haber sufrido con esa intensidad.

Por lo tanto, vives en varios mundos a la vez, en varias realidades, no solo es tu mente la que te dice haz esto o lo otro, ahora tienes otro as en la manga, tu corazón hastiado de tanto sufrimiento comienza a comunicarse contigo abiertamente y sin tapujos. Lo hace desde el amor, con mucho tacto y sin ningún tipo de insistencia, lo hace dándote la mano y ayudando a levantarte las veces que haga falta, sin juicios, sin atormentarte como lo hace tu mente que te juzga constantemente, que quiere que permanezcas en el sufrimiento, que cataloga cada parte de tu vida y la convierte en una tortura añadida a la realidad que ya de por sí estás viviendo. Comienzas a vivir en varias dimensiones a la vez, varias vidas en una, la vida material donde todo ha ido evolucionando a su ritmo y donde la sociedad está inmersa sin haber parado ni un segundo a replantearse que estamos aquí de paso y que la muerte nos va a tocar a todos, y tu mundo interno que ha sido vapuleado por el mayor de los sufrimientos, pero igualmente nutrido por el amor más incondicional que puede existir: el amor de unos padres y un hijo fallecido.

Si utilizas todos estos recursos a tu favor, si realmente te permites elegir cómo vivir tu duelo e ir aceptando la situación, serás capaz de experimentar ese amor del que hablo, un concepto que para mí ya se ha transformado y se ha vuelto inefable porque no sería capaz de expresarlo con palabras. Ese amor ha alcanzado una dimensión inabarcable, es inmenso, sanador y eterno.

Llega un momento que pasas del entendimiento a la comprensión. Era evidente que mi hijo no estaba físicamente y eso lo entendía, pero no podía comprenderlo. La comprensión llegó de la mano de la aceptación.

Cuando acepté que mi hijo había partido, inicié un camino de comprensión y de la mano de esta, apareció la tolerancia.

Pasé de vivir en el por qué a intentar asimilar el para qué. Mis preguntas y mi manera de afrontar esta nueva vida ya no se regían en ¿por qué ha pasado esto? Sino ¿para qué ha pasado esto? Comprendes y aceptas que tu hijo está muerto, que ha fallecido.

Durante los primeros meses albergaba algún tipo de esperanza de que Darío volvería. Sí, es de locos, pero había momentos en los que me permitía soñar y me encomendaba a no sé qué o quién y le pedía que me devolviera a mi hijo, que le devolviera a la vida, aunque me quitara la mía. Ninguna de esas peticiones se hacía realidad, poco a poco, empecé a bajar mi nivel de exigencia y pedía que me regalasen un día con él, poder tener un día con él, luego una tarde o una mañana, luego un momento, una mirada, un abrazo, nada de eso se materializó en este mundo. Yo pedía y pedía y nada llegaba a la realidad física, absolutamente nada, y es ahí, después de un tiempo que dejas de pedir, que aceptas que no volverá a estar como estaba antes, que murió. Aceptas e integras definitivamente que el pasado no puede volver y que no se puede cambiar.

Con esa aceptación ante tus ojos te sientes muy mal, es como si empezaras a olvidarte de tu hijo, pero no es real, lo que sucede es que has iniciado un camino de reencuentro a lo que sí es posible, a lo que sí puede darse, a vivir vuestro amor desde lo que ahora es posible.

Comprendes, aceptas y te vuelves tolerante con la vida. Es cuando aparece la temida pregunta: ¿para qué ha ocurrido esto? Y necesariamente debes darle una respuesta. Vives con ese interrogante cada instante de tu vida, nunca se te olvida. Y es ahí cuando empiezas a trascender, trascender esta vida de cinco sentidos y a vivir desde el corazón. Sabes y se instala en ti la certeza de que existe algo más, hay algo más, no puedes verlo ni explicarlo, simplemente lo sabes y sucede algo maravilloso: eres capaz de sentir gratitud. Me sentía enormemente agradecida por todo el amor de Darío y por ello no estaba dispuesta a convertir a mi hijo en mi verdugo ni en el responsable de la infelicidad de nuestra familia.

Gracias a ese amor pude encontrar las primeras respuestas a tan temida pregunta, no me importaba el porqué, sabía que su amor estaría siempre ahí para que pudiéramos continuar respirando, y que nos ayudaría a contemplar la posibilidad de poder hacernos un hueco en este mundo.

3

EL PROCESO DEL DUELO

Cuando te encuentras en este abismo, totalmente perdida y desequilibrada, luchando por mantenerte en pie, es el momento en el que has de iniciar tu propio proceso de supervivencia y el consiguiente resurgir. Cuando hayas atravesado la etapa de *shock* y ya seas consciente de lo que ha sucedido, el duelo se transformará en un durísimo proceso personal de autoconocimiento y superación constante.

Al principio, no sabrás identificar tus estados, ni tus emociones, ni nada de lo que te rodea, no podrás siquiera definir o explicar a los demás en qué punto del proceso te hallas ni cómo te sientes. Esta desubicación no te debe generar ninguna alteración más, pues es completamente normal no saber ni dónde estás ni hacia dónde te encaminas. Lo realmente importante es estar ahí, en el camino.

Levantarse cada día es todo un reto y resistir cada nuevo amanecer requiere muchísimo esfuerzo. Salir de la cama y ponerte en pie ya es demasiado. Si a eso le sumas que esa energía que dedicas al simple gesto de comenzar cada día va a ser perpetuo y deberás llevarlo a cabo cada nueva jornada, el agotamiento está asegurado.

Como he insistido en las páginas precedentes y muy probablemente vuelva a repetir en las próximas, el proceso del duelo es individual, personal y único. Yo os hablaré del mío, del significado personal que, en mi caso, ha ido adquiriendo esta etapa de mi vida.

Me enfocaré en la dificultad que supone volver a vivir con uno mismo cuando todo ha quedado destruido, teniendo bien presentes las mayores barreras a las que he tenido que enfrentarme y cómo, poco a poco, voy consiguiendo superarlas. Os hablaré sobre cómo la tristeza y el vacío juegan su papel en todo este proceso y cómo conseguir doblegarlos y que caminen a tu lado, y no frente a ti. Os contaré cuáles son los mecanismos de defensa de los que me he revestido para poder seguir viviendo, para poder continuar. Haré hincapié en el rencor y en el perdón como dos elementos que están en simbiosis, y de cómo a pesar de que se entremezclan continuamente, aún estás en disposición de elegir en cuál de ellos te sitúas para continuar tu lucha. Finalmente, os hablaré de la felicidad, ese aspecto que ha muerto en nosotros, aunque no para siempre, y de la elección que todos podemos hacer para mantener a nuestros hijos presentes, siempre vivos y más cerca de lo que pudierais imaginar.

No habrá día en el que no te martirices recordando cada paso que diste y qué podías haber hecho diferente para cambiar el rumbo de los acontecimientos y que tu hijo siguiera vivo, a tu lado. Todos los días, sin excepción, te ahogarás entre tus lágrimas y experimentarás el dolor cada vez más dentro de ti, notarás cómo ese dolor comienza a formar parte de ti, de tu ser; ese dolor será la simiente de tu nueva manera de estar en el mundo, de tu nuevo yo, de tu transformación. Será con lo único que te identifiques, por ello, lo único en lo que debemos centrarnos es en resistir, en seguir respirando, en sobrevivir y aprovechar los recursos que se encuentren a nuestra disposición, teniendo en cuenta todo lo comentado en líneas anteriores.

Resistir cada segundo de cada minuto de cada hora de cada día, y así las semanas que estén por venir, los meses, sin ponernos metas ni límites. Vamos a desdibujarnos ante el devenir del tiempo, no sabremos si es de día o de noche, si hemos comido o nos hemos duchado, si es lunes o jueves, estaremos totalmente inmersos en un duelo profundo y oscuro, y solo debemos enfocarnos en resistir, que será, sin duda, la tarea más dura a la que nos hayamos enfrentado y nos enfrentemos en lo que nos reste de vida.

Se trata de plantarle cara a la muerte, no únicamente a la de nuestros hijos, sino a la nuestra también, que se produce de manera instantánea con la suya. En ese preciso instante desaparecemos con él.

Por eso, desde entonces vivimos la muerte en vida. Somos los protagonistas de una vida que no queremos vivir. ¿Os imagináis lo que significa y lo que puede originar vivir una vida que no quieres vivir? Se convierte en la mayor hazaña que se le puede plantear a alguien, un reto indeseable, del que los padres en duelo no nos podemos escapar.

El hecho de vivir estando muertos, sin que quede nada de nosotros mismos, nada de lo que fuimos, y sin saber lo que podemos llegar a ser, nos hace volvernos unas personas inseguras. Dudamos de todo, de nosotros mismos, de nuestra fortaleza, de nuestras debilidades, de estar aquí o allí, de la oscuridad que nos rodea y del vacío inmenso en el que permanecemos y, por eso, cualquier pequeña cosa nos hace saltar por los aires. En mi caso, por citar algún ejemplo, la alarma saltaba con los juguetes de Darío, hasta el más pequeño e insignificante me volvía loca. Observarlo sin vida, cuando antes lo había visto brillar en las manos de mi hijo, sentir ese vacío y esa falta de todo a su alrededor, era insuperable para mí y me rompía en mil pedazos.

Hasta ese punto puede llegar a hacer mella la inseguridad en nosotros, hundidos en una vida que no deseamos, condenados al sufrimiento, a vivir el dolor y a alimentarnos de la ausencia de nuestro hijo. No hay seguridad en lo que puede o no puede hacernos sentir mayor dolor, no sabemos *a priori* cómo podemos manejarnos en esta vida indeseable, solo funciona el método de prueba y error. Solo experimentando y sufriendo, viviendo esa vida y llenándonos de dolor, seremos capaces de trazar las líneas que aportarán seguridad a nuestra inseguridad, que nos ayudarán a abrir los ojos ante nuestra realidad y a posicionarnos donde las cosas no nos invadan de una manera tan opresora.

En el fondo, tenemos la certeza de que en esta vida en la que nos mantenemos muertos, pero respirando, no existe tregua. Sobrevivir a la muerte de un hijo es algo durísimo, pero rendirse no es la opción, tenemos que seguir adelante. Y lo haremos, en un principio soportando el paso del tiempo, y más adelante, cuando seamos capaces de encontrar motivos más esperanzadores, vincularemos nuestra existencia a estas nuevas inspiraciones y motivaciones.

No es cuestión de fortaleza, no tiene nada que ver con eso. Verás cómo prácticamente la totalidad de tu entorno utiliza esa teoría para darte esperanzas en que volverás a estar bien en un futuro próximo, diciéndote que eres muy fuerte. Pero están equivocados: el hecho de seguir adelante no tiene nada que ver con ser o no ser firme o duro. Nadie es tan fuerte como parece y serlo no es lo que necesitamos, ni mucho menos cómo nos sentimos. No es la fortaleza lo que nos mantiene en pie ni lo que nos hace continuar, en cada fase de nuestro proceso serán diferentes los impulsos que recibamos para mantenernos con vida, pero siempre y en cada uno de ellos se encuentra el amor a nuestros hijos y de ellos hacia nosotros.

Como hemos visto en las diferentes etapas que se han estandarizado con respecto a un duelo, en los momentos iniciales será la incredulidad la que nos haga seguir adelante, más tarde la negación, luego el enfado, más tarde la negociación, después la tristeza y la depresión, hasta llegar a la aceptación, pero en la base de todos ellos está el AMOR con mayúsculas. Ese será nuestro verdadero motor para continuar en la vida. Un amor que habremos de aprender a vivir de manera diferente y que encontraremos en otras formas y dosis hasta ahora desconocidas.

Cada día de nuestra vida se convierte en un verdadero reto para que la oscuridad en la que nos encontramos no termine por imbuirnos por completo. Levantarse de la cama supone empezar un nuevo día, que ya de por sí sabemos que estará lleno de amargura y sufrimiento. Por eso, serán muchos los días que no te levantes, que no comas, que no bebas ni una gota de agua, que juntes las noches con los días y que no sepas con claridad dónde te encuentras ni qué día es. Todo ello comenzará a formar parte de tu nueva normalidad.

Los primeros días, los padres en duelo conseguimos levantarnos de la cama apenas para cubrir ciertas necesidades fisiológicas y vitales, tales como el aseo personal y tomar un mínimo alimento. Y volvemos al lecho, a continuar respirando hundidos en nuestro dolor.

Más adelante, comenzaremos a realizar pequeñas actividades dentro de casa, también muy básicas, y buscaremos otro lugar dentro de casa en el que seguir respirando. Serán muchas las horas en las que nuestra mirada permanezca perdida porque, en realidad, pasará mucho tiempo en el que estaremos ausentes para nosotros mismos y para los demás. Físicamente, presentes, pero ajenos a todos los demás aspectos y sentidos de la vida.

Poco a poco iremos reforzándonos y resurgiendo, en un proceso durísimo e incierto en el tiempo. Iremos afrontando nuevos retos, pero lo haremos convertidos en una nueva persona, la resultante de haber soportado un dolor inhumano, que solo encuentra valor a la vida en el momento presente.

MI DUELO

Como resultado de todo lo que había leído y según iba experimentando mi propio proceso, supe que el duelo por la muerte de un hijo iba a ser una carrera por la supervivencia muy dura, muy difícil, demasiado larga y sin tregua. Por eso has de esforzarte sobremanera y resistir los sentimientos que vayan apareciendo ante ti y todos los obstáculos que se vayan presentando a lo largo de este tiempo indeterminado que marcará tu vida a partir de ahora y para siempre.

El duelo por la muerte de un hijo no es un proceso lineal. Se compone de ciclos en los que experimentas algún pequeño avance y grandes retrocesos. Ahora tu existencia se basa en momentos inconexos, en los que no existe un trazo, ni un cometido, ni una finalidad, ni un deseo..., son momentos que se suceden sin un orden lógico.

Cuando un hijo se muere solo hay dos opciones posibles: o te quedas detenido en el tiempo, convirtiéndote en una víctima de lo sucedido, o decides intentarlo y recorrer este camino cruel. La segunda opción es la más dificultosa, pero es la única válida, y la que poco a poco comenzará a potenciar la verdadera fuerza que hay en ti para que puedas continuar. Esa fuerza es el amor.

Es el camino del amor el que nos permitirá recolocar a nuestro hijo en nuestra nueva realidad manteniéndolo presente; formará parte de nosotros porque habitará en nuestro corazón y lo albergaremos en nuestro mundo interno con toda nuestra ternura y cariño, porque es ese amor lo único en la vida que va a merecer la pena a partir de ahora, y a él debemos aferrarnos con todas nuestras fuerzas. Esa es la única forma de vivir a partir de entonces: desde el amor. Es en ese amor donde debemos poner nuestro foco de atención con todo nuestro ímpetu.

Esto es todo lo que, a modo de síntesis, conseguí interiorizar después de la lectura de numerosos libros dedicados al duelo y a la pérdida de un hijo. Este conocimiento unido a mi experiencia y a mi propia evolución me permitieron obtener una opinión más personal de lo que significa el duelo, de cómo se vive desde las profundidades de nuestras entrañas enganchadas al sufrimiento y aturdidas por las grandes dosis de dolor que nos acompañan desde el fallecimiento de nuestro hijo.

Para mí, el duelo se convirtió en mi único camino, en el único lugar en el que habité durante un largo periodo de tiempo; de hecho, aún sigo en él. El duelo para mí es la esperanza, porque me acercó a mi corazón, a mi ser, a mi verdadero yo, y posibilitó que mi hijo tuviera su lugar dentro de él, dentro de mí.

Ha sido a través de la muerte como he sido capaz de volver a conectar con la vida. A través del dolor intenso que se adueña de nosotros y nos moldea a su antojo estoy aprendiendo a vivir de nuevo. Gracias al amor que comparto por y con mi hijo, reuní el valor suficiente para iniciar este camino de renacimiento para resurgir. Aprendí de nuevo a caminar y hacerlo con la mirada siempre puesta en un mismo destino: la paz, la tranquilidad, la luz.

El duelo es un camino por descubrir porque el que habías recorrido antes se vio truncado por la pérdida de tu hijo. Ahora hay que andar un nuevo sendero que estará lleno de obstáculos, los más duros y difíciles a los que jamás te hayas enfrentado, pero hay que empezar a transitar por él e ir afrontando todo aquello que vaya apareciendo.

El duelo es tiempo..., tiempo para desarrollar un conjunto de actitudes y aptitudes que te posibiliten mantenerte en ese camino. Una de ellas es conservar siempre presente a tu hijo. Tenerlo en tus pensamientos, en tu memoria, y dar cada paso en su honor, con él siempre presente. Animándote, apoyándote, guiándote y amándote. Mi hijo adoraba vivir, era alegre y disfrutaba cada cosa que hacía, y, por él, yo he de seguir caminando. El dolor que siento es innegable, pero también es transformador. Otra de las actitudes que surgen claramente durante todo el proceso del duelo es que entiendes que la vida, la verdadera vida, tiene cosas más importantes que las que te preocupaban antes. Ahora, tu escala de prioridades ha cambiado drásticamente. La queja desaparece, las preocupaciones banales y el absurdo se esfuman de manera permanente. Empiezas a valorar lo que eres y comienzas a vivir segundo a segundo.

El duelo también es un lugar, aquel donde eres capaz de entender el dolor que está sintiendo tu corazón. Indudablemente, daría mi vida por mi niño, sacrificaría toda mi existencia por volverlo a ver, por jugar con él, por poder abrazarlo, por contemplar sus ojos y su linda sonrisa, por poder cantar juntos sus canciones preferidas y bailar, no parar de bailar. Daría mi vida entera porque él pudiera vivir la suya. Equilibrar esta parte material y física que se ha quedado vacía, donde su ausencia duele siempre, con la parte espiritual basada en la creencia de que él está, de que permanece, de que sigue existiendo y viviendo, es lo que me permitió construir un nuevo vínculo con mi hijo.

El duelo es un proceso que conjuga el tiempo y el espacio para dibujar la travesía que recorrerás en tu nueva forma de vivir. Si lo consientes, si te permites ir avanzando en este proceso, podrás abandonar los cuestionamientos sobre por qué ha pasado esto y focalizarte en el para qué. Ese salto va a permitir posicionarte en el presente y mirarte, reunir fuerzas para comenzar a fortalecerte. Este salto te permite experimentar el amor a aquellos que permanecen a tu lado y dar un lugar especial a tu hijo. Este cambio de percepción, simplemente, te permite seguir adelante y mantenerte enfocada en tu aprendizaje, en cómo vivir de nuevo.

Los padres que atravesamos este dolorosísimo proceso del duelo constatamos que hay muchos factores que forman parte de él y que nos pueden ayudar o dificultar aún más la manera en la que vamos a afrontar la muerte de nuestro hijo. Desde el modo en que se produjo el fallecimiento, hasta la edad de nuestro hijo, el vínculo que teníamos con él, las herramientas internas que uno haya desarrollado como ser humano... Son muchos los elementos que se interrelacionan en el duelo y todos ellos forman un conjunto. Fortaleciendo todos los aspectos positivos, podremos avanzar sobre seguro en este tortuoso camino. Teniendo siempre presente que no se puede generalizar, cada caso es único, cada dolor es personal e incomparable.

Cuando penetras en esta oscuridad, empiezas a recorrer un túnel del que crees que no vas a salir nunca. Intentas y deseas con todas tus fuerzas volatilizarte y desaparecer, contemplas diferentes formas de suicidio, pero llega un momento en el que decides que vas a intentar seguir adelante, encontrando algún motivo para hacerlo, como pueden ser otros hijos, por tu pareja o por tus padres, o el sentimiento de hacerlo por tu hijo fallecido. En ese momento, decides enfrentar la realidad y te haces aún más consciente de que tu vida cambió totalmente.

Cuando sientes que puedes ir por ese camino, por ese túnel sin que tu hijo te provoque pena, cuando sientes que tu hijo está en tu corazón, cuando reconozcas que vas limpiando este camino de todos los obstáculos que había delante, cuando empieces a respirar con menor dificultad..., entonces sabrás que tus pasos son lentos, pero seguros. Todo se convierte en una pista que te permite ir evaluándote en cada momento del proceso. Si en un momento determinado, al realizar esta evaluación, no obtienes las respuestas esperadas, vive ese momento de retroceso, permítetelo, no te castigues y detente el tiempo que sea necesario. Y cuando vuelvas a dar un paso, hazlo siempre hacia delante.

Otro aspecto que se agudiza es que aprendes a no quedarte con cosas pendientes. Aprendes a compartir y a dejarte abrazar —hay que reconocer que es necesario rodearse de personas que nos entiendan y nos abracen sin más—. En el extremo contrario, se agudiza nuestra intuición para percibir dónde está el rechazo, y podemos, por tanto, alejarnos de él. Con el duelo aprendemos a reconocer dónde nos encontramos cómodos y seguros, y con quién. La verdadera lección de este aprendizaje es no mirar hacia otro lado, no querer complacer a nadie, e ir alimentando nuestro bienestar, es algo que tenemos más que merecido y que nos debemos a nosotros mismos.

Tras sufrir la pérdida de un hijo, aunque en los primeros días parezca que el sufrimiento no puede ir a más, debes sabes que no es así. De repente, te encuentras esperando el zarpazo final de la vida, que el sufrimiento termine por quitarte de en medio. Sobrevives con la sensación de que lo peor está por llegar, de que aún no has caído del todo, y esta certeza se entremezcla con el deseo de que así sea: quieres caer del todo, ser derrotado. Pueden pasar semanas e incluso meses hasta que puedas reaccionar. No puedes creer lo que ha sucedido y por eso no reaccionas, eres incapaz de hacerlo. Pero poco a poco tomas consciencia de la pérdida y del consecuente dolor que te está ocasionando. Cuando alcances esa certeza, te situarás en otra posición y en disposición de aprender de tu dolor, el dolor se convertirá en tu gran maestro, el más poderoso que pueda existir.

La muerte de un hijo te abre las venas en canal. Te vas desangrando lentamente y ni siquiera te quejas, porque con su partida tienes bien presente que todos morimos algún día, y, para ti, ese día será maravilloso porque permitirá el reencuentro con tu hijo.

El duelo es tu nueva manera de continuar en la vida, es tu camino, y lo harás por un tiempo indeterminado, pero ya no te preocupa este aspecto. Así llegarás al amor, el único bastón que te permitirá mantenerte en la vida y continuar en ella.

VIVIR CONTIGO MISMO

El proceso del duelo que estoy atravesando desde que murió mi hijo ha conseguido que me acerque más a mí misma. La soledad y la incomprensión que siento en mi interior me están aproximando inevitablemente a mi ser, a lo que yo soy en realidad.

Tras muchas noches oscuras, están llegando pequeños atisbos de calma en los que puedo evaluar mi existencia para intentar encontrar ya no un motivo para seguir viviendo, sino la verdadera razón para hacerlo. No se trata de encontrar un propósito para seguir adelante, lo realmente importante es encontrar el camino que te sitúe de nuevo en la vida, donde puedas descubrirte, reconocerte y expresarte desde lo que realmente eres. Ser únicamente tú.

Este duro proceso del duelo me ha llevado a entender que no podemos esperar nada ni de la vida ni de nadie. Soy cada vez más consciente del terrible hábito que envuelve a la sociedad basado en esperar que sean los demás los que nos den la solución a nuestros problemas o los que nos otorguen su beneplácito para tomar nuestras decisiones. Vivimos dormidos, con el convencimiento de que son otros los culpables o los responsables de nuestros propios errores, y buscamos continuamente la aprobación de los demás para mover ficha en el tablero del juego que es la vida: este es uno de los mayores errores que cometemos como seres humanos. He aprendido que todo debe provenir únicamente de nosotros mismos; más concretamente de nuestro interior.

Así pues, el duelo vendrá acompañado de un durísimo proceso de madurez. Ya no seremos dependientes, porque nos hemos reconocido dentro del vacío y de la soledad más absolutos. Hemos convivido en la oscuridad con la única compañía de nosotros mismos. Y así, sutilmente, va apareciendo en nosotros una sabiduría antes desconocida. Nos hemos reencontrado con nosotros mismos, nuestro personaje ya no utiliza máscaras ni disfraces para mostrarse delante de nosotros mismos en esa implacable oscuridad que muestra todo lo oculto, todo aquello a lo que hemos cerrado las puertas en vida. No hay secretos. Nos aceptamos plenamente y vivimos con ausencia total de expectativas sobre cualquier asunto, por vital que parezca. Nos estamos convirtiendo en personas diferentes porque estamos aceptando nuestra realidad y estamos empezando a cuidarnos y a respetarnos en nuestra totalidad. Estamos integrando todas las partes que aún quedan de nosotros mismos, desechando las inservibles y descubriendo aquellas que habíamos olvidado o habíamos decidido mantener ocultas. Y esa integridad será otra de las señales que nos lleven al convencimiento de que estamos donde tenemos que estar, que estamos aprendiendo de nuestro dolor y enfrentándonos a la situación.

En la vida se nos enseña que hay que cuidar de los demás, mantenernos preocupados y siempre disponibles para apoyar a las personas que nos rodean y conviven con nosotros, a nuestros padres, a hermanos, a familiares o a amigos, pero ¿quién nos enseña que lo más importante es cuidar de nosotros mismos? Nuevamente, este cuestionamiento forma parte de los grandes olvidos de la humanidad. Por el contrario, la realidad innegable es que la relación más importante, duradera y que va a marcarnos siempre será la que mantengamos con nosotros mismos. Es una relación constante que requiere paciencia, comprensión, amor y respeto.

Nos hemos reencontrado con nosotros mismos y comenzamos el duro camino de aceptarnos, y en ese trayecto que compone el viaje de nuestra vida no debe existir ningún tipo de veto exterior. Los padres en duelo no esperamos a que otros nos acepten para aceptarnos. No esperamos a que otros nos quieran para querernos, porque ya nos hemos liberado de las ataduras sociales, y si alguien nos ama, lo hará por lo que verdaderamente somos, porque la única cara posible que podemos mostrarle al mundo es la real, la que somos, la que tenemos. Por este motivo, iremos construyendo relaciones auténticas y sólidas, en las que seamos plenamente independientes al habernos desconectado de cualquier tipo de límite o atadura impuesto por los convencionalismos sociales. Valoraremos el respeto porque por primera vez en la vida nos estamos respetando a nosotros mismos, y por ello nos rodeamos de personas que se respetan y practican el mismo respeto hacia los demás. Así somos capaces de volver a reconectar con el amor que somos.

Obviamente, no podremos evitar que otros sigan teniendo una opinión o un juicio sobre nosotros basado en sus propios miedos, pero eso es algo que ya nos habrá dejado de importar, no es ni tan siquiera insignificante, simplemente no existe en nuestros nuevos parámetros, no tiene cabida en nuestro nuevo modelo de ser y de estar en la vida.

Igualmente, las expectativas que otros depositen en nosotros no ejercerán ningún tipo de presión ni podrán, por tanto, guiarnos ni condicionarnos. Nosotros ya estaremos enfocados en aquellas pequeñas cosas que nos permitan seguir respirando, y cuya base —una vez más— vuelve a ser el amor.

Los padres que hemos perdido a un hijo tenemos el derecho de volver a ser felices de nuevo, pero carecemos de la voluntad y del deseo de conseguirlo, ya que esa pretensión, sobre todo al principio, nos genera mucha recriminación y una gran dosis de autorreproche. Sin embargo, ese derecho existe y vamos a ser capaces de ir reconociéndolo en esas pequeñas cosas que nos permiten continuar y nos proporcionan calma, tranquilidad, así como cierta seguridad y estabilidad en nuestro nuevo aprendizaje por vivir. Nosotros seremos los únicos que vayamos definiendo los términos y el contenido de esa felicidad, asumiendo el control de nuestra vida.

Lamentablemente, adquirimos este descubrimiento debido al sufrimiento que hemos soportado y que nos ha sacado del juego de la vida. Por eso, aunque tu mente te lleve a pensar que este tipo de comportamientos te convertirán en una persona egoísta, mi consejo es que no te dejes arrastrar por ellos. Estamos en modo de supervivencia y hemos conectado con nosotros mismos. El sinsentido de nuestra vida y de lo que le ha ocurrido a nuestro hijo se tiñe de un nuevo color, el de la esperanza por encontrar un lugar y un espacio en el que podamos seguir compartiendo con él el tiempo que aún nos quede, y para lograrlo, la reconexión con nosotros mismos, lejos de los parámetros sociales, es indispensable; es la materia prima para que este proceso pueda producirse, para que podamos aprender a vivir con nuestro dolor y con nuestra compañía.

No es egoísmo, es pura supervivencia. No es una locura, es tu vivencia, tu aprendizaje. Desgraciadamente, hablas desde lo que has vivido y experimentado, nadie te lo ha contado, no aspiras a un imposible; realmente, el sufrimiento se ha apoderado de ti y todas las batallas que has tenido que librar para que tu respiración no se apagara han sido reales. Desde ahí es desde donde has comenzado a posicionarte en ese otro lugar, descubriendo la persona que siempre ha estado en ti, pero que había permanecido dormida y callada hasta ahora.

No somos egoístas. No permitas que nadie te lo diga o lo insinúe, ni siquiera tú mismo o tú misma. Somos unos supervivientes y tenemos que atender nuestras propias necesidades debido a la situación crónica de dolor que estamos sufriendo.

En este estado de supervivencia solo nos ocupamos de lo esencial, que consiste en cuidarnos físicamente al mínimo (higiene y alimentación) y nos esforzamos en intentar encontrar un lugar en el que estar seguros, donde el sufrimiento vaya reduciéndose. Nosotros vivimos inmersos en el dolor y hemos de salvaguardarnos para ir recuperando nuestro equilibrio y emplear el tiempo y los recursos necesarios para ello. Si esta decisión hace que otros te vean como un egoísta o no lo entiendan, no debe importarte, recuerda que estás intentando sobrevivir. Debemos mantenernos a salvo para ir adecuando nuestro estado emocional y mental a nuestra nueva situación y vencer la irritabilidad, la frustración, las dudas, la ansiedad, la ira, el miedo, la inseguridad, la fragilidad y todo aquello que nos amenaza constante y continuamente.

No podemos culpabilizarnos por intentar mantenernos a salvo de todo aquello que suponga una amenaza para nuestra supervivencia. Tenemos que ocuparnos de desarrollar nuevas y mejores estrategias ante nuestra situación y ese dolor que sentimos y que forma parte de nosotros. Si te mantienes firme en este propósito, poco a poco irás encontrándote mejor contigo mismo, e irás ocupándote de atender otras necesidades, mucho más allá de las meramente básicas, y comprometiéndote con tu vida, con la vida.

EL SUFRIMIENTO Y LA TRISTEZA

No existen palabras que puedan aproximarse y poder describir la situación que atravesamos por la muerte de un hijo, es indescriptible. Dentro de nuestra realidad inefable, el vacío lo inunda todo, toda nuestra existencia se ve imbuida por la desolación y todo es arrastrado a la más absoluta oscuridad. Es imposible tratar de explicar con palabras para que las demás personas puedan entenderlo.

Desde aquel 24 de marzo, algo se adhirió con gran fuerza a mí y comenzó a formar parte de mi ser, ahogando mi corazón. Ese algo era una profunda tristeza. Una tristeza absoluta que iba acompañada de la soledad y la incomprensión ante lo que estaba viviendo. Vestí mi vacío con una camisa de fuerza, y ya no podía desprenderme de ella, ni de esa oquedad, ni del aislamiento, ni tampoco de la desunión que sentía entre mi mundo interior y exterior.

A medida que vamos avanzando en nuestro proceso del duelo, aunque simplemente sea por el mero transcurrir del tiempo, vamos diluyendo las emociones que han ido apareciendo tras la muerte de nuestro hijo, tales como la rabia o la frustración. Sin embargo, hay algo que permanece y que nos acompaña constantemente, y además sabemos que permanecerá para siempre. El dolor se viste de tristeza y ambos quedan impresos a fuego en nosotros. Cuando hemos llegado a la aceptación en nuestra elaboración del duelo ya tenemos esa firme certeza, reconocemos que el dolor y la tristeza forman parte de nosotros. Una tristeza absoluta que irrumpe en nuestra vida y se tatúa permanentemente en nuestra piel porque nuestro hijo ha muerto. Ese es el motivo de su irrupción, y como es irreparable, el dolor y la tristeza se tornan perpetuos.

Esa tristeza también va alimentando ese estado de parálisis y de quietud en el que nos vemos inmersos. Ambas sensaciones se atraen con gran fuerza y provocan que nos sintamos vencidos por la vida, optando por la única posibilidad viable. Elegimos permanecer en la oscuridad de nuestro hogar, en nuestra guarida. Esta manera de subsistir puede llevar a pensar que nos hemos adentrado en una depresión intensa, pero nada tiene que ver con un estado depresivo común, es algo que únicamente los padres en duelo podemos identificar. Es más que un decaimiento o desánimo, es una sensación que nos llena de sombras y el término «depresión» se queda bastante corto. Desfallecemos y nos sentimos plenamente abatidos, heridos de muerte en vida: eso es lo que ha hecho mella en nosotros. Vivimos en la oscuridad debido a nuestra incapacidad de movernos por la vida, que ahora es una gran desconocida para nosotros.

Nos resulta imposible poner palabras al dolor que sentimos porque nunca lo habíamos experimentado, porque es un dolor que lo abarca todo, porque todo duele. Nos duele estar vivos y eso se manifiesta de manera global en todos los aspectos posibles de la existencia humana.

Físicamente, no podemos llevar a cabo ninguna actividad porque el agotamiento ha causado estragos en nosotros y además no encontramos ningún sentido a realizar ningún tipo de acción. Incluso las tareas más básicas o aquellas que son consideradas necesarias nos llevan demasiado tiempo y suponen un tremendo esfuerzo y, finalmente, terminan agotándonos.

A nivel emocional, hemos perdido el interés por socializar. Nos sentimos frustrados, enfadados, desconfiados. En nuestro estado de tristeza y angustia somos conscientes de que nadie es capaz de entender nuestra aflicción.

Predominan los pensamientos catastróficos. Estamos decepcionados con la vida y no queremos continuar con la nuestra. Tenemos continuamente el deseo y la idea de desaparecer de este mundo. Nuestro último pensamiento al acostarnos siempre es el mismo: «Ojalá ya no me levantara».

Esta espiral de derrotismo y pesimismo lo abarca todo, y no podemos escapar de ella por mucho que queramos. Vivimos en un pozo profundo y oscuro en el que no existe salida. Hemos perdido en la vida, hemos perdido la vida. Llevamos ese gran peso con nosotros como un yugo que nos ancla a las profundidades de ese pozo. Entonces sucumbimos a un estado de sufrimiento indescriptible que se apodera de nosotros. Esa aflicción no se puede medir como una etapa en la cual permanecemos tristes durante un tiempo; llevamos nuestro duelo muy dentro, clavado en nuestras entrañas.

Nos encontramos en un túnel oscuro sin avistar ninguna salida y apenas con aire para poder respirar. Permanecemos en un estado de quietud donde todo lo que existe fuera se constituye como una amenaza para nuestra supervivencia. Nuestras lágrimas no siempre salen, pues nuestro dolor es más interno de lo que se pueda llegar a imaginar. Sufrimos un daño muy profundo que además es irreparable. Habitamos en un lugar al que nadie querría ir y nos alimentamos únicamente de esta tristeza que va resquebrajando aún más lo poco que queda de nosotros.

Los padres en duelo, al vernos sumidos en esta situación en la que la vida se detiene y nos encontramos paralizados, disponemos de muchos momentos de reflexión, instantes en los que pondremos nuestra atención en el interior. Comenzaremos a mirar hacia dentro para cuidar nuestras heridas y para intentar darles el mejor tratamiento de sanación posible. Únicamente desde dentro podremos reparar mínimamente nuestro daño y tendremos la certeza de que vamos por el camino correcto.

Habrá pocos avances y muchos retrocesos llenos de frustración, de cuestionamientos y de juicios hacia nosotros mismos provocados por nuestra incapacidad de saber cómo estamos siendo capaces de continuar en este mundo, sobreviviendo. Esta será una constante que habrá que superar prácticamente cada día. «¿Cómo puedo seguir aquí? ¿Cómo es posible que siga comiendo, bebiendo o durmiendo?» Todas estas preguntas no hallarán ninguna respuesta aceptable ni racional y nos harán sucumbir nuevamente al tenebroso túnel de la tristeza y esa será una constante en nuestras vidas. Sin embargo, aprenderemos a gestionar los tiempos, y que estos momentos cada vez sean menos y tengan una menor duración. Su frecuencia e intensidad irán disminuyendo.

Llega un momento en que los padres en duelo llegamos a preguntarnos de una manera tímida y sutil si es posible vivir sin sufrimiento. La respuesta es sí, es posible, pero no es fácil.

Para los padres en duelo el dolor es obligatorio, es nuestra realidad, pero ¿y el sufrimiento? Como os contaba en capítulos anteriores, para mí, dolor y sufrimiento no son sinónimos, aunque así lo considere el diccionario. El sufrimiento es el resultado de resistirnos al dolor, a ese dolor que forma parte de nosotros. Si no reconocemos esa parte de nosotros añadimos más ingredientes a ese dolor, incluimos sentimientos y pensamientos a nuestro dolor y entonces aparece el sufrimiento. Comenzamos a pensar en lo injusta que es la vida, a no confiar en ella y nos rodeamos de la cruel sensación de vivir desde el miedo, nos desconectamos de la vida, desconfiamos y nos alejamos del amor. Todos los pensamientos y las ideas que brotan de ese miedo van a hacer crecer ese sufrimiento. Sin embargo, si llegado un momento en nuestro proceso nos otorgamos una pequeña oportunidad de confiar en la vida, esta posibilidad nos conecta con la tranquilidad; y esta, con el amor. Este aprendizaje debe formar parte necesariamente del proceso y nos acercará a la vida, nos podremos permitir fluir con ella.

Indudablemente, tenemos que sufrir porque el dolor es inmenso y nos sentimos vacíos. Pero, poco a poco, tenemos que ir modulando ese nivel de sufrimiento para que vaya decreciendo y mermando su intensidad.

Así llegará un día en el que podamos conseguir identificar este tipo de situaciones y controlar su impacto, ir rodeándonos de energía positiva y plantar cara para no dejarnos vencer por ellos. Empezaremos a reconocer cuál es el camino que nos conduce a la tranquilidad, e incluso habrá pequeños instantes en alguno de nuestros días en los que seamos capaces de encontrarnos bien y nos sorprendamos cuando una leve sonrisa se dibuje en nuestros rostros.

De esta manera, el sufrimiento se convertirá en útil, nos hará conectar con nosotros, confiar en nosotros, aprender de nosotros..., nos permitirá crear una relación con nosotros mismos.

El sufrimiento que padecemos los padres en duelo tiene tal potencialidad que podemos utilizar esa misma fuerza para fortalecernos, creando espacios de crecimiento y autoconocimiento. El hecho de permanecer en esa etapa de *shock* y vivir el duelo pasando interminables momentos a solas con nosotros mismos, nos hace mirar hacia dentro y reconocer en nosotros cualidades, características y capacidades desconocidas u olvidadas.

Como consecuencia de lo anterior, adquirimos una sabiduría interior que nos permite vivir el dolor, pero ir disminuyendo las dosis de sufrimiento que le añadimos al dejar de fustigarnos y lastimarnos con esos pensamientos autodestructivos. Entendemos que no podemos cambiar nuestra realidad, aceptamos lo que ha sucedido y aprendemos a ser resistentes a los envites del sufrimiento, a esos pensamientos que te dicen que debes hundirte, que no debes vivir, que no puedes sonreír.

Así pues, entremezclados constantemente, se manifiestan en nosotros la tristeza, el dolor y el sufrimiento. Indudablemente, irrumpen en nosotros de manera drástica ocupándolo todo. Aceptarlos, darles su lugar, reconociendo que son naturales y lógicos, debido a la experiencia que estamos soportando, pero sin abandonarnos, abrirnos a la posibilidad de aprender de ellos, no oponer resistencia a sus enseñanzas y tomar el mando consciente de nuestra vida, recolocando estas tres variantes dentro de nosotros. Es un reto complicadísimo, pero realizable.

EL VACÍO

El vacío se aferra a nosotros con gran fuerza. Sentimos un gran hueco en nuestro interior y en todo nuestro mundo externo. Sabemos que nuestra existencia no tiene ningún sentido sin nuestro hijo.

Ese vacío que nos adentra en la oscuridad es el resultado de que todas nuestras estructuras se han derrumbado y ya no existen. El vacío es insoportable y no tiene solución, nuestro hijo no va a volver. Es algo incomprensible y no le podemos encontrar una explicación. Continuamente sentimos la necesidad de abrazar a nuestro hijo y sabemos que es irrealizable. Es un vacío que no podemos describir ni ponerle nombre porque lo abarca todo. Tampoco podemos luchar contra él porque nos encontramos a la deriva en un mar lleno de peligros.

El vacío nos vence a cada instante, nos posee, nos mantiene presos. Este vacío se alimenta de nuestro sufrimiento, de nuestro dolor, de nuestras heridas —principalmente emocionales—, que son las que lo nutren y fortalecen continuamente. Por eso, cuando se produce en nosotros la aceptación de lo que ha sucedido, cuando realizamos nuestra búsqueda interior, cuando somos capaces de ir identificando nuestros sentimientos, habremos encontrado la vía para localizar esas heridas y podremos comenzar a cuidarlas, a sanarlas.

Se necesita valor para plantar cara al vacío. Se precisa ser muy valiente para afrontar la nueva realidad que nos toca vivir. Así, cuando después de haber sufrido tanto y de caminar con el dolor impreso en tu piel de manera permanente descubres que algo te hace sentir bien, debes aferrarte a ello y potenciarlo al máximo. Estos momentos se irán convirtiendo en los primeros destellos de luz dentro de nuestra oscuridad.

Ese valor que hemos necesitado para enfrentarnos a nuestro vacío ahora lo utilizamos para dar sentido a las cosas que nos van sucediendo. Valoramos la calma después de tanta tormenta, apreciamos aquello que nos hace sentirnos vivos de nuevo y somos capaces de reconocer cada pequeño avance que experimentamos. Así, en esos destellos de luz, empezamos a dar un ínfimo sentido a nuestra vida.

Experimentar ese vacío inmenso es una de las peores sensaciones que vamos a sentir en este proceso. En los inicios del duelo, ese vacío lo abarca todo, aún con más fuerza se instala en nuestro interior y es el resultado directo de saber que la vida ha dejado de tener cualquier tipo de sentido, es un vacío existencial. Nos encontramos desconectados por completo del mundo que nos rodea y completamente solos. La pérdida de nuestro hijo provoca que todas las estructuras de nuestra vida se volatilicen y desaparezcan en su totalidad.

Conforme se avanza en el proceso del duelo y consigues mínimamente ir reencauzando aspectos de tu nueva realidad ese vacío comienza a tornarse en algo menos tenebroso y empiezas a ubicar todo lo nuevo que vaya apareciendo. De nuevo, será la aceptación de la situación la que te lleve a poder ir dando estos pequeños pasitos para salir de este abismo. Así pues, el primer paso para ir venciendo este vacío es afrontarlo, reconocer que está en ti, reconocer que desde que tu hijo partió tu vida dejó de tener sentido. Ese reconocimiento del vacío en tu interior ya te sitúa en otra posición, en aquella en la que es posible ir llenando ese enorme hueco desde la nada, desde cero, moldeándolo a tu gusto y con aquello que realmente te haga sentir tranquilidad. Sentir profundamente ese vacío existencial te posibilitará iniciar un nuevo viaje personal en el que solo tú decides qué hacer, dónde, cómo y con quién. Únicamente encontrarás respuestas en tu interior, ahí reside aquello que puede hacerte sentir vivo nuevamente, es ahí donde puedes volver a encontrar tu motivación para continuar.

Para ello, es esencial que mantengas un ápice de esperanza en todo este proceso, que confíes en ti, que comiences a practicar los verdaderos cuidados hacia ti mismo.

En mi experiencia, ese vacío existencial no se desvanece, pero sí se transforma en otra cosa; sigues sintiéndote vacío en muchos aspectos de la vida, pero no en su totalidad, porque has aprendido a reconocerte y te encuentras en vías de renacer. En el proceso del duelo se lleva a cabo una reconstrucción de lo que somos y, por tanto, esta conexión con nosotros mismos será indispensable.

Cuando mi duelo comenzó a avanzar y ya me situaba en una fase muy cercana a la aceptación, comencé a cuestionar mi propia existencia. Ya no me preocupaba encontrar la respuesta a interrogantes del tipo: «¿Qué me gusta hacer?», «¿qué quiero hacer?». Eso quedó atrás. Ahora, las verdaderas cuestiones eran más profundas, se basaban en encontrar el verdadero sentido de la vida y en reconocer quién soy en realidad. Sin duda, fueron los libros los que me facilitaron esta labor, ya que, a través de lo que iba leyendo, iba realizando una búsqueda interior para encontrar esas certezas que me brindasen la oportunidad de transmutar ese vacío totalitario en algo más subsidiario.

Es así como puede evolucionar tu vacío, aceptándolo y arriesgándote a mirar dentro de ti. Nada puede hacer que no sientas el vacío el resto de tus días, y que el vacío por la ausencia de tu hijo siempre forme parte de ti, pero sí puedes modelar la situación para encontrar en ella un motivo de supervivencia. Dejarás de preocuparte por cuestiones triviales: la muerte de tu hijo y el vacío que provoca su ausencia te situarán en otro nivel con respecto a lo que va sucediendo a tu alrededor. Uno de los grandes premios o regalos que obtienes cuando has sucumbido a las profundidades de tu ser, cuando te has enfrentado al sinsentido en el que se ha convertido tu vida, es esa sabiduría a la hora de saber qué es lo que realmente importa. Nos volvemos sabios en esta materia. Reconocemos qué temas de conversación, qué personas o qué situaciones nos sitúan en ese vacío, y, por tanto, aprendemos a gestionarlo sin que nos origine más dolor. Aprendemos a colocar nuestro foco en los temas verdaderamente significativos y trascendentales en función de esa reconstrucción personal e interior que hemos llevado a cabo, y dejamos de sufrir por las cosas que originan sufrimiento a la mayoría de la sociedad.

Una de las frases que suelo emplear cada vez que me enfrento a una de estas situaciones o conversaciones donde vuelvo a sentir ese vacío es «a mí me sobra la vida». Es bastante llamativo observar las reacciones de la gente al escucharla, pues, aunque el sentido es transmitir al otro interlocutor que ese tipo de quejas, juicios o experiencias con las que manifiesta su enfado o su rabia ya no van contigo, no forman parte de ti, la reacción en los otros es justamente la inversa. Creen que te encuentras derrotado, hundido, deprimido.

Y justamente es lo contrario, es el resultado del aprendizaje que estamos adquiriendo el que nos permite situar nuestros conceptos de «ocupación» y «preocupación» en lugares bien distintos. Esta frase es una de las maneras más educadas que encontré para hacerle llegar a la otra persona que aquello en lo que se encuentra enfrascado no es importante en la vida, al menos en mi vida. Personalmente una vez que la pronuncio, me siento a salvo del mundo exterior y de sus enredos.

El vacío evoluciona como lo hace tu propio proceso del duelo. Sigues sintiéndote vacío en muchos aspectos de lo que comienza a ser tu nueva realidad, pero el viaje interior, tan doloroso y enriquecedor al mismo tiempo, te va a permitir reconocer ese vacío, que ha dejado de ser existencial. Ahora se trata simplemente de circunstancias insustanciales y fútiles, y debes elegir qué hacer con ellas. Habrá momentos en que escuches con aparente atención, pero tu sabiduría interior habrá desconectado hace tiempo; es como un dispositivo casi automático que funciona gracias al autoconocimiento y la reestructuración que estás llevando a cabo.

Al igual que tu hijo siempre está presente, también lo está todo aquello que vas experimentando tras su muerte, todos los descubrimientos interiores que hayas ido incorporando y que funcionarán como tu mejor protección ante el más mínimo atisbo de peligro.

MECANISMOS DE DEFENSA

Cuando vives inmerso en el mayor de todos los sufrimientos e inicias el camino para aprender a vivir de nuevo, necesariamente debes disponer de algunos mecanismos de protección para volver a salir al mundo exterior y evitar que este, y todo lo que conlleva, pueda devolverte de un plumazo a los momentos de mayor sufrimiento y dolor.

Por eso, y casi de una manera inconsciente, nos vamos recubriendo de fachadas que nos protegen y detienen la fuerza con la que determinadas situaciones pueden embestirnos, para evitar así que el sufrimiento irrumpa de nuevo con toda su fuerza en nosotros, porque no sabemos si seremos capaces de soportarlo.

Son los componentes de seguridad que hemos generado para resguardarnos de ese mundo externo que es ajeno a nosotros. Levantamos esos muros para evitar que nos dañen más. Sabemos que únicamente con gestionar nuestro propio sufrimiento ya tenemos el cupo completo, no podemos asumir más, y por ello debemos protegernos lo máximo posible.

En nuestro camino por aprender a vivir de nuevo también se encuentra el aprendizaje que debemos realizar para gestionar nuestro sufrimiento y evitar que la oscuridad termine devorándonos por completo. Continuamente estaremos a prueba, enfrentándonos a multitud de adversidades, todo para nosotros es doloroso porque vamos a salir al mundo exterior sin una parte de nosotros, sin nuestro hijo.

Con la muerte de mi hijo, la incertidumbre y la inestabilidad se adueñaron de mí. No estaba segura de nada ni de nadie porque las heridas que te provoca la muerte de un hijo son muy profundas y no cicatrizan nunca. Lo único que podemos hacer es ocuparnos de ellas, establecer con mucha delicadeza un protocolo de cuidados para mantenerlas lo más limpias posible. Estar pendientes de esas heridas para que no se infecten y no se propaguen aplicando una serie de cuidados básicos. Estar atentos para que nada ni nadie pueda originar en nosotros alguna perturbación añadida.

El sufrimiento se instaló en mí y sé que el dolor me acompañará por siempre y que las consecuencias de esto son devastadoras. La desgana y la falta de motivación por seguir viviendo me proporcionan una angustia continua y un agotamiento permanente. Todo se ve afectado, y nuestro cuerpo y nuestra mente lo acusarán perdurablemente.

Por eso, cuando llega el momento de enfrentarse a determinadas situaciones que nos sacan de nuestra fortaleza, cuando tenemos que salir, nos protegemos, nos vestimos con corazas que eviten situaciones que nos provoquen más dolor. Son nuestros escudos para blindarnos del dolor exterior o ajeno y mantenernos a salvo.

Estas corazas serán necesarias en gran parte de las situaciones que debamos enfrentar y nos ayudarán a seguir avanzando en nuestro camino de aprender a vivir de nuevo. Estos muros de protección se convertirán en una gran muralla a través de la cual vayamos ganando seguridad. Estas fachadas nos servirán como un filtro a través del cual observar el mundo.

En muchos momentos será necesario permanecer en este estado, en el «no sentir» para no sufrir más, y se convertirá en nuestra estrategia durante un tiempo, ya que es la única que garantizará en determinados momentos nuestra supervivencia.

Nos encontramos vacíos por dentro, con total ausencia de emociones y carentes de la capacidad de sentirnos vivos. Nos dotamos de estos muros para decidir qué penetra en nosotros y qué debe permanecer aún fuera. Esto es consecuencia del aprendizaje de vida que estamos llevando a cabo, y conforme este va desarrollándose, seremos nosotros mismos quienes destruyamos las murallas que hemos levantado. Sucederá de una manera sutil conforme dejen de ser necesarias. Los muros irán cayendo poco a poco, pero para eso se necesita una gran dosis de amor, de comprensión, de paciencia, de aceptación, y supone, como no podía ser de otra manera, un continuo esfuerzo.

Con ese esfuerzo estamos consiguiendo profundidad en la conexión con nosotros mismos, estamos descubriendo nuestra sensibilidad, estamos cuidándonos, estamos ocupándonos de nosotros mismos. El esfuerzo que nos supone salir de nuevo al mundo es tremendo porque también hemos llegado a entender que no podemos evitar el dolor añadido que nos puede provocar emerger al exterior de nuevo.

Hemos comprendido que no nos ha tocado una vida fácil, pero que esta etapa forma parte de nuestra historia, de nosotros, de nuestra vida, y debemos integrarla como tal. Y aquí comenzamos a liberarnos de la culpa, de la dureza con la que nos tratamos, de nuestra rigidez. Solo entonces, mágicamente, nos abrazaremos, sentiremos nuestro propio calor y comenzaremos a tratarnos con amor, porque nadie mejor que nosotros mismos sabe cómo estamos y cuánto sufrimiento hemos soportado y seguimos padeciendo.

Sabemos que cualquier cambio que experimentemos desde nuestro interior siempre será a mejor, aunque existan los retrocesos y las recaídas sean inevitables. Cualquier cambio siempre supondrá una evolución, una búsqueda de la luz, una pequeña salida de nuestra oscuridad.

Un cambio importante que se producirá en nosotros será el tiempo que nos dediquemos a nosotros mismos. Nos detendremos a observarnos, a ver cómo nos encontramos en ese momento, si estamos más calmados, si la tristeza ha dejado de asfixiarnos. Simplemente con esa observación ya estaremos amándonos y regalándonos pequeñas dosis de amor que nos encaminará a enfocarnos en pensar, sentir y actuar de la mejor manera posible para nuestra supervivencia.

Estamos aprendiendo a vivir de nuevo y lo hacemos desde el amor, de una manera incondicional y sin limitaciones. Nos estamos reconstruyendo y edificando de nuevo una vida en la que únicamente tenga cabida el bienestar, siendo conscientes de nuestras necesidades físicas, emocionales, mentales y espirituales. Aprender a vivir de nuevo nos abrirá la puerta del presente como única posibilidad para conectarnos con nosotros mismos. El tiempo en el que estás desconectado y ausente ya no tiene cabida en este modelo de vida. Después de la muerte de un hijo todo cambia, no puedes mirar para otro lado, no puedes vivir como si nada hubiera pasado, no piensas igual, no sientes igual, no vives, simplemente sobrevives, y mientras lo haces, se va produciendo en ti esa metamorfosis necesaria que lo modificará todo, haciendo que tu existencia se transforme, haciéndote consciente de cada paso que das, de cada segundo en el que sigues respirando. Durante esa metamorfosis te habrás ido dotando de varias corazas y fachadas, y conforme vayas ganándole la partida al sufrimiento y al dolor, y ubicándote de nuevo en este mundo, te despojarás de ellas sin apenas esfuerzo.

A continuación, te dejo algunos ejemplos de situaciones en las que utilicé este tipo de corazas a lo largo de mi proceso, así como los momentos en los que me sirvieron de ayuda para seguir en esta carrera de supervivencia. Es como si te vistieras con un disfraz diferente cada vez que te enfrentas a estados que te hacen sentir esta serie de sensaciones y sentimientos para protegerte del dolor añadido que pudieran causarte. Una vez que vas aprendiendo a gestionarlos sin que ello te suponga un aumento de sufrimiento y dolor, los abandonas porque ya eres capaz de mostrarte como eres tú, como eres después de haberte reconstruido. Los más importantes, al menos en mi experiencia, son los siguientes.

Incertidumbre

Uno de los aspectos más importantes que desaparecen instantáneamente tras la muerte de un hijo es la seguridad. Vacilamos y dudamos continuamente de todo, nos volvemos indecisos ante cualquier situación que la vida pueda volver a ponernos por delante. Esta falta de decisión se puede dar en muy diversos ámbitos y al principio del duelo no será necesario hacerles frente puesto que la etapa de *shock* y de negación no te lo permitirán. Sin embargo, cuando te encuentres en otra de las etapas del duelo o hayas empezado a desenvolverte fuera de tu hogar, necesitarás revestirte con una gruesa capa impermeable para que ciertas situaciones no te produzcan un padecimiento aún mayor. En caso contrario, esta inseguridad provocará, sin lugar a duda, tu parálisis y te castigará con una gran dosis de ansiedad. Para combatir este estado dubitativo, hay muchas armaduras que podemos utilizar dependiendo de la situación a la que tengamos que enfrentarnos. En los inicios se darán ante preguntas que se nos planteen en las interacciones con los demás, como el tan temido «¿cómo estás?» y todas sus variantes. No sabemos ni cómo estamos ni quiénes somos desde la muerte de nuestro hijo, por tanto, no estamos seguros de qué responder, ni tan siquiera si debemos o queremos hacerlo. En estas situaciones la mejor máscara es la despreocupación, mostrarte indiferente ante estas cuestiones será tu salvavidas.

Más adelante, la incertidumbre se manifestará en cualquier actividad nueva que realices o que retomes después de los días, las semanas o los meses que hayas pasado completamente desconectado en casa, es decir, cuando empieces a afrontar de nuevo la vida. Cuando comiences a actuar notarás esta indecisión en cada una de las cosas en las que te veas involucrado: hacer la compra en un supermercado, volver al trabajo, acudir a revisiones médicas, realizar algún tipo de trámite y cualquier actividad que vayas a realizar después del encierro y la locura inicial que has atravesado. En estos casos, deberás bajar tu nivel de autoexigencia y tener bien presente que pase lo que pase no tiene ninguna importancia en relación con lo vivido. Esa será la mejor coraza que puedas utilizar. Si vas a la compra y se te olvida algo, no tiene importancia; si vuelves al trabajo y no consigues desarrollar tus funciones como antes, tampoco pasa nada; si se te olvida la fecha de alguna revisión médica o de alguna gestión, ya lo harás en otro momento. Esa es la clave: no pasa nada. No podemos presionarnos por no estar al mismo nivel que antes, no pasa absolutamente nada. Todo puede esperar.

Falta de recursos

Cuando hayas ido incorporando paulatinamente mayor seguridad a tu manera de desenvolverte en las nuevas circunstancias que te pone por delante la vida, notarás que ya no eres la misma persona. Será muy fácil comprobarlo porque, cuando vayas a reaccionar ante una determinada situación, ya no podrás actuar de la misma manera en que lo hacías antes. Tus recursos han cambiado drásticamente, descubrirás que tu personalidad y, más concretamente, tus sentimientos no son los mismos. Ahora tienes un foco de atención claro, tu supervivencia y el amor de tu hijo, y ya no funcionarás como un autómata ante prácticamente nada de lo que te suceda. Siempre sabrás que debes protegerte ante los numerosos ataques que puedas recibir del exterior y, lo más importante, tu hijo siempre estará en cada uno de tus actos, formará parte de tu sentir. Esta falta de recursos de la que te irás haciendo consciente según vayas interactuando con el exterior será el indicador que te permita una gran evolución interior. Es como si dentro de ti tuvieras un mecanismo que te va a indicar con total claridad dónde debes actuar y cómo debes hacerlo.

Una de las situaciones que hizo saltar por los aires a mi anterior yo y me facilitó la comprensión necesaria para saber que ya no era la misma persona fue cuando, me encontrase donde me encontrase, escuchaba a padres o madres hablar mal a sus hijos, gritarles o incluso propinarles algún que otro manotazo. En esas circunstancias, mi antiguo yo hubiera reaccionado ante ese padre o esa madre por su ineptitud y su falta de amor, respeto y cariño hacia su hijo o hija. Mi nuevo ser, que aún sigue modelándose, no reacciona, solo respira y observa, es compasivo ante estas situaciones, solo mira con ternura a los pequeños. Ya no me enzarzo en conversaciones absurdas que *a priori* sé que no me llevarán a ningún sitio y, por el contrario, me generarán impotencia y frustración. Y esto no es inacción, todo lo contrario, estoy actuando de la mejor manera para salvaguardarme de aquello que no tiene cabida en mi nueva naturaleza, estoy actuando con amor. Esta coraza, que podemos denominar cariñosamente «modo observador exterior no participante», es aplicable a todas aquellas situaciones en las que sientes que no encajas, en las que no puedes verte envuelto, en las que no merece la pena emplear ningún esfuerzo. En definitiva, situaciones en las que no te reconozcas y en las que empieces a vislumbrar los nuevos rasgos que empiezan a formar parte de ti. Todos estos ambientes donde no puedas echar mano de los recursos que usabas antes a la hora de gestionar los temas que vayan surgiendo se convertirán en los escenarios apropiados para funcionar de esta manera: respirar, observar y ser compasivo con los demás. Serán bastante numerosos los contextos en los que te sientas así, en los que sientas que lo que está sucediendo no va contigo, no te aporta nada. Y podrán oscilar desde conversaciones con amigos y familiares hasta la opinión que puedas tener sobre temas de actualidad y que guardas recelosamente porque sabes que no es la mayoritaria. Conforme vayas utilizando este tipo de caparazón, comenzarás a despojarte de aquel que utilizabas al sentirte inseguro y sumido en la más tremenda incertidumbre. Y es que una cosa es sentir inseguridad y otra muy distinta es ser consciente de lo que estás viviendo y no disponer de tus recursos habituales, los que te servían antes de la muerte de tu hijo. No puedes recurrir a ellos porque han desaparecido como resultado del proceso del duelo que estás llevando a cabo. Deberás descubrir tus nuevas cualidades, que lógicamente estarán vinculadas y en armonía con el amor, el amor que está inundando tu existencia y que comienza a formar parte de tu esencia.

Insatisfacción

Otro estado en el que será necesario que hagas uso de algún tipo de armazón para evitar un mayor sufrimiento será aquel en el que te sientas insatisfecho o desconectado. Estas situaciones están relacionadas con las anteriores, pues como resultado de la inseguridad que estamos viviendo y de la falta de herramientas de las que antes disponíamos es lógico que, a nivel sentimental o emocional, las mismas situaciones nos produzcan decepción. Esta emoción brotará en ti en prácticamente todas las interacciones sociales que mantengas después del periodo de *shock,* cuando ya eres consciente de cómo te sientes, y en la mayoría de las actividades que realices. Te sientes decepcionado con la vida en cualquiera de sus manifestaciones. Cuando te sientas decepcionado al hablar con un amigo porque se está quejando por cosas insignificantes, cuando vayas a dar un paseo y coincidas con antiguos amigos de tu hijo, cuando lleguen fechas significativas e incluso cuando te mires al espejo, te sentirás insatisfecho. Se trata de una sensación en la que no consigues encontrar ningún tipo de estimulación positiva que te permita encontrarte cómodo. Se trata de una inadaptación total a las cosas que antes podían proporcionarte algo de motivación. Para intentar no venirte abajo ante este tipo de situaciones deberás ponerte nuevamente una máscara, respirar y no permitir que la tristeza o los pensamientos depresivos y autodestructivos te invadan por completo. Deberás ponerte una nueva coraza que no permita que esas ideas penetren en ti, y volverte permisivo contigo mismo, concederte el tiempo necesario para volver a sentir paz. En estos casos, debemos desterrar la autoexigencia y situarnos en un punto neutral en el que consigamos salir airosos de esos malos tragos que nos va a presentar la vida y las interacciones con los demás. Debemos ser respetuosos con nuestro sentir y amorosos con nosotros mismos; esa será la única forma de evitar mayor aflicción. De nuevo debemos observarnos, identificar cómo nos hacen sentir estas situaciones que provocan en nosotros un sentimiento de separación del mundo e ir venciendo, poco a poco, esas distancias al observar esas sensaciones y aceptarlas. Permitimos que brote en nosotros ese sentimiento, lo vivimos, y así lo vamos recolocando y restando fuerza a su impacto. La vía para conseguirlo es darnos a nosotros grandes dosis de compasión, confianza y amor. Compasión a la hora de aceptar nuestro sentir, provocado por la falta de ilusiones y motivaciones; confianza para reconocer que esa manera de sentir es la adecuada y para reconocernos en la vida desde lo que sea posible en cada momento, y confianza en que estos momentos de distanciamiento con todo lo que nos rodea van a ir reduciéndose porque estamos en el camino de volver a aprender a vivir de nuevo.

Falta de amor

Como colofón a las tres situaciones descritas anteriormente y con un mayor grado de incidencia en nuestro proceso de recuperación, se encuentra la ausencia de amor. Una vez que vayamos saliendo de las etapas iniciales, en las que nos vimos sometidos a un brutal aislamiento, los padres en duelo nos veremos expuestos y sentiremos una absoluta falta de amor a la hora de desarrollarnos en el exterior y de actuar en otras esferas de la vida. Al ir desplegando nuevamente nuestra presencia y consciencia en otras actividades o al abrir el círculo de personas con las que nos relacionamos, sentiremos una ausencia de amor en todo aquello en lo que participemos. Un desvanecimiento del amor basado en que nosotros hemos comenzado a sentir de otra manera, estamos aprendiendo a integrar un amor distinto y mucho más potente en nuestro día a día, y ese tipo de amor escasea en la mayoría de las personas. Nuestra anterior forma de sentir se ha desvanecido, no existe. Es impensable que podamos vivir el amor tal y como lo hacíamos cuando nuestro hijo estaba con nosotros. Ahora vamos integrando en nosotros un sentimiento mucho más puro, libre de juicios y con una fuerza y energía que lo convierte en imperecedero. Es un amor indestructible e incuestionable que, si se lo permitimos, va a ir calando en nosotros y nos dotará de suficiente poder y fuerza como para mantener el tipo ante esta aparente soledad en lo que al amor terrenal se refiere. Cuando sientes esta falta de desconexión amorosa con respecto a los demás o hacia ti mismo, puedes utilizar una nueva fachada que no permita que el dolor por estar viviendo este tipo de circunstancias penetre en ti. Ya llevamos a cuestas nuestro propio sufrimiento, aquel que con mucho esfuerzo vamos transmutando y nos va transformando desde el interior. Ante esta desaparición de amor exterior, nuestra fachada, la más potente que podemos utilizar, es focalizarnos en nuestro amor interior, ese que estamos cultivando, ese que estamos aprendiendo a integrar, ese que, si lo permitimos, nos llegará en grandes dosis y en caudal continuo y perpetuo. Si ponemos nuestro foco de atención en ese sentimiento tan intenso, podremos salir airosos de estas situaciones en las que debemos actuar firmemente con la seguridad de que no va con nosotros, actuar con la indolencia y apatía necesarias para que no nos afecte lo que nuestros ojos ven en el exterior. Y en contra de lo que se pueda creer, no nos resultará difícil, porque ya hemos empezado a vivir así sin proponérnoslo. Vivimos carentes de expectativas hacia todo lo externo, personas o circunstancias, e incluso hacia nuestras propias capacidades a la hora de dibujar nuestro futuro incierto. No sentimos ningún tipo de apego, interés o vinculación hacia nada ni hacia nadie. Estamos renaciendo libres de esas apariencias y egoísmos sociales, por eso no nos resultará complicado adecuar nuestro comportamiento a estas situaciones carentes de amor.

El resultado de haberte convertido en ciertos momentos en una pequeña tortuga con tu caparazón, que has utilizado o aún sigues usando para refugiarte de aquellas situaciones que percibías, sentías e incluso vivías como amenazantes para tu supervivencia y que incluso te provocaban más y más sufrimiento, es el fortalecimiento. No somos débiles por utilizar estas máscaras, al contrario, son necesarias para que nuestro proceso de transformación pueda llevarse a cabo con éxito. Nuevamente, en nuestro interior se encuentra la clave para salir airosos de aquello que, debido a nuestra fragilidad, escasez de recursos, insatisfacción y ausencia de amor nos hace más cuidadosos a la hora de interactuar con el exterior.

En cada uno de nuestros movimientos y apenas sin ser conscientes de ellos, habremos trazado un mapa en el que hemos dibujado los caminos para no perdernos; es nuestra manera de protegernos, de organizarnos personalmente para saber dónde nos hallamos y cuántas direcciones posibles tenemos a nuestro alcance, cuántas posibilidades existen que nos lleven a nuestro destino. Un mapa calculado cuidadosamente que nos va a permitir saber dónde nos encontramos en cada momento, dónde se localizan los atajos para volver a nuestra casa en caso de crisis o ante cualquier imprevisto.

4

CÓMO CONTINUAR

Por paradójico que pueda resultar, será la propia muerte la que te conecte de nuevo a la vida. Nadie está a salvo de ella. La muerte es algo por lo que todos pasaremos en algún momento, un instante incierto y muchas veces inesperado. Cuando la muerte irrumpe en tu familia y se lleva por delante la vida de un hijo, el golpe que provoca es devastador. Su pérdida provoca un cambio íntegro en las estructuras de nuestra vida, nada será igual a como lo concebíamos antes.

Afrontar la pérdida de un hijo es algo inconcebible, pero hay que iniciar el camino y nadie puede hacerlo por ti. Todo el proceso del duelo puede verse amortiguado dependiendo de los recursos y las herramientas de las que cada uno disponga para hacerle frente, y de ello dependerá su propia evolución.

Cuando se muere un hijo, caemos prisioneros de nosotros mismos y de la situación. Entramos en una cárcel donde nuestra condena es perpetua y deseamos con todas nuestras fuerzas la pena de muerte. Sin embargo, este final nunca llega y nuestra penitencia se vuelve más insoportable por el hecho de que seguimos en este mundo sin llegar a alcanzar ese final deseado.

Muchos de estos sentimientos durarán toda la vida. Estarán presentes siempre porque tenemos que seguir en la vida sin nuestro hijo. La vida carente de todo el sentido que tenía antes nos empujará a reconvertirnos, a reinventarnos, a resurgir de nuestras cenizas. Y nuestra existencia estará marcada por la continua búsqueda de la tranquilidad entre tanta adversidad. Se trata de conseguir la calma después de cada tormenta a la que nos vemos y nos veremos expuestos en nuestra vida.

He llegado a ese punto en el que puedo conseguir ciertos momentos de paz, pero el esfuerzo empleado es innegable y exorbitado. He tenido que empezar a construirme desde cero sumida en la más absoluta oscuridad. Cuando se muere un hijo no puedes mirar para otro lado, no puedes cerrar los ojos y esperar a que todo pase, no puedes confiar en que llegará un día en el que no duela, únicamente puedes conseguir la calma en tu interior.

Y la calma es eso, simplemente calma. No es resignación ni derrotismo. No es pasividad ni rendición. La calma es conseguir mínimamente una armonía interior, encontrar la paz dentro de tanta amargura y pesadumbre. Una paz donde eres capaz de reconocerte, de ser tú misma y no manifestarte como aquello que deberías ser. Ya no valen las improvisaciones, con el equilibrio interior conseguimos alimentar a nuestro verdadero ser.

Ese ser sabe que habrá un día en el que las cosas puedan llegar a mejorar, pero que nunca nada volverá a ser igual. Los padres en duelo deambulamos sin tener claro si podremos recuperarnos de este terrible mazazo que nos ha dado la vida.

No obstante, con el tiempo sí vamos a ir cosechando ciertas aspiraciones que nos conduzcan a una mínima reparación que haga compatible nuestra existencia con la vida. Una vida que será diferente porque nuestro hijo no está físicamente con nosotros, pero será nuestra vida al fin y al cabo, esa que tendremos que ir componiendo nuevamente.

La muerte de un hijo te genera heridas eternas y profundas. Te abren la piel y te perforan las entrañas, y ahí permanecerán perdurablemente. Esas mismas heridas también te abren los ojos. Eres consciente de que todo tu mundo se ha roto en mil pedazos y eres la única persona capaz de recomponer todos los segmentos de tu vida y aprender a vivir de nuevo.

La vida nos ha golpeado sin anestesia. Despertamos nuestra consciencia y ahora percibimos muchas más cosas que antes se nos escapaban. Antes mirábamos y ahora vemos. Con la muerte de nuestro hijo se nos fue todo y también la venda con la que camina la mayor parte de esta sociedad. Nuestra mente ya no tiene la capacidad de atormentarnos porque nuestro mayor temor se ha hecho realidad.

Y es en ese continuar donde nos tenemos que ubicar de manera presente llegando a la esencia de cada cosa y situación que se nos ponga por delante. Esa consciencia debe ser nuestra única arma para caminar por nuestra senda, para recorrer el camino de la vida que aún nos queda por delante. No necesitamos nada más. Vivir en el presente siendo conscientes de lo que realmente somos es lo que nos devolverá a la vida. No habrá nada material que nos realice como personas, ya no habrá cenas especiales ni viajes programados que puedas organizar con la alegría con la que lo hacías antes. Sin embargo, dentro de nosotros sí tenemos muchos rincones que explorar en los que reconocernos y sentirnos en paz. Habrá multitud de situaciones que nos saquen de nuestro esfuerzo por mantener este equilibrio, pero también podremos hacerles frente.

Cuando aceptas la muerte de tu hijo se produce un punto de inflexión entre lo que has vivido desde su partida y lo que te queda por vivir. Es el momento más importante dentro del proceso del duelo, ya que al haber logrado llegar a esa aceptación, tu vida de nuevo va a experimentar un cambio. Aunque seguirás siendo muy consciente de que nada va a volver a ser como antes del fallecimiento de tu hijo, tampoco va a ser como lo ha sido desde su partida hasta el momento en el que lo admites.

Cuando se produce esta aceptación se empieza a vislumbrar un cambio de comportamiento, pues se abre un nuevo espacio de reconocimiento en el que comenzamos a expresar lo que sentimos, nos escuchamos, nos cuidamos, y todo ello va facilitando que podamos seguir adelante conectando con lo que realmente sentimos. Vamos ordenando nuestros sentimientos, aunque sigamos experimentando nuestro dolor y, aunque el mundo exterior nos pida que sigamos adelante como si no pasase nada.

Nuestro hijo formaba parte de nosotros, de nuestra persona, de nuestra identidad, y en el momento en que aceptamos su marcha, comenzamos a recolocarle nuevamente como parte de nuestra historia personal. Dentro del vacío que sentimos, comenzamos a reconstruirnos, y esa reconstrucción solo es posible cuando se produce la aceptación. Ese resurgimiento es necesario para nuestra supervivencia, aunque el miedo se apoderará de nosotros por la desconfianza y la inseguridad al no saber cómo alcanzarlo.

Os quiero relatar alguno de los momentos por los que he atravesado y cómo los he afrontado poniendo siempre por delante este deseo de permanencia en mi centro, en mi equilibrio, en mi paz, en mi pequeño bienestar, donde me reconozco y sigo reconociendo a mi hijo, cerca, muy cerca de mí.

En mi proceso personal pensaba que estaba cercano el momento en el que me volvería completamente loca dentro de mi dolor, pensaba que no iba a ser capaz de salir de esa tristeza agonizante que sentía todos los días. Pero hubo un momento en el que decidí observar esos sentimientos que tenía, y cuanto más me atrevía a mirarme dentro, más capaz iba siendo de iniciar esa metamorfosis, ese cambio, de caminar, simplemente de empezar a caminar e ir reorganizando mi vida de nuevo. Así supe que habitando en mi dolor conseguiría la aceptación y a través de ella se produciría un cambio en mí para iniciar mi proceso de reconversión. Supe que continuar negando lo que había sucedido interrumpía mi capacidad de sanación y de recuperación. Por tanto, para continuar en la vida con este nuevo impulso que la aceptación de lo que ha sucedido trae consigo, hay que permitirse entrar en esos espacios de introspección, acoger nuestro dolor, nuestra vulnerabilidad. Esa peregrinación por nuestro interior nos proporcionará la tranquilidad necesaria para que podamos encontrar nuestro equilibrio interior poniendo en orden nuestros sentimientos. Esa templanza nos iluminará ayudándonos a alcanzar nuestra paz interior.

Cuando ahondé en mis profundidades empecé a tener claro qué necesidades estaban sin cubrir y la urgencia que tenía en satisfacerlas. Hasta que no profundizas en tu interior, no eres consciente de que arrastras determinadas carencias provocadas por el abandono en el que vives. Todo ello te permite poner en orden todo aquello que está flotando dentro de ti sin un rumbo fijo.

La primera decisión que tomé fue esencial. Tenía sobre mí un peso impuesto por el exterior que me situaba en un escenario de pena y victimismo. Si algo no había sentido desde la muerte de mi hijo era pena, y mucho menos podía consentir identificarme como una víctima de lo sucedido. Esta idea que sentía que otros tenían sobre mi familia se había consolidado en mi interior fruto de las relaciones poco satisfactorias que aún mantenía, por las formas de acercamiento que tenían, por las palabras que pronunciaban e incluso por sus miradas condescendientes. Este juicio no era mío, y destruirlo fue la mejor decisión que tomé y, sin duda, facilitó mi continuidad en la vida. Para ello fue necesario modificar ciertas actitudes para situarme en otro punto donde brotaba el coraje de madre que me permitió vencer este estereotipo social. Hice un buen uso del silencio cuando este era necesario, me alejé de todo aquello que se empeñaba en sentenciarnos como unos desgraciados y me centré en cultivar y potenciar todo aquello que se relacionaba con mi verdadero sentir.

Fruto de la modificación de mi conducta con relación a todo aquello que se movía a mi alrededor, encontré pequeñas motivaciones que poco a poco me iban a situar de nuevo en la vida. En un primer momento conseguí ubicarme dentro de mi familia y, posteriormente, encontrar una manera de situarme de nuevo en el mundo.

Llegado este punto, a nivel interno, dentro de mi familia encontré razones para continuar. Ahora no solo sabía que tenía que cuidar de mi pequeña Gabriela, sino que lo verdaderamente importante, motivador y transformador fue que quería hacerlo. Quería cuidar de ella, acompañarla en su crecimiento, en cada etapa, estar presente para ella, y ya no por necesidad, sino porque conseguí despertar en mí el verdadero deseo de hacerlo. Cuando se modificó la perspectiva de la relación con mi hija, todo cambió. Recibía mucho amor, comencé a sentirme más segura en mi papel de madre, la vida comenzó a manifestarse en forma de regalos repletos de sonrisas, palabras y abrazos. Mis acciones eran más conscientes y mi faceta como madre también. Todo ello me permitía tomar impulso cada vez que lo necesitaba y aunar más fuerzas para mantenerme también más entera y presente con mi pareja. También transformé el deber por el querer en relación con Sergio. El posicionamiento inicial de servirnos de sostén mutuo poco a poco también transmutó hacia otros horizontes que cada día vamos descubriendo juntos. La pequeñez a la que nos habíamos visto sometidos desde la marcha de nuestro hijo iba cediendo y extendiéndose; ahora eran más los espacios en los que podíamos ser y estar. Contemplar juntos a nuestra hija, conversar sobre nuestros hijos, compartir las pequeñas alegrías que éramos capaces de sentir y seguir abrazados cuando el dolor y la tristeza volvían a golpearnos con esa fuerza inmensa.

Así pues, en aquellas facetas y para aquellas personas para las que sabía que era necesaria encontré mi rumbo. En el cuidado de mi hija y de mi pareja, y, en la base, como punto de unión, comencé a cuidar de mí. No solo me ocupaba de intentar mantenerme fuerte y reunir la entereza suficiente para seguir adelante; ahora cuidaba de mí estando atenta a las nuevas necesidades que iban surgiendo, velando por mi bienestar, dándome asistencia cada vez que lo necesitaba. A medida que vas ampliando tu esfera vital, aumentando las relaciones o quehaceres, te das cuenta de que el sufrimiento que has soportado ha pasado factura. No solo notas la debilidad física, también estás tocada a nivel emocional y mental. Proporcionarte esos cuidados, permitirte dar un paseo o salir corriendo, respirar profundamente o contener el aliento, hablar con tu hijo sobre cómo te sientes, llorar o reír, cantar, bailar, gritar o permanecer en silencio durante horas son manifestaciones de que sigues presente y estás luchando por permanecer en este mundo.

El último escalón que subí en mi escalada por la continuidad en la vida fue encontrar algún propósito externo que me conectara con el exterior, lejos de la seguridad que la fortaleza de mi hogar me proporcionaba. Por primera vez fui capaz de definirlo de una manera clara, supe poner palabras a lo que estaba latiendo en mi interior como misión de vida, como enfoque, como aquello que tenía la completa seguridad de que me haría sentir algo de felicidad y armonía. Una felicidad caracterizada por la sencillez, que me permitía sentirme bien siendo complaciente conmigo misma, cultivando el amor propio y dejando que sus raíces me conectaran con el amor de mi hijo, y que esta conexión pudiera materializarse en palabras para permanecer al lado del otro y servir de ayuda en sus procesos del duelo.

Tengo claro que este texto se ha ido convirtiendo en mi gran aliado a la hora de ir definiendo todo aquello que estaba viviendo y todo lo que me quedaba por vivir. Ser capaz de plasmar con palabras toda esta experiencia y conseguir estructurar todo mi proceso me ha servido de impulso y me ha conectado con mi verdadera voluntad. Me ha permitido ir reconociéndome y perfilando mi existencia con una base sólida que me sostiene. No me planteo la vida más allá del momento presente, este mismo segundo que no volverá, y no pienso en lo que está por llegar, no tengo metas ni aspiraciones futuras, intento vivir al día con lo que soy. Estoy aprendiendo a no recrearme en el pasado, pues soy consciente de que no puedo cambiarlo; no quiero visualizarme en un futuro, pues eso me aleja del presente, que se ha convertido en el único espacio temporal en el que quiero permanecer.

Así fue como conseguí ese equilibrio para continuar en la vida. El mayor aprendizaje fue saber que la única persona que podía salvarme del abismo era yo misma, que el amor de mi hijo nunca me abandonó, sigue presente y así permanecerá por siempre, y que ambos estamos detrás de todas las palabras que componen este texto.

EL RENCOR

Todo lo que va aconteciendo a tu alrededor tras la muerte de tu hijo, unido a tu estado de incomprensión y soledad, provoca que la gran mayoría de las situaciones te resulten inasumibles, bien porque añaden más dolor al dolor, o bien porque la desconexión es tan grande que no encuentras ningún tipo de adherencia a ese mundo que ha quedado obsoleto y que percibes como una gran amenaza para tu imperceptible estabilidad.

Ante este suceder de acontecimientos, ante este ver pasar la vida considerándote ajeno a todo lo que en ella sucede, siempre puedes elegir, optar entre perdonar o dejarte llevar por el rencor. La muerte se ha llevado a tu hijo y es normal que sientas odio, resentimiento, aversión, repugnancia y que aborrezcas la vida misma en todas sus manifestaciones.

Pero los padres en duelo, según vamos aprendiendo a vivir, ya no albergamos ningún lugar para sentir rencor a nada ni a nadie. Nos encontramos heridos de muerte, esperamos que esta venga a buscarnos ansiosamente, no hay lugar para nada ni nadie más. La realidad que vivimos nos supera. Es como ser el protagonista de una película de terror, pero basada en hechos reales, donde recreas una y otra vez las peores escenas, las más terroríficas, las más aterradoras y espantosas.

No necesitamos ni queremos nada más porque el cupo tolerable de malestar ya rebosa por todas partes y su flujo es como una gran cascada con una fuerza mortífera y venenosa. Pero lejos de sufrir una desconexión interior, esta situación de duelo nos conecta a nosotros mismos y desarrollamos esa capacidad de resiliencia y de empatía.

Los padres en duelo elegimos el perdón como una actitud ante la vida, ya que esa compasión y tolerancia nos va llenando de oportunidades para levantarnos cada día e ir recuperando la confianza en la vida, en nosotros mismos y en los demás. No podemos cambiar lo que ha sucedido ni hacer que nuestro hijo vuelva, pero ahora somos capaces de mirar con otros ojos.

Nuestros ojos se han ido forjando de una nueva materia, se han reconstruido con el único elemento que puede proporcionar la humildad. Vemos lo sencillo de la vida y lo valoramos. La humildad empieza a hacer mella en nosotros conforme transcurren los días en el calendario. Nos volvemos personas más nobles. Valoramos la simplicidad porque no agobia y porque no tenemos expectativas ni ambiciones. Hemos aceptado nuestra realidad y conocemos nuestra verdad y eso nos hace sencillos. Aprendemos a expresarnos de forma directa y simple porque nos sobran los adornos.

Eliminar el rencor en nosotros hará también que este desaparezca de nuestra vida. No podemos permitirnos rodearnos de más negatividad, de más antipatía, y por eso cualquier tipo de resentimiento no tiene cabida en nosotros ni en nuestro entorno. Conseguir esta meta será fácil porque podemos reconocer estas situaciones con suma habilidad, y en otras ocasiones serán los demás los que perciban que determinadas conversaciones ya no van con nosotros y, por tanto, dejarán de darse, de producirse en nuestro entorno.

Eres consciente de la cantidad de veces que las personas hablan desde el rencor y es asombroso darse cuenta de que, en la mayoría de la gente, siempre está presente la queja como la manera más habitual de comunicarse. La queja lo impregna todo, nos quejamos porque tenemos que hacer esto o lo otro, porque alguien ha hecho o dicho esto o lo otro, porque me duele aquí o allí. La queja vista así se convertiría en la manifestación de ese rencor en el que se sitúa la mayor parte de la sociedad. Sin embargo, la escucha incesante de todo tipo de lamentaciones nos permite nutrirnos de lo que estamos cultivando en nuestro interior y nos ayuda a fortalecer nuestros recursos. Será más que necesario volver a hacer uso del silencio en todas aquellas conversaciones que presencies y donde empiecen a aparecer todo tipo de lamentos. Sabrás reconocerlos, sabrás guardar silencio y, lo más importante, comprobarás que ya no te duele y serás capaz de desplegar tus habilidades. Podrás coexistir con la queja porque sabes que ya no va contigo, no forma parte de ti.

Elegimos perdonar tras aceptar la muerte, es algo que sucede de forma automática. Reconocemos la brevedad de la existencia y la incertidumbre de la vida. Centrados en conquistar pequeños remansos de paz, no hay sitio para nada que entorpezca nuestros primeros pasos en nuestro aprendizaje por seguir viviendo.

Poco a poco reducimos el rencor presente en nosotros y en todo aquello que nos rodea y nos acercamos al perdón. Debilitamos las situaciones cargadas de emociones negativas, las filtramos, las limpiamos y permanecemos en nuestro centro, donde estamos a salvo, y seguimos creciendo y aprendiendo a estar de nuevo en la vida. Entendemos este perdón como el desarrollo de un lugar y un espacio donde únicamente reinen la paz, la tranquilidad, la tolerancia y la indulgencia en la relación que mantenemos con el exterior.

LA FELICIDAD

Los padres en duelo no queremos dejar de sufrir porque es ese sentimiento el que nos mantiene unidos a nuestro hijo, al menos en los primeros momentos. Esos primeros días, semanas y meses nos rodeamos de un halo de sufrimiento que nos recubre por completo y nos sumergimos en él porque es lo único que reconocemos como hábitat natural después de la pérdida tan devastadora que hemos sufrido. Es el único lugar que pensamos que merecemos después de experimentar esta vivencia; después de haber sobrevivido a la muerte de un hijo, nos odiamos por ello y no estamos dispuestos a dejar de sufrir.

Cuando el proceso del duelo ha avanzado en el tiempo y por pura supervivencia, podemos ver surgir en nosotros un pequeño deseo de alejar el sufrimiento, no permitir que siga siendo nuestra segunda piel y poder apartar un poco nuestra desolación y amargura para poder así respirar sin que este simple y necesario hecho nos lastime tanto.

Y es entonces cuando damos este pequeño pasito consistente en salir de la opacidad más absoluta para permitir que entre un pequeño atisbo de luz que nos permita continuar, es en ese instante cuando nos damos cuenta de que nuestro esquema de valores en la vida está vacío, hueco, carente de cualquier indicación sobre cómo hemos de relacionarnos y qué debemos hacer, cómo debemos comportarnos y afrontar cada nuevo día. No sabemos cómo debemos actuar. El sufrimiento nos bloquea y nos paraliza y puede convertirse en un laberinto del que difícilmente podamos salir porque no existe la salida. El sufrimiento se volverá cada vez más profundo y nos generará más y más angustia. Nos alimentamos de sufrimiento porque está ahí, porque forma parte de nosotros.

Sin embargo, podemos dejar de sufrir cuando nos volvemos conscientes de que necesitamos ese cambio para poder continuar. Para ello debemos romper las barreras y los muros que nos mantienen dentro de ese laberinto donde permanecemos atrapados y adheridos al sufrimiento, convirtiendo a este en el único protagonista de nuestra vida. El sufrimiento es el que custodia nuestro ocaso.

Tenemos que plantarle cara al derrotismo y a la desesperanza que nos mantienen inmóviles. Tenemos que cambiar todo aquello que añade más sufrimiento al sufrimiento, más dolor a nuestro dolor, y buscar otras vías. Para dejar de sufrir con esta intensidad tenemos que aceptar la realidad que nos ha tocado vivir, reconocer que formamos parte de ella. Tenemos que arriesgarnos a proyectar nuevas ideas para descubrir un mundo diferente en el que nuestra manera de estar en él sea compatible con la vida. Para dejar de sufrir debemos empezar a andar, aunque no tengamos fuerzas ni para ponernos en pie. Cuando dejemos de sufrir empezará nuestro camino para aprender a vivir. Es a través de la aceptación como cambiará el color con el que vemos la vida.

Debemos tener claro que aceptar no significa estar de acuerdo, aceptar significa interiorizar y dejar de aferrarnos al sufrimiento que nos aturde continuamente con pensamientos sobre cómo debería ser nuestra vida y cómo es en realidad.

Nuestra paz necesariamente tiene que venir de nuestro interior. No hay que buscarla en el exterior, no existe nada fuera que tenga el poder de devolverte la tranquilidad que tanto necesitas tras tanto tormento y sufrimiento.

En esa paz interior habremos superado la desesperanza de nuestra realidad. Aprender a vivir de nuevo implica un cambio personal muy potente por el que debemos centrarnos en nosotros mismos y alejarnos del victimismo y de todas las emociones que este genera y que nos provocan mayor indignación. Tenemos que cerrar las puertas a la resignación y, poco a poco, nos acercaremos a la aceptación. Necesariamente tenemos que vencer esos lastres emocionales que aún siguen en nosotros, como la culpabilidad, el resentimiento, el odio, el castigo o el deseo de venganza, entre otros, para posicionarnos en la aceptación.

Únicamente mediante la aceptación podremos acercarnos a la felicidad, la podremos rozar con nuestros dedos, podremos conseguir que sea visible ante nuestros ojos. Podremos conseguir que, dentro de nuestra oscuridad, el olor a felicidad invada el ambiente y vaya purificando nuestro aire, dándonos un aliento nuevo y fuerza para afrontar cada día.

Debemos afanarnos sobrehumanamente para vencer la desesperanza e ir dejando que entre en nuestros corazones la esperanza, adherirnos a la bondad y poder ir descubriendo nuevamente a qué sabe una ilusión.

Pero sabemos que el enemigo está en casa y habita dentro de nosotros. El terror que hemos vivido y seguimos experimentando va a alterar nuestro estilo de vida, nuestra forma de vida, y nos dejarán desnudos y al descubierto. Solos con nosotros mismos. La muerte de un hijo nos va a cambiar y lo va a hacer de un modo muy particular.

A pesar de la tragedia y el horror, somos capaces de vislumbrar a las buenas personas cerca de nosotros. Nuestra fragilidad y vulnerabilidad nos hacen ser más conscientes de ello, y cuando nos decidamos a empezar a caminar de nuevo, tendremos que reconstruir todo nuestro mundo dotándolo de una nueva estabilidad y haciéndolo desde cero, porque esta reconstrucción va más allá de levantar un edificio derruido. Todo, absolutamente todo, quedó destruido. Y, por ello, también debemos recuperar la confianza desde cero en nosotros mismos. Debemos intentar minimizar lo que nos aleja de ese resurgir y maximizar todo lo positivo, aunque no lo veamos, aunque solo seamos capaces de intuirlo. Debemos alejarnos del papel de víctimas y situarnos en el punto de partida desprovistos de cualquier estorbo para empezar nuestro camino, ligeros y sin ningún tipo de cargas.

El dolor no se va, nunca se irá, pero poco a poco nos convertiremos en expertos en la materia y aprenderemos a gestionarlo y, gracias a ello, un buen día podremos sorprendernos cuando en nuestra cara se vuelva a dibujar una sonrisa o un atisbo de ella.

La felicidad, por tanto, se convierte en algo muy simple. Para los padres en duelo la felicidad se basa en encontrar y alcanzar nuestra paz interior. Ese logro se convertirá en nuestra vía para aceptar la vida, y nuestro esfuerzo diario y continuo debe ir dirigido a fluir con ella, con esa vida, con nuestra vida.

La felicidad no será una emoción esporádica que brote en nosotros por un instante vivido, ni siquiera será un sentimiento que atesoremos al recordar o pensar en algún momento vivido. La felicidad se convertirá en un estado de nuestro ser, una cualidad que habremos conquistado cuando nos atrevamos a mirar a la luz que comienza a aparecer cuando nuestra oscuridad comienza a transformarse en penumbra. Un espacio que habremos conquistado gracias a nuestra valentía de seguir adelante, de reconocer nuestro dolor, de permanecer en él, de seguir manteniendo presente a nuestro hijo, de haber sido capaces de potenciar nuestras habilidades como padres de un hijo fallecido, de seguir siendo capaces de experimentar el amor mutuo que no perece, de haber potenciado nuestra unión y que ese amor se haya impreso con fuerza en nuestro ser. Eso es la felicidad para los padres en duelo, ese lugar donde impera una paz absoluta que nos conecta con todo lo que somos y todo lo que existe, que es mucho más que lo que somos capaces de percibir con nuestros sentidos ordinarios. Respiramos la felicidad cuando nuestra respiración comienza a acoger no solo movimientos inconscientes e involuntarios para nuestra supervivencia, sino que además nos aporta el alimento que nuestro ser y nuestra alma necesitan para continuar. Ese espacio conquistado que nos acerca a la felicidad deberá carecer de todo aquello que nos atormenta para poder llenar ese vacío con las cosas que nos hagan alcanzar ese estado de placidez y bienestar en que podamos experimentar la felicidad.

NUESTROS HIJOS, NUESTROS MAESTROS

Cuando se muere un hijo, el corazón se rompe en mil pedazos y nunca se podrá recomponer. Cuando se muere un hijo, el impacto que sufrimos los padres es tremendo, recibimos un latigazo sin ningún tipo de piedad. Y el corazón duele, duele físicamente hasta el punto de que pensamos que vamos a perder la vida. Lo peor es que ese es nuestro mayor deseo y nuestro único anhelo, y se nos presenta inalcanzable.

Nuestro corazón se deforma y nunca volverá a alcanzar su forma anterior, cuando todo era sencillamente perfecto. Nuestro corazón grita de dolor y de desesperación. Nuestro mundo emocional se convierte en un agujero negro que tarde o temprano va a explosionar y a estallar por los aires sin posibilidad de recuperación alguna. Tenemos que drenar nuestras emociones para poder desahogarnos por dentro y seguir respirando. Tendremos que instalar en nuestro interior unos buenos cimientos para seguir sobreviviendo en este mundo para el que ya nos hemos convertido en unos extraños.

La única misión será resistir y conseguir establecer una comunicación con nuestro corazón, ese que sufre desconsoladamente, ese que requiere ser escuchado y acogido con todo el amor que haya disponible.

Los padres en duelo debemos mantener el contacto con la realidad, con nuestra vida, con la vida. Cada instante en el que nos acerquemos a esa vida va a suponer un esfuerzo ímprobo; por eso, lo mejor es comenzar a realizar pequeñas actividades en solitario o en compañía de la pareja o las personas más allegadas. Deberás aprovechar esos momentos y esa fuerza empleada en realizarlos para intentar conectar contigo mismo.

A modo de ejemplo, un pequeño paseo o realizar algún tipo de ejercicio moderado pueden conseguir que te conectes físicamente a tu vida, a esa parte en la que debes seguir respirando y sobreviviendo. Soy consciente de que todos los esfuerzos por permanecer vivo son agotadores, pero necesarios. Es inevitable seguir en pie porque se lo debemos a nuestros hijos y ese será un gran motivo para intentarlo el resto de nuestros días. Esta es la causa primordial. El motivo principal por el que debemos continuar, por el que seguir respirando es obligatorio: por ellos, claramente es por ellos. Sobre esta potente razón hay otras muchas, invisibles a nuestros ojos, pero que, al continuar en la lucha, se irán desvelando ante nosotros.

En ese nivel permaneces en la vida, físicamente estás, tu cuerpo sigue resistiendo y aguantando, pero no existe conexión ni con el exterior ni con nosotros mismos. Internamente, esa desconexión es aún más potente y se produce a otros niveles, sobre todo en las esferas mental y emocional. Estamos desconectados de la vida, separados de todo y rotos, por eso muchos de nuestros intentos por continuar serán infructuosos, muchos esfuerzos serán inútiles, al menos de manera inmediata. Lo que sí conseguiremos es ir posicionándonos en el camino, en el lugar correcto que nos permita emprender nuestra lucha contra la oscuridad que nos asola, nos servirá para ir reuniendo experiencias y certezas que nos conduzcan irremediablemente a una nueva senda de autoconocimiento y reconstrucción.

Estar físicamente en un sitio, lugar o con determinadas personas es fácil, lo difícil es saber que no estás ahí, solo está tu cuerpo. Tu mente y tus emociones no habitan dentro de ti, parece que tienen vida propia y cualquier manifestación de ellas resulta mortífera. Cualquier pensamiento o emoción se convierte en una espada afilada que te apunta directamente a la altura del corazón, y cualquier movimiento que hagas puede provocar que este se parta en dos. Hay separación, pero debemos entender que este alejamiento, esa distancia que existe con nosotros mismos y con el resto del mundo, es el primer paso para comenzar a seguir adelante.

Por tanto, no estamos cohesionados ni física ni mental ni emocionalmente, todo está esparcido y todo causa dolor. Es necesario intentar enlazar de nuevo con el mundo exterior. Como he dicho, un pequeño paseo basta para situarnos físicamente en la vida, y poco a poco llegará lo demás. Exteriormente es mucho más fácil, empiezas a tener las primeras conversaciones sobre temas banales, comienzas a realizar alguna tarea insustancial, vuelves al trabajo, haces alguna visita al médico... Eso y cualquier gestión o trámite parecido te devolverá a la vida del resto del mundo, aunque mental y emocionalmente seguirás sintiendo que esa vida ya no es la tuya. La cohesión mental y emocional con el exterior llegará más tarde, pero no es prioritaria; podemos permanecer físicamente sin necesidad de mostrarle al mundo qué pensamos o qué sentimos en cada momento. Esas situaciones se irán dando cuando sean posibles, cuando estés rodeado de las personas adecuadas y el entorno y el ambiente te resulten mínimamente agradables en todos los sentidos.

Lo realmente dificultoso y delicado de afrontar es lo que sucede en nuestro interior. Volver a conectarnos con nosotros mismos, a reunificar los pequeños pedacitos que quedan de nosotros, eso es lo difícil. Ahí es donde yacen las mayores complicaciones, pero también los mayores premios.

En nuestro fuero interno entra en juego otro factor que servirá de espoleta en nuestro proceso, un mecanismo que goza de una fuerza indestructible y que nos allanará el camino. Es la parte espiritual, que consigue despertarnos del letargo en el que estamos sumidos y latir con gran fuerza. Lo primero que hemos de buscar en nuestro interior como pieza clave en la unión con nosotros mismos será la paz. Ella está en todas partes, solo debemos agarrarnos a ella cada vez que sospechemos dónde se encuentra, porque esas sospechas se irán convirtiendo en convicción e iremos ganando en seguridad. Cuando nos rodeamos de paz empezamos a estar con nosotros mismos, y desde ahí comienzan a suceder cosas.

Conforme vas manifestándote de nuevo, integrando todas las partes de ti que quedaron dispersas, vas aumentando los espacios en los que puedes estar contigo a solas y permites que tu compañía se convierta en ese lugar de paz que te permita ampliar tu consciencia.

Es en este punto del camino cuando no debes olvidar que tú y solo tú debes considerarte la persona más importante de tu vida y dirigir todos tus pasos, priorizarte como lo que realmente eres, y así ayudarás a que tu corazón vaya recuperándose poco a poco y se convierta en su mejor versión. Aprenderás a utilizar el lenguaje de tu corazón, el del verdadero amor, ese que te acerca a tu hijo. Y con ese acercamiento te vuelves más consciente de que existe mucho más, algo mucho más allá de esta parte terrenal y donde es posible la comunicación con otras esferas de existencia y de vida, donde tu hijo sigue estando presente y sigue amándote.

Cuando conquisté este espacio comencé a dedicarle a mi hijo mis primeras palabras conscientes, sabiendo que él me escucha y que me sostiene. Comencé a relatarle algunos momentos de nuestra vida juntos y pude darle las gracias por compartir su existencia conmigo. Este gesto es inmensamente liberador.

Quise que él tuviera presentes todos los momentos maravillosos que vivimos juntos, y ese ejercicio consistente en poder dedicarle esas palabras narrando nuestra historia me llevó a otro convencimiento: mi hijo me hizo mejor persona y lo sigue haciendo cada día, mi hijo es mi maestro.

En este punto, se podría pensar qué cómo no iba una madre a hablar bien de su hijo. No he idealizado a mi hijo, realmente sus enseñanzas son portentosas. No se trata de hablar bien, porque en este caso las palabras se quedan demasiado cortas, es un sentir muy profundo, un convencimiento impreso en cada célula de mi cuerpo, un amor inmedible porque lo abarca todo y me envuelve en él.

En estos relatos le hablé de su nivel de empatía, venían a mi mente multitud de situaciones donde Darío desplegaba una magia especial, una luz que iluminaba hasta el último rincón del lugar en el que él estaba. Venían a mi mente momentos compartidos con compañeros de la escuela, en los que con un saber estar impropio de su edad, conseguía integrar a aquellos que más lo necesitaban. Darío derrochó bondad, cercanía, amor y compasión por todo aquel que tuvo el honor de tenerle cerca.

Fue especial contarle cómo vivió la noticia del embarazo de su hermana Gabriela, con una alegría desmedida. Era partícipe de cómo su hermana iba creciendo dentro de mí, le hablaba desde fuera, cuidaba y acariciaba a su hermana y la protegía. «Gaby, Gabita —le decía—, solo me puedes escuchar a mí, soy tu hermano mayor, Darío», y le dedicaba un beso cada día.

Creía que estos momentos a solas con mi hijo me acercaban a él hasta que supe que él ya lo sabía todo. Desde ese otro lugar en el que él estaba, era mucho más consciente que yo de todo lo vivido, de lo sucedido y del lugar que ocupamos ahora, y sobre todo de la inmensidad del amor compartido. Sé que él sigue dentro de mí aquí, que somos lo mismo, que bebemos del mismo amor.

A este convencimiento llegué después de mucho sufrimiento y dolor, después de haber llorado todo, de haber deseado mi muerte cada día, de haber trabajado mucho la paz y el silencio interior y de haberlos hecho compatibles con mi propia existencia.

Darío, el amor de mi vida, con orgullo y honor llevaré siempre esa verdad conmigo, nuestra verdad en cada uno de mis pasos.

5

EL PERDÓN

Llega un momento en nuestro proceso del duelo en que debemos ejercer el perdón. Empezamos a ser más tolerantes y comprensivos con todo lo sucedido, y es desde ahí desde donde nace nuestro derecho a ejercer el perdón. Esta potestad surge en nosotros de una manera natural, sin pretenderlo, por lo que tampoco podemos evitar que suceda. Perdonar es necesario para que gran parte del peso que llevamos a cuestas se libere y nos permita seguir avanzando en nuestra ardua labor de continuar en la vida. Cada uno irá moldeando esta necesidad en función de cómo esté viviendo su proceso y dependiendo del momento en el que se encuentre. Pero es preciso ejercer el perdón porque nos libera de todo aquello que permanece estancado en nosotros. Y practicamos ese perdón en una doble vertiente. Por un lado, permitimos dar salida a aquellas situaciones y personas que directamente están relacionadas con la muerte de nuestros hijos, y por otro lado, nos ofrece la posibilidad de liberarnos a nosotros mismos.

PERDONAR A OTROS

Al principio de todo, cuando recibí la noticia de la muerte de Darío, y tras los primeros días, cuando el estado de *shock* era intenso y me impedía sentir y ver con claridad todo lo que había pasado y cuál era mi realidad, cuando me negaba constantemente lo que había pasado y creía que en cualquier momento iba a despertar de esa pesadilla, no lograba identificar ninguna emoción en mí.

Tras esas primeras semanas o meses, no recuerdo bien, surgió con muchísima intensidad el enfado. Me encontraba muy disgustada, irritada, molesta y resentida, pero no sabía con quién. Evidentemente, estaba enfadada con el mundo entero y con la vida en cualquiera de sus manifestaciones. Indudablemente, no podía enfadarme con mi hijo por lo que había pasado; no lo había hecho nunca en vida y menos aún lo iba a hacer ahora. Así que focalicé mi enfado en los responsables de la muerte de mi hijo, porque los había. Sin embargo, el propio resentimiento y la repercusión mediática que podían originar mis manifestaciones de rabia y enojo a nivel público me frenaban, pues el respeto a mi hijo siempre estuvo y estará por encima de cualquier cosa, persona, lugar o circunstancia.

Aunque de manera apresurada y equivocada, los responsables del ayuntamiento se dedicaron a realizar varias declaraciones en la televisión y en las redes sociales manifestando su consternación y poniéndose a disposición de la familia, esto no fue real. A nosotros nadie nos pidió perdón, no en aquellos momentos, no de una manera personal, no sucedió así. De hecho, todas las cosas que fueron apareciendo en la prensa, la televisión e incluso en la sesión del pleno del Ayuntamiento de Madrid fueron una auténtica mentira.

Soy consciente de que se lo pusimos muy fácil. El hecho de no querer hacer público nuestro dolor y situar por encima de todo el respeto a nuestro hijo les dejó el camino libre para manejar la situación a su antojo, manipular así a la opinión pública y utilizarlo a su conveniencia en sus intereses políticos y judiciales.

Pero no les sirvió para tranquilizar su conciencia. En este último punto y de manera muy íntima y personal, sí me ocupé de que me pidieran perdón. Exigí que lo hicieran. Exigí ese perdón porque tenía algo prisionero en mi corazón y debía ocuparme de ello, debía escuchar esas palabras para poder dejar de sentir esa presión procedente de esa desidia y de ser consciente de que la vida continuaba para todos, menos para mi hijo y su familia. También fui consciente de que ese dolor iba a ayudar a la otra parte porque en el fondo sé que lo que le ocurrió a mi hijo nunca se les va a olvidar.

Reuní las fuerzas necesarias para ponerme en contacto con la máxima representante del Ayuntamiento de Madrid en esos momentos. Con anterioridad a esta toma de contacto, habíamos recibido una comunicación escrita por parte de un concejal en que se nos ofrecía cualquier tipo de ayuda, por eso me decidí a escribir.

En esas líneas me presenté, le recordé lo sucedido y lo vivido desde la muerte de mi hijo y le pedí, con el corazón en la mano, tres cosas.

Le solicité que nos pidieran perdón, a mí y a mi familia. Un perdón sincero y desde el corazón.

Le exigí el cese inmediato de la concejal de Medio Ambiente, al ser la responsable de la apertura del parque y, sobre todo, tras las lamentables y balbuceantes declaraciones que esta persona realizó en el pleno extraordinario del Ayuntamiento de Madrid celebrado por lo acontecido en el parque ese 24 de marzo de 2018.

Acepté su ofrecimiento de ayuda para los procedimientos administrativos que teníamos por delante con el objetivo de que nuestro daño moral no siguiera aumentando y pudiéramos finiquitar estos procesos con la mayor brevedad posible.

Le recordé que, debido a nuestra situación, nuestra forma de ser y nuestras cualidades como seres humanos, no íbamos a entrar en el juego periodístico y político que tanto interés podía despertar. Le dije que éramos muy conscientes de lo útiles que los medios de comunicación podían ser para ambas partes, pero le insistí en que el respeto a nuestro hijo era mucho más importante. Le solicité paz y respeto, y que nunca olvidara lo que le sucedió a nuestro hijo, pues ese día, en ese parque, se le arrebató la vida y, junto a la suya, la de toda mi familia.

Una vez que mi comunicación fue leída por su destinataria, esta me propuso un encuentro personal donde trataría de contestar a todo lo que le planteaba en mi correo inicial. Yo acepté su propuesta y el encuentro se produjo en la más absoluta intimidad. Ahí recibí el perdón, me pidió perdón con los ojos llorosos y yo, con el paso del tiempo, conseguí liberar esa parte del dolor que se encontraba prisionero en mi corazón.

Sin embargo, tuvo que pasar mucho tiempo para que esto sucediera debido al comportamiento posterior que tanto esta persona como su equipo tuvieron con nosotros, pues comenzaron a aflorar conductas inaceptables derivadas de que estaban más preocupados por permanecer en sus puestos que por dar una pronta resolución a los procesos judiciales que teníamos por delante. Para ellos todo valía, hasta que no pudieron sostener más sus mentiras y prefirieron dar la callada por respuesta. A este respecto, no saben cuánta tranquilidad nos dejaron, porque nuevamente sentí que la dignidad de mi familia volvió a situarse por encima de la suya. Sinceramente, no sé cómo pueden, hoy en día, calmar su conciencia.

Con respecto a las otras dos peticiones que les hice, no hubo ningún tipo de apoyo. La responsable de la apertura del parque pasó a ser diputada del Congreso de los Diputados y, en relación con los procedimientos de responsabilidad patrimonial, cuatro años después de la muerte de mi hijo decidimos poner fin al procedimiento, hastiados y tras reconocer dolorosamente que la justicia no existe.

No voy a entrar en detalles que enturbien y ensucien el propósito de este texto y su finalidad, pero sí he de decir que, al final, y desgraciadamente, no tuvo ni el coraje ni la valentía de hacer frente a esta situación que ella misma había originado al realizar promesas vacías e incumplidas. Finalmente, el silencio reinó y no se atrevió a responder ni a contestar. No tuvo valor y decidió continuar viviendo, ocupándose de sus verdaderas prioridades.

Sin embargo, sé, porque mi corazón de madre me lo dice, que esta impasibilidad, esta falta de honestidad, esta carencia de integridad y el dolor que nos ha originado por partida doble la acompañarán siempre, y ahora ese sentimiento está prisionero en su corazón, porque en el mío ya desapareció.

PERDONARSE

Tiempo después, no recuerdo bien el momento exacto, supe que había enfocado mal esa necesidad de perdón y, aunque el contacto con los responsables de la apertura del parque había liberado una parte de mi corazón que se había quedado congelada aquel 24 de marzo, no conseguía eliminar esa necesidad de compasión que aún seguía presente en mi persona.

Dentro de esta confusión, hubo un día en el que me reconocí enfadada con Darío, le pregunté: «Cariño, ¿por qué te has ido?». Fue efímero, fue raro, fue algo que conseguí frenar muy a tiempo y volver a revertirlo en amor, únicamente en amor. Y ahí pude reconocer dentro de mí la necesidad de perdonarme. Descubrí que una parte de mí se sentía responsable de lo sucedido. Responsable porque yo decidí disfrutar, como tantas otras familias, de una mañana en el Retiro; pero algo dentro de mí también me gritaba con gran fuerza que no podía culparme por la muerte de mi hijo. Sé que la falta de cuidados del hombre y su ineficaz gestión política y pública son los verdaderos culpables de lo que sucedió aquel 24 de marzo.

La muerte de mi hijo se produjo en unas circunstancias que hacen que el proceso del duelo y de aceptación estén siendo muy complicados. Lo que estoy intentando transmitir es que el dolor por la muerte de un hijo es el mismo, en cualquier caso, pero los niveles dentro del proceso de recuperación son distintos y tienen que ver con esas circunstancias en las que se produce la muerte, que pueden hacer que el camino sea aún más complejo y confuso.

En nuestro caso, Darío era nuestro hijo mayor, habíamos ampliado la familia hacía un mes con el nacimiento de nuestra pequeña Gabriela. Darío estaba lleno de alegría, felicidad, y era un niño completamente sano. Paseaba por el parque más importante de la ciudad de Madrid con la protección de su padre. Un parque que se encontraba abarrotado de gente, abierto, sin ningún tipo de aviso de cierre. El árbol que se desplomó originándole la muerte estaba a escasos metros de una de las entradas principales del parque y en una gran avenida de este. No fue una rama, fue un árbol inmenso, alto y pesado que cayó en un segundo llevándose por delante la vida de mi hijo. El parque no estaba en proceso de cierre y este vino después de lo que sucedió. No voy a enredarme más en este aspecto, te doy mi palabra de madre de que fue así y de que todo lo demás ha sido una estrategia política más de manipulación social de personas que no han sido consecuentes con la gravedad de los hechos. Todas las acciones que los representantes y responsables políticos han llevado a cabo desde entonces han ido encaminadas a tapar su ineptitud y a no asumir su responsabilidad en lo ocurrido. Nadie, absolutamente nadie, hizo examen de conciencia, aun siendo el acontecimiento más grave sucedido en esa legislatura. En su lugar, surgen las conductas más egoístas y deplorables del ser humano, en las que si se tiene que hacer uso de la mentira y del abuso de poder para conservar su condición pública, no existe ningún reparo en hacerlo.

Indudablemente duele ver cómo, desde que murió mi hijo, se han actualizado los protocolos de cierre de los parques públicos por condiciones meteorológicas adversas. Ahora, hay más protección, más revisiones, más atención a todos los visitantes del Parque del Retiro. Existen hasta carteles informativos en algunas de las entradas declinando cualquier tipo de responsabilidad por parte del ayuntamiento si sucede algún siniestro al entrar en zona arbolada.

Y ahora, a modo de pregunta, me gustaría provocar en el lector una pequeña reflexión: ¿cómo creéis que una madre puede afrontar esto? En realidad, soy muy consciente de que todas estas mejoras han sido gracias a la muerte de mi pequeño. Sé que el ritmo en el que vive esta sociedad, mayoritariamente egocéntrica y egoísta, no cae en este detalle, pero ha sido así, es así y será así siempre. Ahora, cuando las familias disfrutan de un día en el parque, lo hacen con mayor tranquilidad, y todo ello ha sido posible por las medidas que se tomaron tras el fallecimiento de Darío.

En este punto, me gustaría abordar otro de los medios por los que la sociedad puede llegar a producir graves daños y sufrimientos añadidos a tu proceso del duelo. Me refiero a los medios de comunicación y a las redes sociales, donde todo el mundo es libre de opinar sobre lo que ha sucedido desde el más absoluto desconocimiento, falta de empatía y total ausencia de respeto. Cuando sucedió todo, no podía leer ni ver nada. En algunos momentos, podía escuchar a las personas que estaban a nuestro alrededor comentar levemente si había salido algo en la prensa y los comentarios que la gente hacía sobre esas noticias.

Por favor, si lees alguna vez alguna noticia que tenga que ver con la muerte de un menor, que se haya hecho pública por los motivos en los que se produjo el fallecimiento, no opines, no juzgues y, menos aún, utilices ese hecho como una guerra política entre unos y otros. Estas actitudes infligen un dolor añadido y tremendamente intenso a los padres en duelo. Se agradecen gestos de cariño, pero todo lo demás sobra y es realmente dañino.

No juzgues a los padres, independientemente de si se han prestado o no a salir en los medios de comunicación y todo aquello que se te pueda pasar por la cabeza. Ten siempre presente que cualquier padre o madre se hubiera cambiado por su pequeño sin dudarlo ni un solo segundo.

Me gustaría que, ante este tipo de acontecimientos tan inmensamente duros y angustiosos, las redes sociales se llenaran de personas compasivas que, al leer una tragedia así, únicamente pensaran en enviar apoyo y fuerza a la familia para que pueda empezar una lucha que les permita seguir viviendo. Deseo con todo mi corazón que estos avances tecnológicos que posibilitan una libertad de expresión real sean utilizados como una herramienta para expresar el más sincero respeto a las personas que se están enfrentando a este tipo de situaciones. Deseo con todas mis fuerzas que cuando alguien lea o sea conocedor de una noticia así, se mire a un espejo y se pregunte: «¿Y si me hubiera pasado a mí?», y que únicamente escriba, si es que aún le quedan ganas, lo que a él le gustaría que le dijesen.

En nuestro caso hubo muchos comentarios, en varias redes sociales, en los que se inició una lucha encarnizada de ideales políticos entre el Gobierno y la oposición. Estos espacios se convirtieron en auténticos basureros, donde personas carentes de cualquier tipo de sensibilidad vertían sus sucios comentarios y se permitían el lujo de opinar sobre lo acontecido con total carencia de empatía y respeto. Es necesario que mostremos nuestro desprecio ante este tipo de conductas para poder frenarlas, para que estos personajes se sientan cada vez más solos y fuera de lugar.

He de decir nuevamente que también fueron muchos los mensajes de cariño y apoyo enviados a la familia y los comentarios de las personas que se encontraban en el parque ese día, y que desmentían las declaraciones que se iban produciendo en los medios de comunicación por parte de los representantes políticos. A todos ellos, gracias de corazón.

Lo realmente importante que quiero expresar a través de este apartado es de dónde ha de provenir el verdadero perdón que necesitamos, y es de nosotros mismos. Los padres en duelo necesitamos perdonarnos, independientemente de las circunstancias de la muerte de nuestros hijos. El perdón ha de partir de nosotros mismos y dirigirse hacia nosotros mismos, esa será la verdadera vía de liberación.

La facultad para conceder el perdón únicamente reside en los padres que estamos atravesando este duelo, pero también tenemos el derecho de valorar la posibilidad de perdonarnos, otorgarnos ese perdón que nos aliente y poder continuar caminando.

En mi caso, para seguir adelante, no necesitaba el perdón de los responsables, no necesitaba el perdón de mi hijo ni de todos aquellos que me infligieron un daño añadido, llegó un momento en el que únicamente necesitaba perdonarme a mí misma.

Ejercer ese derecho a pedirme perdón y ser perdonada fue lo que me facilitó la verdadera liberación, proporcionando un alivio inmediato a esa parte del corazón que se había quedado completamente helada e inerte.

Me perdoné por no haber sabido hacerlo mejor como madre, me perdoné por no haber podido salvar a mi pequeño, me perdoné por no haber sido yo la que acabara sus días debajo de aquel árbol, me perdoné por no haber podido garantizar un futuro a mi hijo, me perdoné por continuar respirando cuando él ya no podía hacerlo, me perdoné por no haberme podido despedir, me perdoné por desear mi muerte cada día y a cada segundo, sencillamente me perdoné. Y con cada perdón fui liberando espacio de angustia en mi corazón, se fue descongelando esa parte que se había quedado helada y solidificada, fui encontrándome a mí misma en un nuevo espacio, en un nuevo lugar donde el amor por mi hijo, de mi hijo y hacia mi hijo rebosaba y se expandía sin límites. Dentro de mí existía ese lugar, y gracias al perdón fui capaz de encontrarlo. Permanecer ahí, no querer abandonar, fue una de las decisiones que tomé sin dudar. Todo aquello que me acercaba a mi hijo tenía y tiene un sabor auténtico. Ese espacio lleno de amor se convirtió en mi lugar favorito una vez que supe perdonarme y decidí continuar. En ese espacio sé que el dolor paraliza la capacidad de amar, nos empequeñece y nos anula. El perdón posibilita que vayan apareciendo más lugares vacíos de sufrimiento donde puedas sentir ese amor.

Practicar el perdón a otros no genera ningún tipo de relación, esta idea no debe frenarte; puedes perdonar desde la distancia y en la intimidad, y así llegar hasta esa convicción de que el verdadero perdón debes practicarlo contigo mismo. Perdonar a otros, a los que culpes de lo sucedido, a los que hayan tenido algo que ver con la muerte de tu hijo, es un acto muy noble que se torna necesario para no bloquear el proceso del duelo. Llega un momento en que algo dentro de ti te grita que debes perdonar para seguir respirando. Una vez que puedas liberarte de esa carga que, en realidad, es de otros, podrás centrarte y ejercer con ternura y delicadeza esa benevolencia contigo mismo.

6

LA SOCIEDAD Y LA MUERTE

En esta sociedad donde nacemos, vamos creciendo y desarrollándonos como seres humanos, estableciendo relaciones y educándonos con base en los valores que nos enseñan en la familia, en los colegios o en nuestras interacciones con el resto de las personas con las que construimos cualquier tipo de relación, hay un gran vacío en relación con la muerte.

Vivimos dándole la espalda, como si no fuera con nosotros. Se nos va pasando la vida ocupándonos de un sinfín de cosas, llenándonos de quehaceres, y no dedicamos tiempo a pensar sobre todo lo que está relacionado con la muerte y que nos afecta a todos. Solo queremos estar bien, aunque ese bienestar esté carente de las grandes verdades que nos acompañan desde nuestro nacimiento, y la más contundente de todas ellas es que vamos a morir algún día.

Además, es algo que la mayoría de las personas intenta evitar y, por ello, la muerte se ha convertido en el gran tabú de nuestra sociedad. La muerte a nuestro alrededor, en un entorno cercano o de un ser querido, nos hace inestables. Hace brotar emociones que tenemos escondidas y, por eso, intentamos que todo pase cuanto antes. Nos enfrentamos a la muerte de una manera rápida, intentando que todo acabe precipitadamente, y confiamos en que el tiempo vaya haciendo desaparecer los pensamientos y los recuerdos en torno a esos momentos y a esa persona fallecida. Generalmente, cuando la muerte aparece en nuestra vida, nos hace cambiar, aparecen pensamientos y sentimientos que están ocultos, aparecen los arrepentimientos y algunos recuerdos agradables, pero rápidamente nos olvidamos de esa ternura que la desaparición de un ser querido o conocido ha provocado en nosotros y volvemos a nuestra rutina, a seguir haciendo las mismas cosas, cometiendo los mismos errores y escondiendo nuevamente la posible compasión que haya podido brotar en nosotros.

En el fondo de este tipo de comportamientos subyace un único factor: el miedo. La falta de dedicación, curiosidad o información se traduce en miedo a la muerte, a la tuya o a la de tus seres queridos.

Es una realidad, jamás pensamos en la muerte, y cuando esta se presenta sin avisar no sabemos cómo hemos de enfrentarla, nadie nos preparó para ello, ni nosotros mismos lo hicimos. Nadie nos enseñó a practicar el consuelo necesario para estos momentos, cuando la muerte se presenta sin ser llamada; nadie nos enseñó a empatizar con las personas en esa situación, y no sabemos prestar la ayuda necesaria y óptima a las personas que se enfrentan a ella. No sabemos dar consuelo ni tampoco recibirlo. Esta carencia, una vez más, es consecuencia del vacío tremendo que inunda nuestra sociedad, empecinada en mirar para otro lado y no afrontar esta realidad que cada día irrumpe en la vida de muchas personas.

La muerte es parte de la vida y la vida es parte de la muerte. No sabemos apreciar el verdadero valor que tiene la vida y qué hacer ante una pérdida para poder desarrollar un proceso del duelo sano. No nos enseñan nada, nadie nos prepara para hacer frente a la muerte, y existe un vacío inmenso en todos los ámbitos. Y cuando nos hallamos en medio de esta experiencia, cuando la muerte irrumpe en tu vida, es demasiado tarde. Nos tenemos que enfrentar a ella indefensos y solos.

¿Cómo me enseñaron a afrontar la muerte? Nadie me preparó, nadie se ocupó de ello, ni yo misma lo hice. No existe ningún tipo de educación, ni en las escuelas ni en las familias. He tenido que aprender sola y aún sigo haciéndolo. Recordando cómo viví los duelos anteriores en la familia, realizando una búsqueda interior sobre mis conocimientos y recursos, esforzándome en encontrar respuestas a todas las preguntas que me iban surgiendo y que necesitaba que fueran contestadas para salir del aturdimiento en el que había sucumbido.

Nadie está preparado para perder a un hijo, pero el enmudecimiento sobre este tema en nuestra sociedad no ayuda en nada; no tenemos una base, algo en lo que apoyarnos, todos nuestros cimientos se caen porque nunca nadie se ha molestado en normalizar este término, este tipo de situaciones. La muerte es considerada como uno de los grandes tabúes en nuestra sociedad. Y para muestra, ni siquiera existe un término lingüístico que defina a los padres que hemos perdido a un hijo.

A pesar de los miedos que pueda despertar entre las personas, la muerte es el único acontecimiento seguro que va a suceder en tu vida desde el momento en el que naces. Es inevitable y, por ello, no deja de ser paradójico. Nada en la vida es tan seguro como que te vas a morir, y tus seres queridos también lo harán. Nada está garantizado, ni siquiera que los hijos sobrevivan a sus padres. Es la única certeza que tenemos nada más nacer, una única verdad innegable, y es que todos vamos a morir, por mucho que nos empeñemos en huir de esta idea.

Cuando se muere un hijo, el mundo se detiene, te quedas inmóvil y paralizado ante el suceder de los acontecimientos, que pasan por tus ojos, pero sin que los veas. Esta parálisis lo abarca todo: tu cuerpo, tu interior, todo tu ser, y el sufrimiento empieza a adueñarse de ti, en una vida donde ya nada tiene sentido.

Sería beneficioso poder encontrar ayuda en la familia, en los amigos o en los profesionales que estén especializados en este tipo de procesos, pero ¿cómo van a ayudarnos si no han atravesado una situación así? ¿Cómo pueden prestarnos su apoyo si el miedo que subyace en la sociedad lo abarca todo? ¿Cómo pueden asistirnos si lo hacen desde el miedo? ¿Cómo pueden empatizar con nosotros si no disponen de una base sólida y firme al vivir ajenos a esta realidad? ¿Cómo podemos sentirnos dentro de una sociedad que huye descaradamente de este tipo de vivencias?

Muchos comportamientos que puedan tener las personas que te rodean son muchísimo más perjudiciales que beneficiosos, aunque la intención que los genere sea distinta y, en la mayoría de los casos, radicalmente opuesta. No saben hacerlo porque nadie les ha dicho cómo se hace, porque no hemos realizado el suficiente ejercicio interno y no hemos desarrollado la empatía suficiente y necesaria con la muerte; hemos evitado tener cualquier tipo de pensamiento sobre ella, y así es imposible saber qué hacer o qué decir.

No todas las pérdidas son iguales ni todas las muertes provocan el mismo sufrimiento o dolor. Todas duelen, pero algunas más que otras, algunas no tienen freno, en algunas el dolor se quedará perpetuamente a tu lado formando parte de ti. Y esas muertes son las de los hijos, en las que no existe la superación.

Es un hecho impensable y, por esta razón, resulta imposible sobreponerse a este tipo de pérdidas desde el punto de vista del padre o de la madre, claro está. Nos quedamos «huérfanos de hijo», si es que se puede denominar así, al no existir ninguna palabra que refleje la situación de los padres que hemos perdido a un hijo. No existe la palabra para nombrar el horror de semejante experiencia.

Y nosotros, los que sobrevivimos y malvivimos después de la pérdida de nuestro hijo, luchamos para integrarle de nuevo en lo que queda de nuestras vidas. Intentar seguir adelante sin quedarnos eternamente paralizados e inmóviles. Y tenemos que hacerlo con nuestro dolor a cuestas, cada día y en cada momento. Y, por si esto fuera poco, debemos enfrentarnos a esta sociedad silenciada y atormentada por el miedo a la muerte.

Han sido demasiados los momentos en los que he percibido, sentido y sufrido estas situaciones. Desde personas que rompían a llorar delante de mí cuando caían en la cuenta de que era la mamá de Darío, hasta madres de otros niños que me decían que no sabían cómo decirles a sus hijos lo que le había pasado al mío, pasando por un sinfín de comentarios y palabras inconexas, con los que volcaban su miedo a la muerte sobre las personas más desfavorecidas y menos aconsejables, como somos los padres en duelo.

En este enorme abanico de escenarios había comentarios de muchos tipos, desde «no puedo ver una foto de tu hijo» hasta el reproche o la exigencia de ir a ver a los hijos de amigos y familiares. En el fondo, en todos ellos subyace el miedo a la muerte y la absurda creencia de que cuanto antes se normalice la situación, antes pasará. Y no, ni la situación puede normalizarse ni pasará nunca ni la vida de los padres en duelo volverá a ser la misma.

En mi experiencia, he percibido comportamientos que se han repetido con bastante frecuencia y que me gustaría clasificar en dos grandes grupos.

En la primera tipología de conductas estarían englobadas todas aquellas en que la gente te transmite su propio dolor, como si no tuvieras bastante con el tuyo; son comentarios que se realizan para intentar justificar sus acercamientos o distanciamientos, su manera de acompañarte o de permanecer ausente. Están llenos de miedo, miedo a lo que ha pasado, miedo a recordar que estas cosas suceden, miedo a la muerte, en definitiva. Aquí se englobarían todo tipo de actitudes y conversaciones en las que las personas de tu alrededor intentan justificarse sobre su papel en todo el proceso y lo que les ha causado o provocado en sus vidas. Podrás identificarlos muy rápidamente porque suelen hablar de ellos, de sus propias vidas y, en el fondo, como ya he dicho, están relacionados íntimamente con su miedo a la muerte. Me vienen a la cabeza afirmaciones tales como: «Desde que ha pasado lo de Darío, salgo antes del trabajo para estar con mis hijos», «No puedo verte porque lo estoy pasando muy mal», «No puedo ir a tu casa porque está llena de fotos de tu hijo», «Si me pasa algo así, yo me muero».

El segundo escenario aparece cuando las personas se atreven a decirte que ya ha pasado tiempo suficiente para retomar tu vida, volver al trabajo, quedar con amigos, ver al resto de los niños, a los amigos de tu hijo. Una vez más, vuelve a percibirse el mismo miedo a la muerte, pero esta vez se expresa con una serie de comentarios que lo que intentan es normalizar la situación cuanto antes, como si tuvieran prisa para que todo fuera como antes. Y no saben que nunca lo será, que no es posible que así sea porque la ausencia de tu hijo marcará tu existencia siempre. En esta tipología, y a modo de ejemplo, estarían las siguientes frases, muy repetidas y comúnmente utilizadas: «Te vendría bien volver al trabajo», «Deberías salir y pensar en otras cosas», «¿Has pensado en tener otro hijo?». En todas ellas está la necesidad que ellos tienen de que vuelvas a tu anterior normalidad, a tu anterior vida, esa en la que trabajabas, salías a comer con los amigos, hablabas con ilusión del futuro y compartías tu vida, tus días y tus momentos con esas personas. En este tipo de comportamientos se entremezclan claramente actitudes encaminadas a hacer como que no ha pasado nada y en las que prevalece un egoísmo brutal, que emana de estas personas que quieren que todo vuelva a ser como antes, lo que les hace obviar lo sucedido en muchos momentos. Aún recuerdo conversaciones sobre mi hija Gabriela y su crecimiento en las que recibía consejos sobre alimentación, horas de sueño o el abandono del pañal como si no hubiera pasado por ello, como si los años vividos con Darío fueran borrados de un solo plumazo. No me atrevo a decir que estas personas olvidaron que mi hijo vivió cuatro maravillosos años, pero sí actuaban así, evitando hablar de él, y la prueba de ello era este tipo de actitudes con las que alegremente me hacían referencias sobre las novedades, aprendizajes y experiencias que iba a vivir con Gabriela según fuera cumpliendo meses o años. Es muy duro verse en una conversación de este tipo, a la par que lamentable. Y una vez más, en mi caso, optaba por el silencio.

Me gustaría hacer una última apreciación para intentar que, si estás leyendo estas líneas, tomes consciencia de lo necesario que es instruirse en el tema de la muerte y hacerlo desde el corazón para servir y poder ayudar, de una manera valiosa y práctica, a la hora de acompañar a personas cercanas en duelo que puedan atravesar la pérdida de un ser querido y, más concretamente, la muerte de un hijo.

A esta verdad he llegado después de observar durante todo este tiempo todo aquello que iba sucediendo a mi alrededor, y radica en el hecho de que la muerte no es una enfermedad contagiosa que vaya a irrumpir en tu vida porque le haya tocado a un familiar o a un amigo cercano. Vuelve a leer esta afirmación de nuevo para poder interiorizarla.

La muerte no se contagia. Los padres que hemos perdido a un hijo no somos ninguna amenaza y no vamos a expandir una epidemia aniquiladora que vaya a llevar la muerte a tu vida ni a la de tu familia, no somos unos apestados ni vamos a propagar la muerte como si de una infección se tratara.

En el fondo, en la gran mayoría de los comportamientos que la gente mantiene con relación a la muerte está este pensamiento, pero, como socialmente no está bien visto, nos negamos a creer que esto sea así. Pues es así, muchas personas actúan de esta manera, como si las fuéramos a contaminar con nuestra desgracia.

Por mi propia experiencia, he podido vivir y ser muy consciente de las actitudes y aptitudes de las personas cercanas durante todo este proceso, algunas que han permanecido a nuestro lado y aquí siguen, otras que desaparecieron sin decir adiós y otras que han irrumpido con fuerza y amor en nuestras vidas después de la marcha de Darío.

Este miedo a la muerte se traduce en una total incomprensión y falta de apoyo. Al principio la gente puede acercarse a ti porque todo está muy reciente, porque todos estamos sumidos en un *shock* emocional y así es más fácil que se produzcan los acercamientos. Sin embargo, luego todos siguen con su vida y les cuesta estar con personas que sufren a estos niveles tan inimaginables.

Las personas que menos imaginas son las que desaparecen de tu lado y, muy habitualmente, sin decir adiós. Sin motivos, sin razones aparentes, nada más que su miedo a la muerte y su ineptitud a la hora de arropar al sufriente. Todo ello, una vez más, fruto de una sociedad cobarde y egoísta llena de miedos y de inseguridades.

No sabemos vivir el dolor. Nadie nos enseña. Nadie quiere saber nada de la muerte en cualquiera de sus vertientes. Y la gran mayoría de las personas huye. Sin embargo, los padres en duelo ya no podemos huir. La muerte de nuestro hijo nos ha hundido y permanecemos en el sufrimiento más profundo, y de ahí es de donde debemos salir. Tienes que seguir luchando y esa lucha te provoca mucho desgaste y empiezas a contemplar la vida dura e injusta. Sigues en la batalla y es necesario vivir y sentir el dolor y no quedarte estancado en el rol de víctima, que, sin lugar a duda, te arrastrará a la depresión. No podemos quedarnos parados para siempre, enfadados y cabreados con el mundo, hay que luchar y plantarle cara al sufrimiento, viviendo intensamente el dolor.

Y es primordial hablar sobre la muerte porque no se contagia, hablar de la muerte no trae más muerte. La gente tiene miedo de hablarnos y tiende a evitarnos, tienen miedo de que les pase a ellos; la muerte no se transmite por hablar de ella o con las personas que están sufriendo una pérdida, pero sí nos hace más humanos. Gracias a mi dolor puedo ser más empática y compasiva con los demás, lamentablemente me tocó aprender tras este dolor tan exorbitado.

Mi hijo es mi razón para levantarme cada día y mi motivo para continuar sobreviviendo. Yo no tengo un angelito en el cielo, como también he tenido que escuchar, Darío es mi hijo. Soy la madre de Darío y eso nunca cambiará, nadie me lo podrá arrebatar. Soy su madre y sigo sintiendo amor por él, un amor diferente, que he tenido que aprender a experimentar de nuevo, sin tenerlo físicamente a mi lado, pero un amor grande muy grande, inmensa e infinitamente grande.

Por eso os invito a acercaros a esta realidad, a que despertéis vuestra curiosidad por este tema, a que os nutráis de todos los textos que existen y las experiencias que hayáis podido tener. Os animo a que no le deis la espalda y os instruyáis en la muerte para que deje de ser algo que os perturba y os genera miedo, antes de que sea demasiado tarde. Para que cuando llegue a vuestras vidas o a las de vuestros seres queridos, estéis preparados para afrontar la situación.

Aunque la sociedad se empeñe en escapar de la muerte, hay que tener claro que el duelo es un proceso natural a través del cual expresamos nuestro dolor y que este es el único camino para encontrar el equilibrio después de una pérdida.

Generalmente, las personas no dudan en decirte que has de seguir adelante, pero muy pocas personas se ponen delante de ti y te dicen: «Si necesitas o quieres llorar, hazlo». Hay que aceptar el dolor del otro y su forma de expresarlo. La empatía, la escucha activa y la aceptación incondicional sin juicios ni consejos deben ser los pilares en los que sustentemos nuestra supervivencia.

Cuando la muerte entra en tu vida, las personas que te rodean no saben cómo reaccionar y se embarcan en un comportamiento dirigido a intentar resolver tu dolor diciéndote un sinfín de barbaridades encaminadas a que te sientas mejor, pero que por desgracia provocan todo lo contrario. Los padres en duelo no necesitamos argumentos ni explicaciones, simplemente requerimos presencia y un acercamiento afectuoso que no anteponga el propio dolor al nuestro.

Y si queremos practicar con el mejor ejemplo, podemos fijarnos en los niños y en su manera de afrontar estas situaciones. Ellos no se enfocan en la pérdida ni en el futuro, se centran en la persona, en los momentos alegres compartidos, y siguen desplegando su amor por la persona fallecida, hablando cuando lo necesitan y mostrando su amor. Esta manera inocente, complaciente y compasiva debe servirnos como modelo de conducta, ya que ellos lo hacen todo con una intensidad afectuosa, ellos sí se centran en sus sentimientos. Aun así, la sociedad vuelve a mostrar su crudeza evitando que los niños estén presentes en estas situaciones.

7

LAS SOMBRAS

Además de lo ya descrito en los apartados anteriores sobre cómo nos encontramos los padres en duelo y cómo afrontamos el devenir del tiempo, existen otras cuestiones que debemos enfrentar en nuestro duelo y que tienen que ver con todo lo que acompaña a la pérdida de nuestro hijo, así como también los obstáculos que debemos superar en nuestro proceso.

Se trata, por tanto, de las sombras que nos acompañan en nuestra oscuridad desde que nuestra vida se apagó y nuestro mundo se vino abajo en un instante. Estas sombras permanecerán ocultas en los primeros momentos del duelo, pero irán apareciendo, a veces progresivamente, y en otras ocasiones irrumpirán bruscamente. En el primer caso nos dará tiempo a hacernos a la idea de lo que está por venir y podremos prepararnos para ello, mientras que en el segundo escenario su embestida puede ocasionarnos grandes recaídas de las que nos costará un grandísimo esfuerzo reponernos y alcanzar el punto en que nos encontrábamos antes de su aparición.

En este aspecto, existen diversos factores que van a ir configurando estos obstáculos y dotándolos de mayor o menor intensidad dependiendo de las circunstancias de la muerte, de la edad de nuestro hijo, del entorno que nos rodea, de nuestro anterior modelo de vida..., es decir, todo está relacionado con el momento de la muerte y la vida que vivíamos al lado de nuestro hijo.

La oscuridad nos arrastra a un submundo convulso donde todo se vuelve intimidante y desestabilizante. Nada se sostiene y reina un completo desequilibrio donde nos vemos atrapados en los abismos más profundos de nuestro ser y en completa soledad. Cualquier gesto o acción, por pequeña que parezca, atraerá las sombras a nuestra oscuridad en forma de frustraciones, miedo e inseguridad, e incluso, en ocasiones, se convierten en expresiones de rabia y odio.

Mientras permanecemos en la más absoluta oscuridad nos encontramos tranquilos en su quietud, pero la irrupción de las sombras hará que tengamos que estar en alerta porque ese silencio que caracteriza a la opacidad dominante de nuestros días comenzará a tambalearse y nos provocará temblores que debemos enfrentar para no derrumbarnos por completo.

No hay solución, no podemos evadirnos ni evitar la aparición de estas tinieblas, la única opción posible es enfrentarnos a ellas, hacerlas conscientes, aceptar su existencia y mirarlas de frente. Por el contrario, si decidimos evadirnos y mirar para otro lado, pueden volverse peligrosas y espantosamente destructivas.

Esta cruzada se perfila como dura y complicada, un terreno resbaladizo y arriesgado donde las caídas estarán prácticamente garantizadas y cuyo recorrido es únicamente apto para valientes. No hay atajos y, una vez más, el camino es la aceptación; por reiterativo que pueda resultar, es así, no podemos negar ni evitar lo que se nos viene encima, hay que aceptarlo. Debemos observarnos en cada lugar, en cada interacción, en cada situación que nos rodee, comprobar qué es exactamente, cómo nos hace sentir y dónde atisbamos una pequeña salida en forma de pequeños destellos de luz.

Necesitamos recurrir a nuestra capacidad para sacar a la luz nuestras sombras y potenciarla todo lo posible, al máximo de nuestra resistencia. Esta será la única vía para sanarnos y conseguir pequeñas treguas a lo largo de nuestro proceso. Es la forma que tenemos para hallar nuestra calma. Se trata, por tanto, de observar ese lado oscuro donde empiezan a aparecer esas sombras que nos amenazan, ser conscientes de cómo son y de qué contienen para posicionar nuestra atención en ellas, observarlas sin juicio y poder vencerlas.

El inicio de mi proceso del duelo estuvo marcado por un tiempo de parálisis, de ausencia de movimientos, de completa detención de las cosas y las personas. Un tiempo en el que todo se detuvo, todo se paró, todo cesó. Sin embargo, aunque yo no era consciente, es evidente que el tiempo no se detuvo, la vida continuaba desarrollándose, los acontecimientos iban sucediendo, todo el mundo avanzaba e iba dándole contenido a su existencia teniendo bien presente cada día del calendario. El tiempo no se detuvo para el resto, solo para mí.

La muerte de un hijo te libera de cualquier tipo de miedo, especialmente de los miedos a la vida en cualquiera de sus vertientes; ya no tienes miedo a enfermar ni a envejecer, no temes a tu muerte ni a la de tus seres queridos.

En mi experiencia y en este punto, cuando ya han transcurrido cinco años desde la muerte de mi pequeño, sé que después de haber atravesado el infierno inicial y sus meses posteriores, ese estado de paralización en el que me sumí me ha servido de mucha ayuda.

En mi casa encontraba el refugio necesario para poder hacer frente a mi proceso del duelo, tal y como he descrito en apartados anteriores, me rodeé de sufrimiento y dolor y conseguí aunar la fuerza necesaria para ir alcanzando pequeños momentos de tregua en que el sufrimiento me permitiera avistar un goteo de esperanza y confiar en que podía aprender a vivir de nuevo o incluso volver a caminar de nuevo. En esos momentos recuerdo que la fuerza, una vez más, solo la encontraba en mis hijos, en Darío y en su preciosa hermana Gabriela. Por ellos seguía adelante, muchas veces sin saber cómo. Por ellos, cuando todo parecía increíble y me retumbaba en la cabeza que lo que estaba viviendo no podía ser real, conseguía seguir respirando. Por ellos me vestía de heroína cada día para enfrentarme a las sombras que me acechaban sin piedad.

En mi caso, los grandes obstáculos y las mayores dificultades que debía afrontar, a los que me resistía y que me causaban un dolor añadido a la devastadora situación que de por sí estaba viviendo, se centraron en mi incapacidad para ver a otros niños, la sensación de parálisis y de vacío al no poder realizar las cosas que antes hacía con Darío, mi ceguera y rotunda negación para vislumbrar un futuro sin él y, en definitiva, la decepción absoluta con la vida unida a la falta de confianza por continuar viviendo.

LOS NIÑOS

Aún recuerdo el día que reunimos el valor suficiente para salir de casa y llevar a Gabriela a un parque una calurosa tarde de verano. Decidimos visitar un parque al que solíamos ir con Darío cuando él tenía aproximadamente dos años, bastante lejano a nuestro domicilio y que no era uno de sus preferidos; por tanto, allí había menos recuerdos, menos dolor.

Ese día, columpiando a Gabriela, había dos niños más en el mismo parque, y tanto Sergio como yo intentábamos dar la espalda a los niños que nos íbamos encontrando, no podíamos mirarlos de frente, dolía demasiado. En un instante, escuché a uno de los padres pronunciar el nombre de su hijo: Darío, lo llamó varias veces; esa voz retumbó en mi cabeza como si me estuvieran taladrando por dentro, como si los pequeños trozos que quedaban de mí pudieran romperse aún más, fragmentándose y volviéndome polvo, haciéndome sentir más frágil, más pequeña.

Los esfuerzos que hacíamos para poder ofrecer a Gabriela sus momentos de recreo y diversión se habían vuelto inalcanzables; cualquier pequeña situación o circunstancia, como la que os acabo de comentar, nos arrojaba de nuevo a nuestra realidad, a nuestra vida sin Darío, al infierno más aterrador. Esto es extrapolable a cualquier contexto o escenario que podáis imaginaros: una compra en un supermercado, un paseo alejado de nuestro entorno e incluso un desplazamiento en coche, daba igual, en cualquier situación podía darse el encuentro con algún niño que nos recordase que Darío no estaba con nosotros, que su hermana no podría verlo crecer ni admirar su belleza, su sonrisa, su manera de jugar, su delicadeza, su ilusión por la vida, su entusiasmo desbordante, sus abrazos, que eran capaces de alegrarte el alma.

También me sucedió, dando un pequeño paseo con Gabriela, cuando ella apenas tenía algunos meses de edad, caminando por una zona residencial un día de diario en que no debía haber mucha actividad, que me encontré de frente con un niño montado en un patín que venía a mi encuentro por una acera. Yo no vi escapatoria alguna, no podía girar hacia ninguna calle, y si volvía sobre mis pasos el niño me iba a adelantar igualmente. Se me vino la imagen de mi hijo montado en su patín por el Parque del Retiro, y ahí me desvanecí, me esfumé, me evaporé.

Al principio la idea de ver a otros niños me solidificaba el corazón, mi cuerpo temblaba y se volvía frío y sentía cómo me congelaba por dentro. Daba igual si los niños eran conocidos o no, al principio no podía ver a ninguno, y peor aún si tenían la edad de Darío.

Es un impedimento real que una vez más y a la ligera es juzgado por la mayoría de la gente. No es una opción o una decisión que se tome después de perder a un hijo. Cuando se muere tu hijo, existe una barrera, un límite real que hace que no puedas enfrentarte al hecho de estar cerca de cualquier otro niño, sea quien sea, familiar, amigo, conocido o un simple desconocido.

Por tanto, hay una parte de ti que te protege de esos escenarios, el miedo que te infunde el hecho de atravesar por ese tipo de encuentros te llena de una oscuridad en la que no puedes ver nada, en la que sientes que no eres nada, en la que te ves incapaz de respirar al lado de otro pequeño.

Pero la vida sigue y esos encuentros a veces se tornan inevitables e inesperados. Suceden al menor descuido, ves a un niño, oyes su voz o su risa o notas su presencia en un lugar próximo y te vas volviendo de acero para que nada pueda traspasarte, te proteges para no verte envuelta en estas situaciones. Te niegas y niegas la realidad, haces como si no estuviera ocurriendo.

Esta situación, aunque es transitoria, tiene una duración indeterminada. Y sin apenas ser consciente de ello, conforme van sucediendo y dándose este tipo de encuentros, conforme vas encontrándote con otros niños, al principio desconocidos, durante algún paseo o la compra en algún supermercado, en escapadas muy esporádicas de la fortaleza, tu hogar, donde las salidas son de emergencia y no por gusto, comienzas a atreverte a mirar, a mirarlos de frente. Y comienzan a llamarte poderosamente la atención determinados niños, sobre todo los que tengan algún parecido con el tuyo, con su pelo, su manera de vestir, de correr o de reír. Y ya no hay rechazo, hay ternura, nace de ti una gran ternura que no puedes exteriorizar, que te guardas en el pecho, en el corazón, dentro de ti. Así vas integrando esta parte de la vida y de la sociedad en ti. Pasando del rechazo y el absoluto dolor a una ternura que te llena de melancolía, de nostalgia, de anhelos.

La muerte de Darío provocó muchas reacciones a nuestro alrededor en sus amigos, en los niños que le conocían y le amaban, en todos aquellos con los que mantuvo algún tipo de relación y, por consiguiente, en las familias de estos pequeños. Desconozco cómo se trató el tema en la gran mayoría de los casos, entiendo perfectamente que es un tema delicado, pero con el tiempo, y según se fueron dando algunos de los encuentros que mencioné en el párrafo anterior, sí fui consciente de la reacción de estos niños. Pude ver cómo se daban dos tipos de comportamiento totalmente opuestos. Hubo niños que me abrazaban y me seguían hablando de Darío y hubo otros que ni siquiera me miraban a la cara. Comportamientos, como podéis comprobar, bien alejados el uno del otro y que, casi con toda seguridad, están relacionados con la manera en la que se abordó la muerte de mi hijo en estas familias.

No se puede negar que la muerte es parte de la vida y los niños también son conocedores de ella. Explicar a los más pequeños el fallecimiento de un amigo, de un pequeño, es una tarea muy complicada y delicada, y supongo que, por este motivo, a veces se intenta evitar dentro de las familias.

Lo cierto es que hay que informarlos de lo sucedido y decirles siempre la verdad. Hay que decirles que su amigo ya no está, que murió y que no van a poder verlo más, pero que siempre estará en su corazón, donde pueden guardar todos los recuerdos bonitos que hayan compartido juntos. Obviamente, debemos amoldar las palabras a la edad que tenga el niño para que entienda el mensaje que queremos transmitirle. No es necesario emplear metáforas complicadas que pueden confundirlo aún más y resultar contraproducentes. Las metáforas solo serán necesarias si el niño es demasiado pequeño, pero no deben ser enrevesadas. Decir que Darío es un ángel y está en el cielo puede ocasionarles mucha confusión y generarles otro tipo de cuestionamientos o preguntas que difícilmente podrán responderse utilizando la misma técnica de las alegorías o parábolas.

El gran error que hay que intentar evitar es huir de las posibles preguntas del niño e intentar normalizar la situación tratando de evitar nuestras emociones para ocultárselas a los niños. El mensaje que le puede llegar al niño en estos casos es que si sus padres no hablan de esto, es porque es algo malo o que no puede hablar de su amigo porque su familia se pone triste. No podemos aislar al niño de nuestras emociones porque ellos las perciben y, si no existen la comunicación y la confianza necesarias, todo se puede volver confuso. Ellos son conscientes del silencio y de la tristeza. El niño sabe lo que ha ocurrido y debemos ayudarle a gestionar sus emociones y mostrarle nuestra disposición a la hora de consolarlo y encontrar respuestas a sus preguntas. Debemos mostrarnos receptivos y estar pendientes de su comportamiento, darles mucho cariño y apoyarlos, tienen que saber que no hay nada malo en llorar, si es que esa es su manera de expresar su propio duelo.

Es un error intentar esconder la realidad a los niños y apartarlos de ella. Hay que enseñarles a gestionar su tristeza y las emociones que la pérdida de su amigo les ha ocasionado. En este punto, recuerdo el ejercicio que realizaron los niños en el colegio de Darío. Todos sus compañeros de las clases de infantil expresaron su amor por Darío a través de un dibujo canalizando todas sus emociones. En ellos se reflejaba una gran variedad de situaciones y, en la gran mayoría de ellos, Darío aparecía sonriendo y jugando, y en algunos de ellos se proyectaba la escena del accidente. También realizaron un pequeño acto para recordarle soltando globos y enviando besos y aplausos al cielo. Nos entregaron todos los dibujos y con el tiempo pude examinarlos y volver a observar los diferentes comportamientos que reflejaban, diferenciando las dos tipologías a las que hacía referencia antes.

Cuando el niño llore o manifieste verbalmente que echa de menos a su amigo, hay que decirle que lo que está sintiendo es tristeza y que es normal porque se querían mucho, porque compartían cosas, porque jugaban, en definitiva, porque eran amigos; de esta manera le estaremos ayudando a gestionar sus emociones.

En este sentido, es conveniente que los niños participen en los actos de despedida o asistan a las ceremonias que se hagan al respecto, ya que los ayudará a recolocar sus sentimientos. En recuerdo de Darío se organizaron diferentes actos, en el colegio y en su escuela de fútbol, y por nuestra parte organizamos el homenaje cuando se cumplió el primer aniversario de su partida. Fue un acto muy significativo al que asistieron muchos amigos de Darío y estuvieron bailando con las canciones que pusimos y llenaron la placa que colocamos en su honor de dibujos, flores y regalos. También hubo padres que acudieron sin sus hijos. No es coincidencia, estos niños son los que han manifestado un comportamiento más introvertido cuando se ha producido algún encuentro con nosotros. Estos niños han estado más retraídos, sin saber cómo actuar y prácticamente sin atreverse a mirarnos a la cara.

Creo que es conveniente que el niño integre a su amigo fallecido, que en su entorno encuentre las vías para expresar sus emociones, que se le facilite la vía para que lo recuerde con amor y eliminar sus posibles miedos. De esta manera estaremos normalizando la situación, proporcionándole los recursos necesarios para construir el mejor recuerdo posible de los momentos compartidos e impidiendo así que se genere algún tipo de bloqueo.

También es importante escoger el momento para comunicarles la noticia. No valen las prisas, no valen los momentos de ansiedad o de profunda desolación. Debería encontrarse un momento donde rija la máxima calma posible para que ellos normalicen la situación y no les cause desasosiego o miedo.

Cuando estemos abordando el tema de la muerte con un niño, especialmente si es pequeño, hay que explicárselo fácilmente y utilizando los términos que ellos puedan entender. Obviamente, la muerte de una persona cercana puede destapar sus miedos sobre su propia muerte o la de sus familiares, y mostrarán su preocupación hacia ello en forma de preguntas, pesadillas o llanto. En esta situación hay que arropar a los niños, hacerles saber cuánto los queremos y que todo el tiempo que estemos juntos vamos a cuidar de ellos, y que si nos morimos hay otras muchas personas que van a cuidarlos. Intentando cubrir sus preocupaciones, los miedos van a ir desapareciendo poco a poco.

En algunos de los libros que leí durante los meses posteriores al fallecimiento de Darío, vi que era muy común la idea de que los niños asumen la muerte de un modo muy diferente a como lo hacemos los adultos. Y pude comprobar por mi propia experiencia que esta idea es totalmente acertada.

Cuando comenzaron a darse los encuentros con algunos de los amigos de mi hijo, constaté que, en muchos de ellos, por suerte la gran mayoría, seguía existiendo un amor y un cariño imperecedero hacia él. Algunos niños me hablaban de él con una ternura inimaginable, incluso me relataban algún recuerdo que tenían. Hubo un niño que me abrazó y me dijo: «Yo te daré los besos que ahora Darío no puede darte». Qué maravilloso ejemplo para muchos adultos. He de confesar que tengo ese momento grabado en mi corazón y que, en momentos duros, ha sido un bálsamo que me ha aliviado el sufrimiento.

Ser conocedora de que mi hijo sigue presente en muchos hogares es uno de los grandes apoyos emocionales que he tenido durante mi proceso del duelo. Cuando alguna familia me decía que seguían hablando de él en casa, o recordando su cumpleaños, e incluso que habían colocado fotos de mi hijo en sus hogares, volvía a sentir con gran fuerza el amor que fue capaz de despertar mi hijo e irradiar en muchas personas, y esto conseguía calmar mi aflicción.

Me gustaría cerrar este apartado incidiendo una vez más en la actitud de algunos amigos y familiares que insistían para que viéramos a sus hijos. Sin ningún tipo de reparo, no dudaban a la hora de opinar y juzgar nuestra incapacidad de ver a sus hijos, argumentando un sinfín de sandeces, y acababan insistiendo en que cuanto antes diéramos ese paso, mucho mejor. ¿Mejor? ¿Para quién? Hubo personas que parecía que nos estaban haciendo responsables del dolor de sus pequeños, pero lo que no eran capaces de ver era su propia ineptitud para gestionar en el seno de su familia lo que le había sucedido a mi hijo. Es tremendamente penoso e incomprensible que, ante la situación que vivimos en mi familia, existan personas que, alimentando su egoísmo, hayan actuado de esta manera. Por nuestra parte, no encontraron ninguna explicación ni excusa. Nuevamente, el silencio reinaba en estas situaciones. No había nada que decir ni que hacer. Siendo muy consciente de que estas pretensiones únicamente nacían de sus propias necesidades, volvía a hacer un tremendo ejercicio de compasión hacia ellos, esperando que esos requerimientos cesasen cuanto antes y nos dieran el tiempo que necesitábamos para que sus deseos fueran posibles.

Seguimos viviendo nuestro duelo haciendo lo máximo que era posible en cada momento, y las reuniones o visitas con los pequeños amigos de Darío se fueron dando de manera fluida, sin buscarlo, sin pretenderlo. Fueron encuentros muy duros, sobre todo los primeros de ellos; faltaba mi niño, su sonrisa no lo invadía todo como antes, no se oía su nombre y no podía escuchar su risa ni verle jugar con sus amigos. No nos confundamos, este hecho no nos hacía más fuertes y tampoco ha de ser considerado como un gran paso en nuestra recuperación. Son momentos tremendamente duros y demoledores. En la soledad de casa necesitábamos llorar y gritar hasta rompernos por completo, y después, volver a tomar aliento para recomponernos nuevamente. Y he ahí la contradicción: mientras las personas que nos rodeaban pensaban que habíamos dado un paso de gigantes, nosotros moríamos un poco más por dentro.

Con el paso del tiempo, íbamos coincidiendo más con algunos niños con cuyos padres la relación era más asidua o periódica, y cada vez dolía algo menos, pero nunca deja de doler. El dolor y el amor siempre están presentes.

Hoy, después de cinco años sin la presencia de Darío, hay un nuevo sentimiento naciendo en mi corazón. Y digo «naciendo» porque creo que solo he plantado una diminuta semilla que espero germine y dé sus frutos. Ese sentimiento está relacionado con el deseo de ver a los pequeños que han compartido su vida con la de mi hijo, sus compañeros de colegio y amigos. Hoy, todos ellos ya han cumplido nueve años e incluso algunos diez. Mi sentimiento es muy esperanzador, sé que a su lado puedo sentir el amor que compartieron, sé que mi hijo sigue en sus corazones. Y espero que ese deseo en forma de sentimiento se pueda materializar porque tengo el convencimiento de que cerca de ellos no puede existir nada que me haga tambalear, porque siento que será el amor lo que nos mueva a abrazarnos sin temor.

Llegó un momento en el que entendí que mi limitación para estar con ellos podía suavizarse a medida que avanzara en la aceptación de la muerte de mi hijo, y así ha sido. Ahora solo confío en la vida y en los encuentros que se vayan dando de manera fluida y amorosa. Las miradas y los abrazos de estos pequeños, que compartieron parte de su vida con la de mi hijo, me hacen sentir armonía, me inunda un fuerte sentimiento de unión puro, libre e íntegro.

DESAPEGO Y CRISIS DE ABSTINENCIA

Otra de las situaciones por las que obligatoriamente debemos atravesar los padres en duelo está directamente relacionada con el hecho de que ya no puedes hacer las mismas cosas que hacías antes, cuando tu hijo estaba físicamente contigo. Los padres en duelo atravesamos una verdadera crisis de abstinencia, obligada y donde no tenemos opción ni capacidad de decisión. Así pues, todas las horas del día que ocupabas llevando y trayendo a tu hijo del colegio, a actividades extraescolares, cumpleaños, visitas a amigos, en definitiva, todas las ocupaciones que antes tenías en tu vida, son arrancadas de forma drástica y sin previo aviso. Ya no puedes ir a buscarle al colegio, ya no puedes llevarle a un cumpleaños de algún amigo o compañero, no puedes volver a verle jugar al fútbol o en sus clases de natación, no puedes despertarle por las mañanas ni prepararle el desayuno, no puedes preguntarle qué le apetece comer el domingo, no puedes sacar entradas para ir al cine con él, no puedes hablar con otros padres sobre los trabajos del colegio, las notas, celebrar comidas de fin de semana con ellos, ya no puedes salir de casa con él, no puedes prepararle un baño de espuma ni contarle un cuento deseándole buenas noches. No puedes hacer nada de lo que hacías antes con tu hijo porque ha muerto.

Y así, te ves obligado a practicar el desapego con todas las situaciones que antes llenaban tus días y tu vida entera, que hacías rodeada del amor de tu hijo, en que compartías con él cada momento de alegría. Sin opción, sin tiempo de reacción, sin posibilidad de adaptación, así, de esta manera tan aplastante y radical, dejas de existir. No puedes presentarte en la puerta del colegio porque tu hijo ya no te acompaña, no puedes ir a ningún cumpleaños porque a tu hijo no le han invitado, no puedes comprarle ropa para una temporada nueva porque él no está, no puedes hacerle su comida preferida porque no puede comérsela, no puedes lavarle la ropa porque ya no la ensucia, no puedes reírte con él viendo su película favorita porque tu hijo ya no está contigo, no puedes preparar la celebración de su cumpleaños y disfrutar de ese día porque él ya no va a cumplir más años.

Y debido a ese desapego, los padres en duelo nos sentimos desterrados de la vida, descuidados, destrozados, rechazados. Son sentimientos que afloran en esos momentos donde aparece la crisis de abstinencia. Como si hubiésemos dejado alguna droga dura de la cual éramos totalmente dependientes y los efectos de cuya eliminación tajante son todo tipo de reacciones y acciones que originan más dolor y sufrimiento si cabe.

El momento más feliz y deseado de cada uno de mis días era cuando íbamos a buscar a Darío al colegio. Siempre íbamos los dos, su padre y yo. Felices, nos encaminábamos hacia la puerta del colegio y caminábamos hasta su clase, orgullosos y ávidos de que se abriera la puerta del aula para buscar entre los huecos que esta nos permitía la preciosa cara de nuestro hijo, siempre sonriente. Y cuando pronunciaban su nombre, él se levantaba, recogía su silla, cogía su bolsa y salía a nuestro encuentro. No hay palabras para describir estos momentos. Yo siempre me agachaba para recibirlo, para darnos un abrazo, para decirle: «¿Cómo has pasado el día, campeón?». Él siempre contestaba: «Mu bien», y me abrazaba para salir corriendo después, y yo seguía su rastro de amor, su destello. Él siempre corría con el pelo moviéndose a su ritmo, con un movimiento perfecto, y yo le decía: «Darío, espérame, espéranos». Él siempre hacía la misma parada. Se detenía en la esquina del colegio, esperándonos para darnos un gran susto, y nosotros, día tras días, nos asustábamos con el mismo entusiasmo que él empleaba para gritarnos: «Uhhh». Qué maravilla y cuánto amor. Respirábamos amor. Desde su muerte, cuando visito ese lugar y me detengo en esa esquina, puedo comprobar que sigue oliendo a amor. Sus vivencias, su entusiasmo y su sonrisa permanecen allí.

Todos los momentos compartidos con mi hijo me fueron arrebatados sin ningún tipo de clemencia. Yo intentaba poner palabras al dolor que me provocó no poder seguir acompañándolo en su vida y nos las encontraba. No existían. El dolor es tan fuerte que todo se nubla, no puedes ver nada, no quieres ver nada. Solo sabía que el sufrimiento que tenía era el dolor más terrible que se puede experimentar. Pero permaneces cerca de él porque te aproxima a tu hijo. Siempre estaba pendiente del reloj que me indicaba si era la hora de llevarlo al colegio o de recogerlo, si era lunes o miércoles para llevarlo a su entrenamiento de fútbol, o si era martes o jueves para llevarlo a la piscina, y llegaban esas malditas horas y yo me quedaba inmóvil, no sentía ni siquiera mi respiración, me convertía en una estatua de piedra fría y sufriente. Y pasaban los meses y yo seguía mirando mi reloj. Y pasaban los años, cambio de curso, y pensaba en que ya estaría en el último curso de infantil, en el primero de primaria, segundo de primaria, pero nada era real. Darío no seguía yendo a sus clases, no venía con el babi sucio a casa, no me decía si se había comido la fruta en el comedor, no marcaría ningún gol ni se haría más largos en la piscina. Son pensamientos muy destructivos, pero necesarios e inevitables para los padres que hemos perdido a un hijo, nos agarramos a cualquier cosa que nos acerque a ellos, no podemos ni queremos olvidar absolutamente nada.

Con el tiempo entendí que esas vivencias sí que habían sido reales y eran mías, eran nuestras. Lo que había vivido al lado de mi hijo nadie me lo podía arrebatar, fueron los cuatro años, tres meses y veintidós días más felices de mi vida. Y me esforcé en sentirme agradecida por ello, agradecer a mi hijo todo lo vivido, darle las gracias por cada sonrisa, cada beso, cada caricia, cada abrazo, cada mirada, y por todo lo que compartimos. Modifiqué mi conducta en ese aspecto, cambié los recuerdos y los posibles escenarios que me infligían dolor por el amor compartido, la satisfacción y el honor de haber sido y ser, por y para siempre, su madre.

CAPACIDAD PARA PLANIFICAR EL FUTURO

Cuando el sufrimiento va cediendo y aflojando su intensidad, las emociones comienzan a darte una tregua y se vuelven menos dolorosas. Es en ese momento cuando puedes plantearte la idea de realizar un intento de reconstruir tu vida. Comenzar a juntar los pedacitos en los que te has convertido, analizando qué partes de las que aún quedan en ti te sirven y cuáles no. Se trata de reconocer que existen segmentos de ti con los que te puedes quedar y que puedes aceptar nuevamente en tu vida, permitiendo que permanezcan y otorgándoles un nuevo lugar, y otros que debes desterrar para siempre de tu existencia. Se trata, pues, de reconocer qué fragmentos de tu ser permanecen ahí para ayudarte a continuar y qué piezas provocarían tu derrumbe una y otra vez, y actuar en consecuencia.

A pesar del estado en el que nos encontramos, débiles, vulnerables y literalmente rotos, somos capaces de hacerlo, es como si desarrollásemos un sexto sentido que nos responde claramente a todos estos interrogantes, y no vacilamos ni titubeamos. No dudamos de nuestras respuestas. El único requisito que debemos reunir para enfrentarnos a este nuevo reto es el valor. Hemos de ser valientes para iniciar este nuevo proceso, para comenzar a efectuar estos cambios que serán necesarios para que la recuperación vaya apareciendo en nosotros, aunque sea en pequeñas dosis. Se inicia así una reparación necesaria después de habernos despedazado en diminutas partículas, el rescate de lo que aún queda de nosotros que merece la pena ser reconstruido. Eso no supone la superación de lo sucedido, pero sí una mejoría en nuestro posicionamiento ante la muerte de nuestro hijo.

Cuando murió mi hijo, toda la realidad que construí en torno a él desapareció de golpe. Mi vida ilusionante encaminada a que él fuera feliz imaginándome cómo crecería, qué momentos íbamos a compartir juntos, cómo se iría formando su personalidad..., se truncó para siempre cuando falleció. El hecho de pensar en un posible futuro con nuevas ilusiones o proyectos futuros era imposible. No lo podía imaginar, y menos aún admitir. No podía permitirme gozar del derecho a rehacer mi vida. Al menos no como lo había hecho hasta entonces, focalizando mi posible felicidad en personas, proyectos o viajes. El camino no consistía en materializar cosas en el exterior, debía enfocarme en mí. Nuestra planificación ahora no es hacia fuera ni hacia un futuro. Debe ser en nuestro interior y en el momento presente, aquí y ahora.

Por tanto, puedes y debes hacerlo, o al menos intentarlo. Intentar reconstruirte y comenzar un proceso de transformación, convertirte en otra persona diferente. Debes permitirte vivir desde el corazón, vivir lo que verdaderamente sientas que merece la pena. Debes ser contundente y eliminar cualquier residuo de tu anterior vida que te provoque un dolor y un sufrimiento innecesarios. Ese es el camino que te permitirá seguir adelante y rodearte de esperanza al ir comprobando que das pequeños pasos hacia tu resurgir, que consigues diminutos avances hacia tu renacimiento, insignificantes al principio, pero progresos al fin y al cabo.

El primer paso, cuando ese desconsuelo ha decaído y te permite respirar con mayor tranquilidad, es que vivas la pérdida desde el amor y no tanto desde el sufrimiento. El amor hacia mi hijo siempre está y siempre estuvo presente. Llega un día en el que puedes decidir alimentarte de ese amor y no darle la espalda. Es ese amor, precisamente, el que te puede permitir empezar a construir algo nuevo. El dolor te acompañará siempre, pero en estos intentos sobrehumanos por seguir adelante y aprender a vivir de nuevo, ya no te paraliza, camina a tu lado y te permite continuar.

Continuar sumando días en tu calendario, sin rumbo y sin propósitos, sin sueños ni proyectos futuros, sin un plan de ruta que te oriente hacia dónde debes dirigirte. Simplemente continúas en la vida. El hecho de dotar de algún tipo de sentido tu permanencia aquí, enfocándola en un futuro, es un imposible. No existe nada a lo que aferrarte, no hay nada que pueda interesarte, nada que capte tu atención, rotundamente no hay nada.

La vida ha cambiado, ya no tiene el mismo valor, ya no le damos el mismo sentido y, por eso, tampoco nos preocupa planificar nuestra vida vislumbrando un posible futuro, independientemente de cómo nos lo imaginemos. Puede estar lleno de luz o podemos visualizarnos en esta oscuridad tan profunda y tenebrosa para el resto de nuestros días.

Pero no debemos preocuparnos por ello. Lo único verdaderamente importante es seguir caminando y respirando, llenando nuestros pulmones y expulsando todo el aire, siendo conscientes de que seguimos aquí y que aquí debemos permanecer buscando la paz y la tranquilidad necesarias para poder sobrevivir.

La calma será nuestra gran aliada para permanecer en la vida y a través de ella vivir el amor de nuestros hijos y hacia nuestros hijos, ser capaces cada día de sentirlos en cada poro de nuestra piel. Siempre presentes y amorosos.

El segundo paso que podemos dar es reconocer el punto de partida, desde el cual empezar a caminar nuevamente enfocados en nuestro renacimiento. Hay que reconocer qué tipo de trayectoria vamos a seguir, qué camino vamos a comenzar a transitar.

Es un camino hacia dentro, hacia nuestro interior, hacia la parte más profunda que podamos identificar en nosotros. No habrá nada fuera que te devuelva la esperanza y la ilusión, pero hay muchos rincones dentro de ti que te aportarán, que te convencerán, que te gritarán fuertemente que es posible. Es posible seguir y continuar. Es posible darse otra oportunidad, perdonarse, amarse y vivir de nuevo.

Y es un camino que no sueña con el futuro ni se queda paralizado ante el pasado. No hay un futuro que te devuelva la felicidad, aunque se cumplieran todos tus sueños, porque tu hijo ya no está, no merecerá la pena porque tu hijo ya no está. No puedes paralizarte por el pasado porque ya has aceptado lo ocurrido, sabes que tu hijo no volverá a estar contigo físicamente.

Cuando llegues a este punto, cuando te convenzas y estés seguro de esto, este será el punto de partida para iniciar tu liberación, para ir reparándote, para ir mimando todas tus heridas, dándote calor y amor. Proporcionándote el consuelo que antes te habías negado, lo harás de manera cuidadosa y sabiendo que estos bálsamos de amor no cerrarán tus heridas, pero sí las aliviarán porque son la mejor medicina, la que nace de ti, de tu capacidad para amarte y cuidarte, en definitiva, de tu amor.

Por tanto, es un camino que te sitúa en el momento presente. Permaneces en el ahora. Solo importa el ahora. Los besos que seas capaz de dar y recibir, ahora. Las lágrimas que puedas derramar, ahora. Los abrazos que quieras compartir, ahora. Todo aquello que tome forma en tu vida será ahora. No hay después ni más tarde ni en otro momento. No existe el condicional para referirte al pasado, de tal forma que tus escondites, en forma de «si hubiera hecho esto o aquello», dejan de existir en tu vocabulario y en tu vida. Empiezas a vivirte en el ahora. Todo se convierte en un eterno presente, en un permanente ahora. Es este momento, no en el que ya pasó o en el que vendrá, es únicamente este momento, el único capaz de hacerte sentir vivo y presente, consciente y atento.

No hay planificación futura posible, no hay pasado que continúe paralizándote, y, sin embargo, hay vida. Tu vida. La vida que aflora dentro de ti. Tu esencia. Tu parte más profunda. La que sabe lo que has sufrido y lo que has amado, la que conoce lo que sigue llenándote de dolor y la que sabiamente reconoce todo tu amor.

Si eres un padre o madre en duelo y aún no te has permitido dar este paso, hazlo. Sabes, debido a todo el sufrimiento que llevas a cuestas, que no tienes nada más que perder, que no hay gotas que colmen tu vaso de sufrimiento, que llegaste al máximo y que aquí sigues. Por eso te animo a situarte en este nuevo escenario y con un nuevo guion para que lo representes como tú decidas, tomando tus decisiones ahora, en este momento, no posponiendo tus vivencias para después o para otro momento. No lamentándote ni castigándote porque debiste hacerlo antes. Si sientes dentro de ti que debes llorar, hazlo ahora. Si sientes en lo más profundo de ti que es momento de reaccionar y de despertar de esta pesadilla, hazlo ahora. Si sientes que necesitas gritar para vaciar ese peso que llevas dentro, coge una almohada y grita fuertemente contra ella, y hazlo ahora.

No va a cambiar nada fuera, todo y todos van a permanecer como lo están haciendo. Las personas que te abrazaron en su día y lo siguen haciendo permanecerán. Las personas que se fueron sin decir adiós no volverán de repente. Las situaciones que te dañan profundamente seguirán esperándote. Y todo lo que conforme el exterior, personas, situaciones o cosas, seguirán con su ritmo, en sus vidas, en sus entornos, con sus problemas, sus proyectos, sus sueños, sus decepciones, sus enfados, sus miedos. Y eso ya no va contigo. Donde no hay proyectos, no hay miedos por conseguirlos o no; donde no hay sueños, no hay decepciones ni enfados. Y así con todo lo que suceda en ese exterior que ya empiezas a sentir, por primera vez en tu vida, como lo que es, ajeno a ti, externo, hacia fuera.

Pero hay algo que sí cambia y cuyos resultados pueden resultarte muy beneficiosos, y es tu posicionamiento, la manera en la que te sitúas nuevamente hacia el exterior, con tu mirada puesta en tu interior y en el momento presente. Desde ahí, puedes exponerte de nuevo y contemplar lo exterior desde otra perspectiva muy diferente, menos dañina, y con ese cambio de percepción del exterior, todo lo que en él sucede también provoca grandes cambios en ti. Y las reacciones que ese exterior provoquen en ti, eso sí que te garantizo que cambiará, porque tú te has transformado, porque no miras con los mismos ojos, porque no pones tus expectativas en él, porque ahora tu mirada está centrada en ti.

Y cuando te encuentras aquí, encarnando a un nuevo personaje en una obra que va a comenzar, cuando te has permitido darte otra oportunidad, cuando has empleado tus fuerzas en reconocerte, reconstruirte y comenzar a vivirte y a amarte, no volverás atrás. Permanecerás y avanzarás a tu ritmo, que será lento y con demasiadas paradas, pero no volverás atrás, porque realmente comprobarás la diferencia entre estar atormentado por lo que te viene de fuera y la tranquilidad de vivir desde tu interior.

Serás capaz de contemplar la vida desde otra posición, ya no te alterarán ni te enfadarán esas conversaciones incómodas en que las personas con toda su buena intención te hablan de sus problemas o de los problemas con sus hijos, o de sus viajes, de sus trabajos, de sus atascos, o lo que sea que digan para salir airosos de esos momentos que comparten contigo y en los que el dolor lo empaña y empapa todo. Ahora lo contemplas y no permites que te afecte, y todo se va recolocando según vayas practicando esta manera de estar en la vida. Según vayas practicando este posicionamiento y afianzándolo cada vez más y más, según lo hagas tuyo y ya no haya ningún resquicio de lo anterior en ti, en ese preciso momento todo cambia.

Cambian tus percepciones y con ellas tus acciones y reacciones. Todo se volverá armónicamente más saludable, más benévolo, más solidario para ti. Te estás permitiendo SER y con ello vas forjando ese camino y llenándolo de lo que sientes que te fortalece y no te hace sentir dolor. Es como si dieras con la tecla de la temperatura del agua perfecta e idónea para ti, y sabiendo que nada ni nadie logrará enfriarla o calentarla a su antojo. Solo tú puedes hacerlo, solo tú has sido capaz de conseguir ese oasis de paz, a tu gusto, a tu manera, permitiendo levantarte del abismo, buscando un poco de luz que te oriente hacia una salida, encontrando un aire nuevo para respirar y atreverte a comenzar a caminar de nuevo.

Existen algunas herramientas que te ayudan en este proceso, o que al menos a mí me han ayudado a hacerlo, y están relacionadas con la meditación. Yo había practicado alguna técnica meditativa antes de la muerte de Darío, aunque no había sido constante ni me lo había tomado nunca en serio. Como ya he comentado anteriormente, a los pocos meses de la muerte de Darío comencé a leer todo tipo de libros y a una gran velocidad; en muchos de ellos se hablaba de los beneficios de la meditación en las personas en duelo. Yo no conseguía entender en qué podía ayudarme, pues estar en silencio podría resultar aterrador debido al grandísimo sufrimiento, angustia, dolor y ansiedad que sentía. Pero a pesar de todo lo que mi mente me decía, poniéndome impedimentos para no intentarlo, comencé a practicar la meditación. Hay muchos autores, libros, vídeos en YouTube, que pueden facilitarte la práctica de esta técnica, pero, por mi experiencia, he de decir que es algo muy personal y que va evolucionando conforme vas practicando. Es algo que va desarrollándose contigo, que te va aportando poco a poco, a tu ritmo. Lo único que debes hacer es ser constante y permanecer atento a las señales que se vayan produciendo en ti.

Al principio entendí la meditación como un espacio indeterminado de tiempo en el que permaneces atento a lo que sucede a tu alrededor, intentando aquietar la mente y no tener juicios de ningún tipo. Poco a poco, fui dándome cuenta de que eso no suponía nada más que el inicio y que es una maravillosa herramienta para conseguir la paz y la tranquilidad que tanto ansiamos los padres en duelo. Es por ello por lo que, en un capítulo aparte, hablaré más de este tema, facilitándote algunas herramientas prácticas y consejos que personalmente me han ayudado y han convertido este tiempo dedicado a la meditación en algo constructivo que ha contribuido, y sigue haciéndolo, a los pequeños bienestares que tengo hoy en mi vida y que soy capaz de experimentar en algunos momentos, que me aportan paz y me van acercando a la calma tan necesaria para nuestra supervivencia.

CONCLUSIÓN: DECEPCIÓN CON LA VIDA

Cuando se muere un hijo, los padres nos quedamos en un estado de absoluto desconcierto y desamparo que nos provoca el hecho de seguir vivos. Según van pasando los días, las semanas, los meses o los años desde su muerte, seguimos negociando con esta idea, seguimos mirando al cielo y gritando con todas nuestras fuerzas: «¿Por qué no morí yo?». La vida se vuelve un lugar extraño, ya no es acogedora ni garante de nuestra felicidad, sino más bien todo lo contrario. No hay salida ni un recorrido rápido ni fiable para salir de semejante sentimiento o sensación porque es más que eso, es un convencimiento real y contundente, es una certeza: los padres en duelo sabemos que nada volverá a ser como antes.

Comienzas a entender que lo que realmente importa, lo que verdaderamente es real y por lo único que merece la pena luchar es por algo que hasta ahora había sido ajeno a ti, a tu manera de estar en el mundo sometida a un sinfín de situaciones y personas que te mantenían deambulando por la vida como un muñeco de trapo más, sin ser consciente de nada ni de nadie, sin elegir nada de lo que hacías y creyendo todo lo contrario, creyéndote dueño de tu vida, cuando era la vida la que te llevaba a ti. Ahora simplemente no vives en la preocupación, solo te ocupas, vas llenando tu vida, que se ha quedado vacía, con cometidos que realmente merezcan la pena.

Por tanto, esta decepción con la vida es un impulso y un motor para continuar, aunque parezca *a priori* contradictorio; esta decepción con la vida es una de las vías que posibilitan un cambio en tu percepción de ella y, por tanto, una continuidad, una oportunidad de ir modelando de nuevo cada rincón de tus días y de todo aquello que va a ir aconteciendo acorde con tu nueva manera de percibir la vida y de permanecer en ella. Todo ello sucede como mágicamente, como un regalo y se va convirtiendo en algo firme y sólido, y comienzas a experimentar esos momentos de paz al ser consciente de lo que dejas entrar en ti y de lo que no.

8

EL PRIMER AÑO

Intentar resumir lo acontecido durante el primer año desde la muerte de Darío es misión imposible por el hecho de que, tal y como ya he mencionado en más de una ocasión, el tiempo se detiene y no existe una continuidad ni en el paso de los días ni en tu vida. Todo se paraliza y no puedes escapar de esa parálisis. No sabes en qué día de la semana vives ni si ya se ha cambiado de mes o de estación. Simplemente respiras.

Al principio las personas, amigos, familiares, compañeros, etcétera, te visitan con cierta asiduidad. Con el paso de las semanas y los primeros meses, la frecuencia de este tipo de encuentros decae considerablemente. Y si bien es cierto que cuando las visitas son frecuentes, consiguen distraerte de la pérdida tan profunda que estás viviendo, de la misma manera, cuando su frecuencia disminuye, empiezas a ponerle cara al sufrimiento y al dolor y a reconocer que estos ya se han vuelto compañeros permanentes en tu vida.

Sin embargo, nada evita que te enfrentes a la soledad de la noche, a esas noches largas, interminables, que se convierten en los momentos más difíciles de soportar.

Aunque con el paso del tiempo te acostumbras a vivir en ese estado permanente de dolor y sufrimiento, estos pueden manifestarse con toda su fuerza en el momento menos esperado. Y es ahí cuando literalmente te rompes por dentro y por fuera. Da igual cuánto tiempo haya transcurrido y cuál haya sido el detonante de esta situación en que estallas de nuevo en numerosos pedazos, haciéndote cada vez más pequeña.

No obstante, hay acontecimientos o eventos que particularmente quedan grabados en ti, son los momentos más difíciles, en los que se incluyen las fechas especiales, esos días del calendario que quedarán marcados a fuego por siempre en tus entrañas. Su cumpleaños, el día de su muerte, las Navidades, incluyendo la noche de Reyes, que ha perdido toda su magia, el Día del Padre o de la Madre, las vacaciones, el comienzo del nuevo curso, días que ya no serán vividos en su compañía, gozando de la alegría que antes los caracterizaba y lo envolvía todo. Ahora son momentos duros que debes atravesar. Por un lado, no quieres que esas fechas se aproximen porque sabes que te van a oprimir, dejándote solo un hilo para que pueda pasar el aire y seguir sobreviviendo; por otro, te autoinfliges más dolor y deseas permanecer en ese día sufriendo hasta el extremo.

Inevitablemente, esas fechas llegarán por primera vez dentro del primer año desde la muerte, pero después de ese primer aniversario volverán cada año para avivar tu dolor, acrecentar tus recuerdos y poner tu mente y tus emociones al límite. Los padres en duelo no podemos escapar de estos días del calendario que nos marcarán por siempre. Poco a poco, asumiremos que forman parte de nuestra historia, de nuestra realidad, y unido al progreso en nuestro proceso del duelo, podremos ir añadiendo nuevos colores a estos días y no únicamente el negro que lo invade todo durante el primer año.

FECHAS SEÑALADAS

De manera recurrente escuchábamos a la gente de nuestro alrededor decir que cuando pasara el primer año nos iríamos encontrando mejor porque ya habrían pasado las fechas importantes. Según esta creencia, al transcurrir un año de la muerte de Darío, ya habríamos vivido esas fechas destacadas sin él, pero esta idea es totalmente errónea. La realidad es que no puedes vivir sin él, te encuentres en la fecha en la que te encuentres. Desde que se fue, para nosotros cualquier día era igual que el anterior e idéntico al que estaba por llegar. No había nada que vivir. Nos encontrábamos sobreviviendo.

Sin embargo, estos días causan un intenso dolor y es inevitable que lleguen porque están marcados en un calendario. Y te tienes que enfrentar a ellos, resistir el sufrimiento añadido que te originan y seguir respirando.

De esta manera llegó el cumpleaños de Sergio, e irremediablemente recuerdas el anterior, la alegría con la que felicitó a su padre y le cantó cumpleaños feliz. Sabes que esos momentos los tienes en un vídeo que hiciste en ese momento, donde reinaba la felicidad en tu hogar. Pero el simple hecho de pensar en buscarlo e intentar reproducirlo te paraliza por completo. Ese día reinó aún más, si cabe, el silencio; no había pasado ni un mes desde la muerte de Darío y teníamos bien presente cómo disfrutaba estos días, la visita de amigos y familiares, los regalos, la música, la tarta. Su padre y yo nos mirábamos siendo conscientes de que lo que habitaba en nosotros era el mismo anhelo, contemplar su sonrisa y su felicidad.

También llegó el primer verano sin él, y sabes que no le podrás ver más disfrutando de la playa o de la piscina. No podrá divertirse en sus vacaciones. No le verás despedirse de sus compañeros del colegio, salir con sus trabajos del último trimestre ni con las notas de sus profesores. Eso no sucederá ni ese primer año ni ningún otro. Este primer verano no hubo viajes, piscina, sol ni playa. No hubo nada. Nosotros continuábamos respirando.

Llegó el inicio del nuevo curso, cuando Darío tendría que haber cursado tercero de Infantil. No pudimos preparar ese día con el entusiasmo de los años anteriores. No hubo compras, no hubo reencuentros ni con sus compañeros ni con su profesora. Pero ese día, celebrado por muchos padres como un gran día porque por fin empieza el colegio y se liberan de sus hijos, para nosotros fue vivido con especial ternura y dando las gracias a Darío por todos los buenos momentos que nos proporcionaba recordar todo lo vivido en el colegio y el amor que dio y recibió de sus profesores, compañeros y amigos.

Llegó mi cumpleaños y solo deseaba sentirle con fuerza dentro de mí. Ese día pasó y yo seguí respirando. Estuvimos rodeados del mismo silencio que nos acompañó meses atrás en el cumpleaños de mi marido. Nos mirábamos y sabíamos lo que sentía el otro, éramos capaces de reconocer el dolor en el otro. Saber que nos sobraban los años, que con la muerte de Darío nos habían caído de golpe más años de los que estábamos cumpliendo. Y no importaba nada, solo seguir respirando.

Y llegamos al 2 de diciembre, día en el que nuestro campeón cumplía cinco años. Recuerdo que recién cumplidos los cuatro años, Darío siempre me decía: «Mamá, pronto voy a cumplir todos estos años», y abría su mano derecha con todas sus ganas mostrándome los cinco dedos. Darío tenía prisa por vivir, experimentaba cada día al máximo, pero en su cumpleaños brillaba de manera aún más especial. Este año no estaba él. Ese día, su hermana, su padre y yo visitamos todos los lugares donde Darío había celebrado sus anteriores cumpleaños: su guardería, su colegio, su parque, y fuimos dejando margaritas en todos esos lugares en señal de nuestro amor por él. También quisimos que se le recordase en su clase del colegio e hicimos un pequeño cuento para que su querida y apreciada profesora se lo leyera a sus compañeros:

La sonrisa de Darío

Somos los papás de Darío y os queríamos contar

algo que cuando cerramos los ojos y pensamos en el cumpleaños de Darío y en vosotros, él nos ha pedido que, por favor, os digamos. Dice así:

Ya ha llegado el mes de diciembre, y con él, mi cumpleaños. Quiero que este día sea de celebración y de alegría, cada uno de vosotros como lo sintáis, siempre desde lo más profundo de vuestro corazón. Podéis cantar, reír, jugar, acordaros de algún momento vivido conmigo, y así, al recordarme, siempre estaré en vuestros corazones. Nunca dejéis de sonreír, sonreídle a la vida. ¿Os acordáis de mi sonrisa? Siempre estaba conmigo y aún me sigue a todas partes.

Chicos, ahora sé que todo lo que existe, todo lo que hay y todo lo que es ES AMOR. Si cerráis los ojos podemos seguir jugando juntos. Imaginaos que podemos girar y girar, y llegaréis a sentir como las risas y las carcajadas aparecen cuando damos vueltas y vueltas. Podemos sentir como se funden nuestros colores después de tantas vueltas como hemos dado y esos colores también somos nosotros y representan la alegría de vivir, la alegría de sentir y mi agradecimiento. La gratitud de haberos conocido y por haberme sentido tan querido a vuestro lado.

Quiero que sigáis jugando, y hoy hacedlo por mí y conmigo.

¿Sabéis lo que me gusta hacer ahora? Me gusta ver las estrellas en el cielo, contemplarlas y admirarlas. Hay muchas, demasiadas, nunca puedo acabar de contarlas todas, siempre me entretengo con alguna porque son todas tan bonitas.

Alguien me ha dicho que las estrellas pueden hacer que se hagan realidad nuestros sueños, pero hay que cumplir una condición muy importante. Si os la cuento, ¿me guardaréis el secreto?

Os lo diré bajito: los sueños deben ser deseos que salgan directamente de vuestro corazón.

Pienso que si todo el mundo soñara de esta manera, solo habría risas y felicidad, todas las personas tendrían un brillo especial en sus miradas y con sus sonrisas irían contagiando la alegría por todos los sitios. ¿A que sería maravilloso?

Hoy podemos hacerlo juntos, antes de iros a dormir podéis pensar en mí, buscar una estrella en el cielo y luego cerrar los ojos y pedir un deseo, desde lo más profundo de vuestro corazón. Así vuestras vidas van a ser más y más divertidas y llenas de alegría, felicidad y paz.

No dejéis de soñar, pues en sueños podemos seguir jugando juntos, podemos seguir riendo, podemos seguir bailando.

Recordad: solo me adelanté un poquito en el tiempo, en mi viaje, que continúa cerca, muy cerca de todos y cada uno de los que me habéis querido y seguís haciéndolo. Muchos besos y abrazos.

Os quiero.

Se lo enviamos a Cristina, su queridísima profe, con la esperanza de obtener una respuesta afirmativa a nuestras pretensiones, deseábamos que pudiera y quisiera leérselo a sus compañeros. Y ella accedió. A los pocos días nos contaron que había sido muy bonito y que todos los amigos y compañeros de Darío habían escuchado atentamente y disfrutado mucho de este pequeño texto, hecho con todo nuestro amor. El 2 de diciembre, el día más feliz de mi vida porque me convertí en madre de un hijo maravilloso que me colmó de amor, se convirtió en el año 2018 en el día más triste de mi vida. Ese día sentí la tristeza máxima, con una intensidad a la que no se le puede poner palabras. Una tristeza vivida hasta el extremo, a pesar de haber reunido todas las fuerzas disponibles para que mi hijo, estuviera donde estuviera, pudiese comprobar que su madre seguía adelante y derrochando amor por él cada segundo. Tristeza y amor fueron los dos sentimientos que me invadieron ese día. No hubo nada más.

Llegaron las primeras Navidades sin él, y esos días se convirtieron en una época especialmente dolorosa porque su ausencia lo llenaba todo. Y no hicimos nada, vimos pasar los días en casa sin saber ni querer reconocer el día en el que nos encontrábamos. No hubo cena de Nochebuena ni comida de Navidad, no celebramos el Fin de Año ni el comienzo del siguiente. No pudimos hacer nada, simplemente continuar sobreviviendo por nuestra pequeña. Por ella sí que intentamos sonreír, y no le faltaron sus regalos de Papá Noel y de los Reyes Magos. Fueron momentos muy dolorosos que pudimos superar gracias a la compañía de nuestra hija.

Como ya os he comentado, en esos días escogí varios juguetes de Darío y se los fuimos entregando a sus primos y amigos. Hoy por hoy no sé de dónde pudimos sacar las fuerzas para hacerlo. Lo que sí sé es que fue el primer momento en el que nos atrevimos a ver a sus amigos, a abrazarlos, a besarlos, y a hacerlo por nuestro hijo. Fue especial, y así lo vivimos. Nos inundó el corazón de tristeza, pero, a la vez, volvimos a sentir el amor de nuestro hijo en cada una de las sonrisas de estos pequeños.

En febrero llegó el primer cumpleaños de su hermana. Otro día que te hace sufrir con una especial intensidad y en el que deseas que tu hija disfrute de su momento y poder acompañarla con alguna sonrisa. Ese día estuvimos en casa acompañados de algunos amigos que quisieron estar con nosotros y darle a Gaby la alegría que la vida le había arrebatado drásticamente. Se disfrazó, tuvo su tarta de cumpleaños elaborada con muchísimo amor por una gran amiga, su vela con el número uno, su canción de cumpleaños y sus regalos, y mi hija brilló con su propia luz. Por mi parte, yo tenía a Darío presente en cada momento, le hablaba desde dentro, le decía: «Mira qué mayor tu hermana, qué preciosa es y cómo se ríe. Se está haciendo mayor, Darío, allí donde estés cuida de ella, nunca te olvides de ella». Sé, en lo más profundo de mi ser, que mi hijo me escuchó y bailó con su hermana.

Y llegó el mes de marzo, en el que se cumplió un año de la marcha de Darío. Sobrevivimos al primer año. Si os dijera que después del 24 de marzo de 2019 todo cambió os estaría engañando. No cambia nada. El 25 de marzo todo seguía igual. Había pasado el primer año, ese que para muchos suponía el principio de algo diferente, la ruptura con el sufrimiento, la frontera hacia algo menos doloroso. La realidad que vivimos los padres de un hijo que no está físicamente a nuestro lado es bien distinta. Hemos sido capaces de soportar esas temidas fechas, pero no sin esfuerzo. Hemos tenido que sacar fuerzas de donde ya no quedaban reservas, hemos peleado con la vida de manera constante, hemos seguido en pie cuando no éramos ni conscientes de las heridas tan profundas que atravesaban nuestro ser, hemos seguido respirando contra todo pronóstico.

Después del primer año no sucede nada milagroso que reemplace nuestro sufrimiento. No aparece ningún sustitutivo de este que te ponga las cosas más fáciles. El camino que estamos recorriendo y que aún nos queda por andar sigue siendo igual de pedregoso, fatigoso y abrupto. No existe el antes y el después. Después del primer año debemos seguir luchando, por nosotros, por el sufrimiento soportado y por nuestros hijos.

Cuando entras en el mes de su muerte y se va acercando el día en que se marchó, todo se remueve. Comienzas a revivir los últimos momentos compartidos en los días previos a su fallecimiento, recuerdas las últimas palabras pronunciadas, el último beso, el último abrazo, las conversaciones aterradoras, las imágenes del lugar, las caras de la gente, las noticias, el tanatorio, cada abrazo recibido. Todo vuelve al presente, todo te invade. Es inevitable que esto suceda, de día y de noche, te sientes invadido por cada recuerdo que conservas de ese miserable día. Y, aunque haya transcurrido un año, lo sufres de la misma manera. Vuelve a aparecer ese dolor punzante que atraviesa tu pecho, vuelve la ansiedad a invadir los pocos momentos de calma que hayas sido capaz de conquistar durante este año. Cuando te encuentres en este punto, solo has de hacer dos cosas: resistir y no juzgarte. Resistir de nuevo el sufrimiento y no juzgarte por ello. Ese día pasará y los siguientes también, y volverás al estado en el que te encontrabas días atrás. Todo se ha removido, esos días te arrolló un huracán con todas sus ganas de llevarte por delante, pero has resistido y continúas. No permitas que esos asaltos sean en vano y, por ello, no debes juzgarte. Todo está bien, pienses lo que pienses, sientas lo que sientas, hables o calles, llores o rías, todo está bien. Solo permanece.

HOMENAJE

Conforme se iba acercando la fecha del aniversario de la muerte de Darío, fue surgiendo en nosotros la idea de realizar algún tipo de acto para gritarle al mundo que mi hijo seguía muy presente en nuestra vida y devolverle una pequeña dosis de todo el amor que dejó impregnado en nosotros. Así que, con mucho dolor en nuestros corazones, quisimos ocuparnos personalmente de realizar un homenaje a nuestro pequeño para que él supiera que seguíamos en pie, que aún disponíamos de fuerzas para cuidar de su hermana y que estábamos decididos a emplear esa energía en conseguir convertir esa fecha en una gran sonrisa y hacer algo bonito en su nombre.

Nuestra idea, siendo muy conscientes de nuestras limitaciones emocionales, era la de instalar una placa con su nombre y realizar una pequeña reunión de amigos y familiares y que todos pudiéramos recordar a Darío con nuestras palabras, entre canciones y con una preciosa suelta de globos con sus colores preferidos: rosa, morado y violeta.

Ese era nuestro deseo y se cumplió. El 24 de marzo de 2019 acudimos al Parque del Retiro, al mismo lugar donde nuestro pequeño desplegó sus alas y voló alto, muy alto, muy pronto.

Su padre y yo nos encargamos de poner voz en este acto donde reinó el amor en todo momento, y esto fue lo que transmitimos a todos los presentes:

> Muchas gracias a todos por estar hoy aquí acompañándonos en este pequeño acto dedicado a nuestro campeón, a nuestro héroe, a nuestro hijo, Darío.
>
> Nuestro agradecimiento a todos vosotros, por seguir manteniendo vivo su amor en vuestros corazones.
>
> Especialmente queremos mostrar nuestra gratitud a aquellos que habéis estado con nosotros en este último año, sujetándonos para que no nos cayéramos y ayudándonos a levantarnos en los peores momentos. Gracias de todo corazón.
>
> Y en este duro año, en que hemos tenido que soportar el sufrimiento y el dolor que supone seguir respirando y mantenernos en pie, ha sido ella, nuestra hija, el único motor y motivo capaz de conseguirlo. Gabriela, Gaby, Gabita, como te llamaba tu hermano, gracias a ti, nos hemos levantado cada día, hemos reunido la fuerza necesaria para darte lo máximo y lo que era posible cada día de tu vida, y solo tú has conseguido que hoy sigamos aquí, con la certeza, cada día más fuerte, de que lucharemos por conseguir que conozcas a tu maravilloso hermano,

que sepas que Darío nos hizo mejores, simplemente con su presencia, cada día de su vida; él nos cambió y nosotros seguiremos caminando por él, con el propósito de que tú, Gabriela, lo ames con todo tu corazón y sepas que, desde donde él esté, desde donde se encuentre, él te cuida, te ama profundamente y siempre te va a proteger.

Hoy hemos reunido toda nuestra fuerza para estar aquí en honor de nuestro hijo, para que sepa que sigue y seguirá presente en nuestras vidas en todo momento, en cada segundo. Y por eso, ahora vamos a cambiar las lágrimas por sonrisas y a recordar la suya, su preciosa sonrisa, su seña de identidad, a guardarla en nuestros corazones.

Los que habéis tenido el honor y el privilegio de conocerlo y compartir algún momento con él sabréis perfectamente que su sonrisa siempre lo acompañó, y estamos completamente seguros de que aún lo sigue haciendo, así que no hay opción, sonreídle, por amor y desde el amor. En este año, en que hemos sufrido la peor situación que puede existir, en que no encontramos las palabras para describirlo, en que no existen esas palabras para ponerle nombre, hemos descubierto que únicamente existe una fuerza capaz de hacer que sigamos respirando, y es el AMOR, con mayúsculas, sin condiciones y sin límites. El amor tan grande que experimentamos, que sentimos y que aún sigue presente, cada día con mayor intensidad, el amor por Darío; es ese amor el que ha sido, es y será nuestro aliento para continuar. Gracias, hijo, por darnos tanto, por enseñarnos que ese amor no se puede evaporar, que sigue haciéndose cada día más potente y que nos envuelve y nos da calor, nos arropa y nos alimenta, nos hace fuertes, nos permite seguir respirando...

Y vivió sin miedos, en la más absoluta felicidad hasta su último aliento. Nos enseñó tantas cosas que no es posible abarcarlas todas, no hay nada en este mundo capaz de superar su grandeza, su belleza, su manera de estar y de ser. Nos demostró que es posible vivir siempre con alegría; incluso en sus pequeños enfados siempre se le escapaba una sonrisa. Nos enseñó que se puede ser feliz en cualquier situación si la vives con pasión y sin miedos, nos invitó a conocer que no importa nada, que solo es auténtico lo que nace del corazón, y sacó a la luz, en sus cuatro años, una enorme compasión por todo y todos los que lo rodeaban. Así vivió su corta vida, cada segundo, y así, con esas lecciones y aprendizajes, seguiremos dejando su huella en este mundo, nosotros, sus padres, y su querida hermana, por él y para él, para que se siga sintiendo completamente amado y querido.

Para que hoy y cada día sepa que nos hizo ser mejores y que, aunque tengamos que caminar sin él, intentaremos seguir sus pasos, su modelo de vida, teniendo presente en cada momento su gran corazón.

Hoy hace un año que entramos en este parque. Tú ibas con tu patín, abrigado con tu bufanda y tu gorro verdes; nos paramos, sujetando tu patín, junto a otros niños, contestaste riendo a carcajadas las preguntas que hacían unos títeres, yo te miraba con la tranquilidad, la alegría y el orgullo que me daban verte feliz, tan feliz.

Seguimos andando hacia el estanque, el viento era intenso y vimos como las barcas, con gente, se agrupaban junto a una orilla obligadas por él, seguimos paseando y me pediste echar comida a los patos, te di unas galletas que tenías en tu mochila, junto a los juguetes que ese día habías elegido llevar, nos hicimos varias fotografías, siempre con tu mejor sonrisa, feliz, tan feliz.

Volviste a patinar, tan rápido que te decía: «Ten cuidado, campeón», «No te tropieces con nadie», el paseo estaba lleno de gente. Entre toda esa gente, al pasar junto a unas personas, una de ellas dijo a la que tenía al lado: «Has visto qué niño más guapo, qué sonrisa tiene». Me sentí de nuevo la persona más feliz del mundo, recuerdo que poco después llamé a tu mami para decirle lo bien que estabas, que estábamos, pero no pudimos hablar, mamá no pudo contestar, seguías feliz, tan feliz.

Rodeamos el estanque, volvíamos hacia el coche, hacia la salida, yo pensando en recoger a mamá, a la abuela y a tu hermana pequeña, pensando en dónde podíamos comer para que tú estuvieses bien en todo momento. Pasamos cerca de una fuente y había una solitaria pareja de patos nadando en ella; me dijiste: «Papá, están solos, sus amigos, sus papás y sus mamás están en el estanque grande»; te dije: «Sí, campeón, han venido juntos aquí, pero ahora volverán con ellos».

Darío, seguimos junto a ti y tú sigues junto a nosotros tres, sigues siendo y serás siempre el hermano mayor de Gaby, Gabita, a la que tú nos enseñaste a tranquilizar, a cantar, a querer. Eres nuestro orgullo eterno, que nos enseñó a cada instante lo que es el amor incondicional, lo que es vivir desde el corazón. Tu felicidad, tu alegría, tu descanso eran y son los nuestros, no necesitamos nada más.

Darío se adelantó en su viaje, tenía mucha prisa por descubrir, por vivir, que este mundo, esta vida se le quedó demasiado pequeña.

Ahora es el momento de que la risa, la sonrisa, aparezca en vuestro rostro y podáis sentir lo que hemos querido transmitiros con todo nuestro amor; soltaremos estos globos para él, que se elevarán acompañados de nuestros mejores deseos, para devolverle un poquito de lo que él nos dio y nos dejó, porque Darío estará siempre presente.

Y lo haremos con una de sus canciones favoritas, que siempre escuchaba cuando íbamos al colegio, y la cantaba, la gritaba desde lo más profundo de su corazón, con ella nos despedimos de todos vosotros agradeciéndoos nuevamente vuestra presencia hoy aquí (*Amarillo* de Shakira).

Por último y para él: Darío, nuestro gordito, eres el amor de nuestra vida, no te olvides nunca.

Y soltamos muchos globos...

Fue precioso, no tanto como él, pero precioso y mágico. Todo tenía su aroma, su delicadeza, su amor. Estuve intentando disfrutar cada segundo de aquel momento, manteniéndome fuerte y firme por mi niño, para que pudiera sentirse tranquilo y orgulloso de su madre. Disfruté cada uno de los abrazos que me iban regalando, intenté agradecer a todos su presencia, pedía sonrisas, no quería ver lágrimas, y así me mantuve hasta el final. Pero cuando todo acabó, al atravesar la puerta de salida del parque, he de reconocer que me derrumbé, me volví frágil. Sentía cómo caminaba hacia el coche y cómo me dirigía de nuevo a mi cueva de soledad, sufrimiento y dolor. No pude remediarlo y caí, pero segundos antes volví a gritarle a mi hijo: ERES EL AMOR DE MI VIDA.

Durante el tiempo que transcurrió desde que comenzó nuestro pequeño acto hasta su finalización tuve la sensación de irrealidad y creo que fue algo generalizado. El evento estuvo impregnado de un halo de fantasía y alucinación, supongo que por varias causas, principalmente porque nunca hubiera imaginado tener que ocuparme de organizar algo así, y también por todo el amor que aún seguía sintiendo por y de mi hijo.

También fue algo terapéutico para nosotros y para muchos de los asistentes. Fue algo digno, acercamos la muerte a los vivos con mucho amor. Gracias a este acto consolidamos aún más nuestra familia, los cuatro, nuestra estructura y nuestro apoyo. Fuimos capaces de expresarnos, de expresar nuestro dolor y nuestro amor. Fue una conmemoración llena de sentimientos puros hacia mi hijo. Él, su esencia, estuvo presente en todo momento, lo seguía inundando todo.

Este pequeño homenaje sirvió para poder dar voz a los sentimientos de amor que atesorábamos en lo más profundo de nuestro ser y que habían permanecido en silencio, pero allí brotaron al ir dirigidos directamente a nuestro hijo. Fue por y para él. Conseguir demostrar y vivenciar que nuestro hijo continuaba presente un año después de su muerte y que así lo hará por siempre también nos permitió concedernos el permiso para compartir nuestro dolor, esa aflicción que perdura en nosotros. Este binomio de amor y dolor, donde lo que expresas es ese amor absoluto, ilimitado, completo y puro hacia tu hijo a pesar de soportar un dolor irrespirable y opresivo, tiene una resolución exacta: el amor tiene más peso, el amor tiene más valor, el amor es lo único que prevalece de manera inalterable. Ese amor que es inquebrantable porque ha superado las barreras y los límites de lo físico. Sin embargo, el dolor fluctúa constante y continuamente. Es indudable que el dolor siempre está presente, adherido a nosotros, pero oscila en forma de bandazos o zigzags, unas veces a su antojo produciendo grandes embestidas, y otras veces con movimientos más suaves, pero siempre está presente para recordarte su existencia.

En este primer aniversario de la muerte de Darío también se celebraron otros encuentros en su memoria. En el colegio volvieron a organizar actividades en las que compartieron recuerdos y vivencias. Sus compañeros y entrenadores de fútbol también realizaron un emotivo acto promovido por uno de los papás amigo de la familia, con una suelta de globos de colores al cielo acompañados de besos y de numerosos «te quiero, Darío».

Todos estos homenajes en los que no pudimos estar presentes porque el dolor aún era muy intenso están atesorados en nuestros corazones. La mayor satisfacción es saber que Darío seguía presente, que su sonrisa y su luz seguían en el corazón de muchas personas que lo conocían. Un magnífico regalo que agradecemos de todo corazón y así lo haremos siempre. Son momentos imborrables porque se convierten en el alimento que necesitábamos para continuar caminando.

EL DÍA DESPUÉS

Como balance de lo sucedido durante el primer año, ya adelanté que no hay un antes y un después tras la llegada de la fatídica fecha del aniversario de la muerte. No cambia nada. Todo sigue igual. Los días continúan siendo muy difíciles, afrontar cada nuevo amanecer sigue siendo tormentoso. Y a pesar de haber transcurrido un año natural y de que todas las fechas señaladas hayan pasado, los padres en duelo seguimos expuestos a muchos más acontecimientos con posterioridad a ese aniversario. Fechas importantes en las que la ausencia de nuestros hijos se hace aún más notable si cabe. Algunas de estas fechas están y estarán marcadas por siempre en el calendario. Debemos seguir enfrentándonos a los nuevos cumpleaños familiares y, en especial, el de nuestro hijo. Las Navidades, los veranos, las vueltas al cole, todo volverá con el paso del tiempo a atormentarnos y a recordarnos la marcha de nuestro hijo.

Además, se producen circunstancias que acontecen sin esperarlo que también hacen aflorar nuestro dolor, trayendo al presente la dura y cruel realidad que estamos atravesando, y es que nuestro hijo no está físicamente con nosotros.

Con la graduación de los compañeros de Darío del ciclo de Infantil en el colegio atravesamos por uno de esos momentos. Realizaron un acto precioso en el que, gracias al trabajo de todos los docentes, los trabajadores del centro y los compañeros de Darío, mi hijo estuvo presente. Elaboraron un mural con fotografías y grandes momentos compartidos, recordaron a mi hijo con frases y canciones. Se realizó un vídeo de esos tres años para su profesora, y mi hijo apareció en él. Aunque no pudimos estar presentes, nos llegaron las noticias, por alguno de los padres asistentes y por su tutora, que nos transmitieron la emoción, el entusiasmo y la alegría con la que se desarrolló el acto. Y cómo el nombre de Darío en ese gran mural, junto con sus imágenes, lo inundaba todo de luz.

He de reconocer que la rabia es inherente a estos momentos dentro del proceso del duelo, puesto que tus pensamientos vuelven a ser tremendamente hirientes y te hacen preguntarte una y otra vez por qué Darío no pudo estar allí, no pudo asistir, no pudo celebrar con sus compañeros su graduación. Pero, al igual que la rabia y la frustración están presentes, también lo está ese profundo sentimiento de agradecimiento envuelto por un tierno amor al reconocer, saber y sentir que Darío seguía y sigue presente para muchas personas. Eso es enriquecedor, es un regalo que consigue darnos una tregua e ir venciendo la ira que inicialmente nos asediaba.

Seguían y siguen teniendo presente a mi hijo en más esferas donde él se desenvolvió en su vida. Así, en una fiesta local que se celebra en el mes de febrero, mi hijo también tuvo su lugar. En su honor, se grabaron sus iniciales en la vaquilla de la que formó parte y se pronunciaron unas bonitas palabras que nunca olvidaremos. Nuevamente, el sentimiento de agradecimiento es mayor que el dolor.

Y, cada año desde su partida, gracias a un amigo de la familia que se ocupa de organizar un pequeño acto conmemorativo, sus compañeros de fútbol lo recuerdan con amor mediante una suelta de globos al cielo y unos aplausos rodeados de apasionados «te queremos, Darío».

En muchas de esas vivencias, la certeza absoluta es que siempre prevalece el amor. Transmutamos el dolor que nos produce la ausencia de nuestro hijo por el amor enaltecido por su esencia. Darío permanece, sigue estando presente en muchos corazones. Ese sentir con compasión forma parte de nuestro ser, de la manera que tenemos de vivir la vida, de la forma en la que estamos aprendiendo a afrontar cada día. Estos actos vividos con amor, donde comprobamos que nuestro hijo no solamente está presente en nosotros, sino que son muchos los que siguen atesorando momentos, recuerdos y todo el amor dado y recibido, son un gran regalo para nosotros.

No hay duda, para los padres en duelo nuestro hijo ha sido, es y será por siempre. Esta es una verdad absoluta que choca drásticamente cuando observamos con disgusto todas las veces que muchas personas se esfuerzan por no nombrarlo, no acordarse de él, hacer como que no existió. Somos conscientes y nos percatamos de todas las veces en las que las personas evitan pronunciar su nombre o hacer cualquier tipo de referencia a Darío, quizá por miedo a hacernos daño, y lo cierto es que es todo lo contrario. Los padres en duelo agradecemos y lo haremos siempre todas las manifestaciones de amor hacia nuestros hijos.

En el segundo aniversario de la muerte de Darío no pudimos acudir al Retiro y tuvimos que vivirlo en nuestro hogar, ya que se había decretado el confinamiento en todo el país. En marzo de 2020 había restricciones a la movilidad y la gente tenía que permanecer recluida en sus casas debido a las medidas que se tomaron durante el estado de alarma. Durante unos meses, la sociedad se vio privada de su libertad y las noticias que arrasaban los telediarios únicamente hablaban de cifras de muertos que iban acrecentándose cada día. No deja de ser paradójico comprobar como el mundo enmudecía y la muerte era la palabra más pronunciada en aquellos momentos, comprobar que la vida se silenció por completo para el resto del mundo, que su ritmo se paró.

Nosotros no notamos ningún cambio. Desde el 24 de marzo de 2018 nosotros vivíamos ese confinamiento en nuestra familia, no nos movíamos, salíamos de casa lo justo y necesario para los asuntos imprescindibles, no nos relacionábamos con naturalidad. Nuestra reclusión duró bastante más que los tres o cuatro meses decretados por el Gobierno, comenzó bastante antes y aún continúa, aunque en menor medida. Este ejemplo puede ilustrar bastante al lector a la hora de hacerse una idea de cómo sobrevivimos cada día encerrados en las cuatro paredes de casa. Sin embargo, hay grandes matices que lo cambian todo y establecen claras diferencias entre un caso y otro. Nuestra reclusión no viene impuesta por una causa externa que transitoriamente nos prive de la libertad de hacer y vivir como nos dé la gana; nuestro encierro es el resultado de estar muertos en vida. Nuestro aislamiento no tiene fecha de caducidad, no tiene cura, no tiene solución. Nos aislamos del mundo porque en aquellos momentos no teníamos cabida en él. Por eso, haber vivido esos meses de 2020 con el mundo callado fue, de alguna manera, reparador. Nos ayudó a visualizar la calma que habíamos conquistado en nuestro hogar y en el exterior. Nosotros observábamos cómo, principalmente los medios de comunicación y las posturas de confrontación que la mayoría de las personas exponían en sus redes sociales, volvían a sacar a la luz lo más oscuro del ser humano, culpabilizando a unos u otros de lo que estaba sucediendo y propagando el miedo en todas las direcciones posibles y a gran velocidad. Nosotros lo vivimos de manera muy diferente. Cuando ves morir a un hijo, ninguna muerte te asusta, no hay miedo, no quieres correr si viene a buscarte. Si mi hijo murió con cuatro años, que lo hagan miles de personas con una media de edad bastante más avanzada que la suya no puede asombrarme, asustarme ni hacer que me compadezca. Y no se trata de insensibilidad, es todo lo contrario, es aceptación. Aceptar que esta vida es pasajera y momentánea y que desconocemos el preciso instante en el que diremos adiós, que no tenemos garantizado nada y que lo verdaderamente importante es mostrar la mejor versión de cada uno mientras estemos aquí. Darío lo consiguió, para él y para nosotros. Nos hizo mejores porque él vivió siendo lo mejor, exprimiendo las más bellas cualidades que todos los seres humanos tenemos, y que lamentablemente para muchos permanecen escondidas siempre. La sociedad no le contaminó con sus egoísmos y pretensiones. Ojalá esos meses de privación y recogimiento hubieran servido para despertar en las personas una nueva manera de vivir, menos egoísta e insensible, más compasiva y amorosa. De no sucumbir al miedo que se quiso difundir, atormentándonos con datos de muertes, críticas a las gestiones, sembrando y propagando el odio por doquier. Ojalá lo que se ha vivido sirva para allanar el camino de muchos y para que, poco a poco, las personas sean mejores. Ese sería el único aprendizaje válido de todo lo acontecido, que la solidaridad y el amor fuesen los pilares sobre los que construir una nueva sociedad más humana y armoniosa.

Como indicaba, el encierro de los padres en duelo no tiene fin. Vivimos enclaustrados y aislados, herméticos ante una sociedad que hace aguas en muchos aspectos a la hora de enfrentar este tipo de situaciones. Cuando se muere un hijo, se hacen patentes las lagunas del entorno a la hora de prestar la ayuda que necesitamos. Todo asusta, todo duele, y las personas no están acostumbradas a esta intensidad de padecimiento, a esta manifestación del sufrimiento. No le ponemos nombre, queremos pasar de puntillas y que el tiempo sea el que vuelva a colocar las cosas en su sitio, y esta no es la solución. En el entorno familiar se necesita mucha disposición, dedicación y amor. En la esfera laboral también se requiere una mayor flexibilidad a la hora de facilitarnos una posible vuelta a los quehaceres, se hace necesario que no te traten como a un número y se apliquen las leyes y los convenios colectivos a rajatabla, se necesita ayuda y apoyo efectivos, soluciones tangibles para nuestras incapacidades reales a la hora de relacionarnos y de poder volver a nuestros trabajos. Los profesionales y médicos que nos asisten también deben ser muy cuidadosos a la hora de aplicar el tratamiento que necesitamos, no vale con recetar o prescribir, nuestra situación no es normal, no se puede encasillar, merece un tratamiento especial y mucha escucha por parte de todos.

Nuestra reclusión persiste en el tiempo por el duelo que estamos llevando a cabo, pero cuando además el entorno falla, porque la sociedad no está preparada para amoldarse a estas situaciones, para identificar las necesidades de unos padres en duelo, lo que provocan es que la situación se mantenga en el tiempo. No existe nada fuera capaz de facilitarnos nuestro caminar, nadie se ocupa de estructurar y organizar algún tipo de mecanismo de ayuda urgente ante una situación de emergencia como lo es esta. Los padres que hemos perdido a un hijo nos convertimos en suicidas en potencia, deberían saltar todas las alarmas a nuestro alrededor, y sin embargo, lo que termina imperando es la desidia y el silencio.

El segundo aniversario de la muerte de Darío, vivido en ese momento de cuarentena generalizado, fue, una vez más, mágico. A primera hora de la mañana quise poner en Facebook un pequeño recordatorio como mi homenaje a mi pequeño, hice pública una preciosa fotografía repleta de margaritas como manifestación de nuestro amor. También fueron llegando mensajes de familiares y amigos enviándonos besos y abrazos en este día tan difícil. Por nuestra parte quisimos, hacer extensivo nuestro propósito para este día, y era que a las 13.30 horas Sergio, Gabriela y yo escucharíamos su canción (*Amarillo*, de Shakira) y la bailaríamos junto con Darío, haciéndole partícipe de nuestro baile y recordándole todo el amor que seguía vivo en nosotros. Realizamos una propuesta respetuosa a todo aquel que, desde sus casas, quisiera acompañarnos en este baile, y la respuesta fue maravillosa. Espontáneamente, muchos grabaron vídeos del momento del baile y nos los hicieron llegar a lo largo del día. Ese fue el amor que llegó de vuelta y que nos mantuvo en pie ese día, otro difícil momento por el que teníamos que atravesar y del que no existía escapatoria posible. Muchas gracias a todos los que bailaron, cantaron y sonrieron a Darío, estoy segura de que fue algo mágico también para vosotros. Gracias porque, a pesar de la distancia, nos sentimos plenamente arropados.

La vida sigue transcurriendo y no para, y llegamos al tercer aniversario, en esta ocasión recibimos la llamada del colegio de Darío para invitarnos a asistir a un acto homenaje que habían preparado para mi hijo. El encuentro se produjo en las instalaciones deportivas exteriores del centro. Aprovecharon la ocasión para inaugurar la pista deportiva con el nombre de mi hijo y una placa en su honor. Los compañeros de Darío nos entregaron unos dibujos que habían hecho recordando a su compañero y le dedicaron unas preciosas palabras que siempre guardaremos con mucho amor en nuestros corazones. Lo más mágico de aquel momento es que el sol brillaba con una luminosidad embelesadora a pesar del mes en que nos encontrábamos. Su calor nos arropó y pudimos disfrutar de su canción preferida cantada a capela por los que fueron sus compañeros de colegio. Para finalizar nos hicieron entrega de un precioso ramo de margaritas, las flores preferidas de Darío. Todo sucedió con mucho amor, despertando una gratitud inmensa que mantendremos siempre presente.

Ese mismo año decidimos bajar al Retiro, al lugar donde mi pequeño nos dijo adiós. Todos aquellos amigos que quisieron nos acompañaron junto con sus hijos. Los niños jugaban y nosotros compartimos esa tarde con todos los amigos y familiares que quisieron venir a abrazarnos, a pesar de haberlos avisado con muy poco margen de maniobra. Nuevamente estuvimos arropados por la ternura y el amor. Todos tuvimos a Darío presente. La paz se podía respirar en el lugar como ese sostén que nos mantiene en pie en esos momentos tan duros para nosotros.

El cuarto aniversario de su partida lo vivimos en la intimidad. Llevamos flores al colegio y al Retiro. Recibimos varios ramos de margaritas en casa y muchos mensajes de amor hacia Darío. Varios amigos se acercaron también a casa a darnos un abrazo y llenarnos de besos, y algunos de ellos se desplazaron al Retiro para hacerle llegar su amor a mi hijo.

El 24 de marzo de 2023 se cumplieron cinco años de la partida de Darío, ese día sin planificar nada, volvimos a acercarnos al Retiro y la vida nos sorprendió de nuevo, respiramos amor al comprobar que nuevamente, varios amigos nuestros y de Darío, sintieron la misma llamada. Darío nos reunió en el mismo lugar donde se fue, para que nos regalásemos besos y abrazos y sintiéramos todos juntos un trocito de su felicidad.

De un aniversario a otro pasa un año lleno de retos y fechas señaladas que hay que ir venciendo según se van acercando. Te vas preparando para su cumpleaños, intentando fortalecerte para sobrevivir a ese día, y dedicas los días posteriores a recuperarte para poder seguir en pie. Con el paso del tiempo esas fechas señaladas, aunque siguen siendo importantes, son vividas desde otro posicionamiento. Somos más fuertes, y eso nos permite no tambalearnos en extremo; observamos los momentos y los dejamos pasar, quedándonos con el sentimiento de amor que Darío siempre provoca en nosotros.

Hoy sé que mi hijo está presente cada día y también sé que tengo que conmemorar cada año su partida porque él voló muy alto. No me enfoco en la muerte porque ya he conseguido trascenderla, lo hago en su nacimiento a otro mundo, en otra esfera, en otro lugar, en otra dimensión, donde sé que él nos sigue sonriendo a todos y a cada uno de los que lo amamos.

Por eso, para todo aquel que haya tenido la fortuna de conocer a Darío, mi consejo es que atesore todo su amor en el corazón porque lo inundará de una alegría infinita y eterna.

9

LAS ESTRELLAS

Dentro de la oscuridad en la que habitamos comienzan a aparecer pequeños destellos de luz que solo se pueden observar desde nuestra sombra. Dentro de nuestras tinieblas, que nos provocan una completa ceguera, empezamos a divisar minúsculas estrellas que comienzan a iluminar nuestro camino, que nos van a servir de guía y de impulso, que nos van a acompañar para que el sufrimiento no termine por destruirnos por completo.

Durante el proceso del duelo también van sucediéndose cosas o acontecimientos que te van acercando a la serenidad y a la paz a través de nuevos descubrimientos que vas incorporando en tu vida. Serían como nuevos territorios hasta entonces desconocidos que comienzas a explorar y terminas conquistando, nuevos hallazgos que la vida te pone frente a los ojos, nuevos encuentros con personas que parece que mágicamente han llegado a tu vida para sostenerte y arroparte. Son, en definitiva, nuevas revelaciones del amor que llega a ti y que ahora eres capaz de descubrir porque miras con otros ojos.

Sigues llamándote igual, sigues teniendo el mismo cuerpo, sigues siendo el hijo de..., la pareja de..., el hermano de..., el amigo de..., pero no eres la misma persona y eso solo tú eres capaz de saberlo y reconocerlo en tu interior.

Esa nueva persona en la que te vas convirtiendo tiene otra mirada y se posiciona firmemente en la vida desde el corazón, en ese lugar donde permaneces conectado al hijo que ha partido. Desde esa conexión comienzan a aparecer otras oportunidades, grandes descubrimientos que se convierten en nuestros aliados, en las personas, situaciones y nuevas prácticas que nos ayudan a continuar en la vida, y lo hacen amorosamente, desde ese sentimiento que solo los padres en duelo llegamos a entender y a comprender.

Desde esa nueva dimensión del amor que estamos comenzando a experimentar, podemos apreciar esos imperceptibles destellos que hacen posible que divisemos los primeros rayos de luz en nuestra vida, percibimos esas irradiaciones como los primeros auxilios que van a conseguir reanimarnos pausadamente y sacarnos de nuestro completo estado de opacidad traspasando esa pantalla negra. Van a lograr captar nuestra atención despertando nuestro asombro y nuestra curiosidad, y será este hecho, esencialmente, el que nos capacite para iniciar ese camino, para que nos atrevamos a mirar de frente esos centelleos de luz sin ningún tipo de protección, porque nuestros nuevos ojos estarán preparados para hacerlo. Porque nosotros estaremos dispuestos para comenzar a caminar por esta ruta de nuevos hallazgos y revelaciones, hasta ahora desconocidos, que nos abrirán de par en par las puertas y las ventanas para una nueva existencia, una naciente manera de ser y de estar en el mundo, el paso previo para reconocer que no somos los mismos y permitirnos ser y seguir respirando en un espacio mayor a aquel en el que lo hacíamos desde la partida de nuestro hijo.

En mi experiencia personal, el principal descubrimiento, un maravilloso regalo que la vida me proporcionó, fue la nueva concepción del amor que se abrió ante mis ojos cuando conocí a mi queridísima Pili y a otros tantos corazones que se acercaron a mí y se mantuvieron firmes mostrando su más sincera ayuda. También lo fue la serie de pequeños resplandores que llegaban a mí después de abrir la mente hacia una nueva concepción de la vida que me llevó a mirarme dentro, a reconocerme, a comenzar a amarme y a descubrir en mí un nuevo ser lleno de amor y compasión, y que distaba mucho de lo que había creído anteriormente y de lo que había vivido durante mis treinta y ocho años.

Contemplar la aparición de estas estrellas en mi mundo oscuro me fue aportando calma; gracias a estos pequeños puntos de luz en mi oscuridad fui consciente de mis necesidades. Supe que a partir de ese momento debía arroparme para sentirme por dentro, supe que debía colmarme de amor y respeto hacia mí misma, supe que así podría seguir manteniéndome en pie. Supe que se estaban despertando en mí cualidades antes desconocidas, que habitaban en territorios que nunca antes había explorado y que ahora se hacía necesario hacerlo para resistir y aguantar en esta vida. Estas pequeñas gotas de luz son las únicas que pueden proporcionarnos algo de esperanza y concedernos pequeñas satisfacciones que van encaminadas a recuperar la capacidad perdida para ilusionarnos y fantasear en nuestro paso por este mundo, además de esas nuevas habilidades para iniciar nuestro periplo posibilitando que sigamos presentes en este mundo.

En el modo de supervivencia aún queda un hilo de vida y esperanza al que debemos agarrarnos para poder continuar con nuestro viaje, y estas luces en nuestra oscuridad pueden allanar un poco nuestro arduo camino para que volvamos a plantearnos de nuevo la vida, para que comencemos a vivir de nuevo.

EL AMOR VERDADERO

El amor va a ser la única fuerza capaz de hacer temblar los muros de tu fortaleza, esas murallas que has ido construyendo a lo largo de tu proceso del duelo. Conforme ibas sobreviviendo día tras día a la muerte de tu hijo, esas barreras que te alejaban de todo aquello que no querías ni necesitabas ver, oír ni vivir. El amor posibilitará que todos esos mecanismos caigan en el momento necesario para que puedas continuar con tu existencia. El amor te acercará a tu ser, a tu esencia, a tu corazón. Si te abres a él y permites que se convierta en el compañero indispensable en tu paso por este mundo, todo se tornará más apacible. El amor hará posible que vuelvas a reencontrarte, que puedas establecerte de nuevo en la vida, y lo hará cariñosamente, mimándote y haciéndote ver que aún existen rincones dentro de ti deseosos de seguir avanzando, animándote a subsistir y colaborando estrechamente en la desaparición de esas trincheras que te sirvieron de refugio en las mil batallas que libraste y sigues enfrentando.

Por un lado, te darás cuenta de que, a lo largo del proceso del duelo, se han producido situaciones en las que no habría sido necesario levantar esos muros. El amor ha estado presente siempre y te ha acompañado desde el inicio de esta tormentosa lucha. Esos momentos compartidos con determinadas personas o en soledad se caracterizan porque van aconteciendo de manera natural, sin ningún tipo de pretensión, carentes de exigencias o de expectativas, sin ningún tipo de escepticismo.

Cuando nuestra absoluta negrura comienza a iluminarse con esas minúsculas ráfagas de luz, comenzamos a ser conscientes de estos amorosos instantes y con esa pequeña claridad posibilitamos que aparezcan, poco a poco, pequeñas tinieblas que van desvirtuando el negro absoluto y que nos conducen a la certeza y al pleno convencimiento de que el amor siempre ha estado con nosotros y que fuimos nosotros los que por pura supervivencia lo cubrimos con un velo opaco, le dimos la espalda porque nuestro padecimiento lo empapaba todo.

Lo cierto es que el sufrimiento por el que hemos atravesado nos ha vuelto más humildes ante lo que somos y lo que nos rodea. Humildad en su máxima expresión, porque con la muerte de nuestro hijo desaparece todo. Se anula por completo cualquier capacidad de reacción ante lo que sucede a nuestro alrededor, porque todo, completamente todo, ha perdido su importancia y su sentido. Nada ocupa su lugar, todo se ha desvirtuado, descolocado, desdibujado. Es desde ahí desde donde se desarrolla ese respeto hacia nosotros mismos y hacia todo lo que nos rodea, una lealtad que abarca todo lo que ha quedado destruido y abraza con amor toda la rigidez que pudiéramos haber tenido antes en nuestras vidas.

Si «humildad» pasa a ser el nombre que nos define, su apellido es «dolor». Es una tolerancia compasiva que siempre va acompañada de un dolor que permanece tras dejar atrás el sufrimiento. Cuando la niebla comienza a penetrar en nuestra oscuridad, nos hacemos más translúcidos, empiezan a aparecer claroscuros en forma de señales que nos indican que vamos venciendo a nuestro ego, porque, evidentemente, nuestra personalidad también se va resquebrajando y volvemos a nacer de nuevo.

Junto a esa indulgencia custodiada de dolor siempre nos encontraremos con el amor de nuestros hijos y hacia ellos: eso es lo que nos mantiene en pie y lo que nos ayudará a forjar nuestra nueva manera de ser y de estar en el mundo. Es justamente de esa materia de la que está formada nuestra presencia en la vida.

Un amor que contiene y abarca todo nuestro ser, absolutamente todo lo que somos y seremos hasta el fin de nuestros días. Un amor que se alimenta y nos impulsa vigorosamente con todas sus fuerzas y que hace que nos identifiquemos como lo que somos y siempre seremos, sus madres o padres. Mantener ese vínculo siempre presente, seguir gritándole al mundo que eres la madre o el padre de tu hijo, que esa unión no se acaba con su marcha, que la muerte no puede ganarle la guerra a ese amor puro, infinito y eterno. Con la partida de nuestro hijo lo perdemos todo, quienes fuimos, quienes somos y quienes seremos, perdemos nuestra identidad y ahora, en este punto del proceso, solo podemos sentirnos unidos con lo que verdaderamente somos. Y, ante todo e incuestionablemente, somos sus padres.

Este sufrimiento extremo nos posibilitará reconocer este amor como evidente, cierto y legítimo, y será la clave para nuestra continuidad, hará posible que podamos despertar en nosotros la compasión con un significado e intensidad hasta ahora desconocidos. Esa compasión nos acercará a lo verdadero, a lo que realmente importa, a lo que realmente somos.

Durante el proceso del duelo y según va forjándose ese proceso de resurgimiento en ti, vas desarrollando igualmente una gran capacidad a la hora de identificar los sentimientos, ubicarlos dentro de ti, ponerles nombre, reconocer con absoluta precisión qué es lo que provocan en ti. Los padres en duelo, al quedarnos completamente vacíos y permanecer unidos al amor de nuestro hijo, somos capaces de percibir ese amor en otras situaciones, lugares o personas, disponemos de un nuevo mecanismo que hace que podamos reconocer el amor auténtico, el amor incuestionable.

Básicamente, la primera cualidad de este nuevo sentimiento es que se traduce en algo muy personal, en forma de caricias, afectos, en silencio o palabras que gozan de la cualidad de ser auténticamente puros y desinteresados. Ese sentimiento nace, se comparte y se va fortaleciendo con el trato, la compañía, el acercamiento, la empatía y el hecho de poder compartir nuestro dolor. No hay muchas personas dispuestas a ello, de ahí que el verdadero amor solo se produzca cuando se dan todas estas cualidades y condicionantes de forma conjunta. Hay personas que no quieren enfrentarse de forma tan directa al sufrimiento extremo por el que atravesamos los padres; hay personas que aunque tienen la intención, no tienen las cualidades o habilidades para hacerlo; hay personas que se marcan como un reto estar cerca de nosotros, pero eso no basta, no es suficiente con querer y poder, es necesario disponer de herramientas empáticas, tener un gran arsenal de ternura, solidaridad, cariño y respeto, y lo más elemental, deben estar dispuestos a utilizarlo de manera desinteresada, revertir en nosotros esas grandes dosis de afecto, sin pretender nada más. Por eso es necesario que el mismo amor de nuestros hijos que nos permite seguir viviendo se haya implantado en sus corazones y sean capaces de experimentarlo a tu lado, que estén dispuestos y no tengan ningún tipo de temor al hacerlo.

Yo fui consciente de estar recibiendo ese amor que iba dirigido exclusivamente a mí: puro, porque no había nada que lo enturbiase, y desinteresado, porque no había nada que ofrecer a cambio, porque yo estaba completamente destruida.

Percibí y noté en mi propia piel lo que es el verdadero amor, la mayoría de las veces disfrazado bajo la etiqueta de amistad o de familia. Independientemente de su origen, lo que yo sentí en determinados momentos de mi lucha fue AMOR con mayúsculas.

Así fueron naciendo nuevas relaciones, y se fortalecieron aquellas que ya existían y que decidieron permanecer a nuestro lado. Esos momentos en los que nos acompañaban desde el corazón, en las situaciones compartidas llenas de llantos inconsolables y silencios incómodos, únicamente rotos por palabras inconexas que salían de mi boca para seguir hablando de Darío, siempre Darío, hicieron posible que me abriese nuevamente al amor, que permanecía en mi interior y que fue despertándose de nuevo, y que colmaba todo mi ser y mi sentir.

El punto álgido —resultado de que el amor sea nuestro único alimento— lo alcancé cuando sentí que podía volver a amar. Amarme, amar a mis amigos, a mis familiares, y de igual forma a personas desconocidas y en la distancia. Estas personas merecen un reconocimiento especial porque te abren su corazón de una manera honesta y servicial, porque no estaban antes en tu vida, no te conocían sin todo el sufrimiento que ahora llevas a cuestas, no sabían de ti cuando eras feliz y estabas en la vida como cualquier otra persona. Han aparecido, se han acercado a ti, han permanecido y te han abrazado, arropado, ayudado, acompañado hasta el mismísimo infierno. Te han mostrado su corazón para que sus latidos te sirvan de guía, te han proporcionado la única medicina capaz de sacarte del abismo, te han amado y han encontrado la fórmula mágica para que tú también los ames. Han conseguido que el amor tuviera cabida en esa relación, que fluctuase, que creciese, que te nutriera hasta lo más profundo de tu ser.

Me gustaría hacer una apreciación antes de seguir: los padres en duelo, al igual que somos muy conscientes de ese sentimiento de amistad que nos arropa, también somos muy conscientes del fisgoneo desatado a nuestro alrededor y de las personas que únicamente se acercan en determinados momentos, en circunstancias puntuales, y con fines únicamente morbosos para alimentar su mezquina curiosidad. Suelen ser personas bastante indiscretas que anteponen su necesidad de saber «de buena tinta» cualquier tipo de información a todo lo demás, no perciben que incomodan, y continúan indagando y realizando preguntas molestas sin ningún tipo de filtro al respecto. Podrás reconocer fácilmente este tipo de comportamientos caracterizados por el egoísmo y deberás finiquitar rápidamente cualquier interacción con estas personas, porque no te van a aportar absolutamente nada bueno.

Alejarte de este tipo de personas y situaciones es lo correcto y aconsejable, porque te estarán dañando y a la larga las consecuencias pueden ser devastadoras. Alejarnos de todo lo que nos perjudica porque añade más dolor a nuestro dolor es la mejor opción. Utilizaremos nuestra capacidad de elección como un salvavidas necesario para nuestra supervivencia.

Quiero insistir en que no es el amor lo que duele: nos lastiman las personas cuando se rodean de hipocresía, simulando comportamientos socialmente establecidos como beneficiosos y sin disponer del decoro suficiente para hacerlo. El amor no nos daña, nos hunden las palabras que se llegan a pronunciar en determinados momentos porque son el resultado de conductas egoístas desde la posición que cada uno elige al acercarse a nosotros. La sinceridad ni nos asusta ni nos atormenta, nos hieren las frases hechas y dichas sin sentimiento. Los padres en duelo nos convertimos en buscadores de la verdad en todas sus acepciones y vertientes; por eso, reconocer que a nuestro alrededor existen este tipo de representaciones, como si de una obra de teatro se tratase, nos provoca dolor y rechazo. Hay que tener siempre presente que lo que para unos es una visita incómoda y dolorosa, para nosotros, los padres en duelo, es nuestra vida ahora; cada respiración, cada segundo, cada día, cada noche estamos destrozados.

El arma más potente ante este tipo de situaciones, como ya he comentado, es el silencio. El silencio se convierte en nuestro grito más fuerte. En este proceso del duelo encontraréis a personas incapaces de valorar ese silencio, sumidas en sus vidas y su propio dolor, ajenas al tuyo y, en contraposición también descubrirás que hay personas capaces de distinguir dentro de ese silencio tu sentir, tu dolor, tu angustia..., y serán capaces de aportarte aquello que necesitas en cada momento.

Por nuestra parte, solo nos hemos de ocupar de fluir, de aceptar nuestra realidad y de dejar que todo vaya amoldándose a ella. Hay que distanciarse de todo aquello que nos aleje de la paz y de la tranquilidad, esta es la única vía para sanar, para buscarnos y reconocernos en nuestro interior. Nada de lo que haya fuera o encuentres en el exterior podrá hacerlo por ti. Debemos irradiar esa compasión en nosotros mismos, rodearnos de humildad y permitir que este amor verdadero entre en nuestros corazones.

OTRAS MADRES

Como ya he comentado, por alguna razón que hoy en día no logro entender, aparecían ante mí noticias sobre fallecimientos de niños en los meses posteriores a la muerte de Darío. Escapa a mi comprensión cómo, porque dejé radicalmente de ver y leer noticias, pero al abrir el correo o trastear con el móvil iban apareciendo ante mis ojos estos fatales sucesos.

Y se me encogía el corazón, me volvía a posicionar en los días posteriores al fallecimiento de mi hijo, y solo pensaba en esos padres y madres, destrozados y rotos, y lo único que pedía es que siguieran respirando y que el *shock* del principio los dejará completamente anestesiados, pero que siguieran respirando. Por experiencia propia, sé que esos momentos son los más difíciles, pierdes todo tipo de nociones, no logras entender qué ha pasado y qué será de tu vida a partir de ese momento.

Estas noticias fueron cada vez más recurrentes: ahogamientos en piscinas, disparos accidentales, caídas, atropellos y todo tipo de accidentes. Algunos eran tan difíciles de creer y de digerir como lo que le sucedió a Darío. Mi corazón empezaba a no poder soportar tanto dolor ajeno. Sin conocer quiénes eran estas familias, sufría por ellas, me sobrecogía, me abrumaba tanto sufrimiento en el mundo, y tan incomprendido por la sociedad.

En una de estas noticias sentí algo aún más profundo, sentí dentro de mí que podía ayudar humildemente, que podía aportar a esa familia algo tan simple y limpio como «he pasado por algo parecido y sigo respirando, tú también puedes hacerlo». Y así fue como contacté con una de estas madres tras conocer la muerte de su pequeña; no dudé ni un segundo y me acerqué a ella cuando solo había transcurrido un mes del fallecimiento de su hija.

Es importante ser capaces de conectar con otras personas que atraviesan la pérdida de un hijo, por el método que sea.

Hoy, una de las ventajas de la tecnología es que puedes hacerlo con relativa facilidad. Enviar algún mensaje y decirle a la otra persona «estoy aquí, pienso en ti». Este gesto se convierte en una maravillosa ayuda, hacer saber al otro que no está solo.

Se trata de poder hablar del dolor que supone perder a un hijo con otras personas que han pasado por lo mismo y han sufrido esta terrible situación. Puedes ver en ellas su enorme valentía y su gran corazón, y reconocer estas cualidades también en ti misma.

Establecer contacto con otras personas que están viviendo lo mismo que tú puede convertirse en un pilar fundamental para integrar la pérdida de nuestros hijos y continuar caminando.

Este ha sido mi caso con Pili. Comencé a amarla desde el primer contacto que tuvimos. Y las dos nos convertimos en un salvavidas para la otra. Nos apoyamos desde el primer momento porque somos capaces de expresar lo que llevamos dentro sin ningún tipo de límite ni cortapisas. Hablamos desde nuestra verdad y podemos ponernos en el lugar de la otra sin juicios y sin comparaciones. Lloramos y lo hacemos desde lo más profundo y nos acompañamos en ese llanto porque sabemos que no existe consuelo alguno. Hablamos de nuestros hijos, porque ambas seguimos siendo y sintiéndonos madres. Y las dos estamos luchando y sobreviviendo, soñando con el día en que podamos volver a sonreír y a sentir una pequeña chispa de alegría cuando hablemos de ellos.

No, no nos conocíamos antes de convertirnos en madres en duelo, y tampoco hemos tenido fuerzas para mantener un contacto físico y desplazarnos una al lado de la otra. Estoy segura de que llegará el día en que podamos hacerlo y materializar todos esos besos y abrazos que diariamente nos regalamos telefónica y virtualmente.

Ella es la persona que me comprende íntegramente, porque siente el mismo amor que yo, ese amor de madre que no se olvida a pesar de que nos hayan arrebatado a nuestros hijos. Eso es ella, comprensión y amor de la misma calidad e idéntica composición del que brota de mi interior. Las dos somos madres destruidas y destrozadas, pero ambas nos sentimos más madres que nunca.

Desde el primer momento, supe que juntas seríamos más fuertes y podríamos hacer que el camino que nos queda por delante, que los días que nos quedan por seguir sobreviviendo, podrían tener algo de luz. Su luz en mis días y la mía en los suyos. Es algo auténtico y verdadero. Nuestra relación se caracteriza por no tener ningún límite ni ninguna barrera, con total ausencia de juicios, sin pedir nada a cambio y, lo más importante, sin esperar nada de nada.

Ella no se atrevería jamás a decirme que ya es hora de hacer esto o lo otro, que tengo que ser fuerte o que tengo otra hija por la que seguir adelante. Jamás lo haría, porque ella, al igual que yo, sabe lo que es perder a un hijo. Sabemos que no podemos juzgar el dolor de la otra, porque estamos experimentando en nuestra propia piel una intensidad de sufrimiento incalculable e inmedible para el ser humano. Sabemos que ser fuertes significa seguir vivas. Sabemos que el hecho de tener más hijos no borra ni ocupa el lugar de nuestros pequeños, y sabemos el horror que se siente cuando otros insinúan o te dicen claramente que tienes que seguir adelante porque tienes otros hijos o que puedes tener más hijos.

Antes de que Pili formase parte de mi nuevo mundo, sentía un vacío devastador, y la incomprensión y la soledad se volvían insoportables. Y, aunque tuve el apoyo de varias personas cercanas, nunca me había sentido tan sola en mi vida. Dudaba si podría sobrevivir.

El único factor diferenciador entre la situación de Pili y la mía es que yo llevaba más tiempo inmersa en el proceso del duelo, y ella, cuando la conocí, empezaba a transitar por él. Yo estaba saliendo de la etapa de *shock* y ella estaba dando sus primeros pasos por ella. Esa era la única diferencia, por eso tomé un papel más proteccionista, supe que podía cuidar de ella porque yo ya había atravesado por la desesperación de la primera etapa del duelo. Al menos quería intentarlo, quería ayudarla, prestarle mi atención, mi oído, mi escucha y que no sufriera en soledad, tal y como me había ocurrido a mí.

Lo que no sabía en aquel momento en que establecimos los primeros contactos es la relación tan bonita que íbamos a ir creando entre las dos; jamás podría haber imaginado cómo el hecho de ayudar a otros —o al menos intentarlo— se convierte en un apoyo hacia ti misma, porque todo lo que das vuelve a ti en forma de amor y compasión.

Conocer a Pili fue simplemente maravilloso. Todo surgió con mucha naturalidad, desde nuestro dolor nos conocimos y aprendimos a amarnos, desnudas, sin ningún disfraz, desde lo que realmente sentíamos, sin ningún tipo de máscara. Nos abrimos el corazón la una a la otra.

Es fundamental saber que no estás sola, Pili ha sido, es y seguirá siendo una gran ayuda en mi proceso de recuperación y reconstrucción. Si yo la consolaba, ella derramaba en mí aún más sabiduría y aprendizaje. Sensibles, débiles, pero fuertes, siempre fuertes. Le plantamos cara al dolor continuamente, nos apoyamos y basta un mensaje para tranquilizarnos. Un simple emoticono diario es suficiente para saber que seguimos en pie, lidiando nuestras batallas, sintiéndonos un poquito más seguras por el simple hecho de tenernos la una a la otra.

En definitiva, Pili me ha ayudado a no sentirme tan loca, a reconocerme incluso en los momentos de desesperación, a sentir que debía permanecer aquí por el simple hecho de que ella estaba resistiendo. Y no es una cuestión de necesidad, no nos necesitamos, simplemente nos amamos. Es así como ha entrado en mi vida alguien que hace brillar mi nuevo mundo, que a pesar de sus circunstancias proporciona luz a mi oscuridad. Sencillamente, ella es un alma brillante, una gran persona, mi amiga y mi hermana, alguien que comparte su fuerza conmigo y que me reconforta, me cuida, me protege de mí misma y me sigue recordando lo bonito que es mi hijo cada día. Obviamente, ella no conoció a Darío, pero han sido tantas las veces que me habla de él, que me dice que le tiene presente, que mira las fotos que he compartido con ella de mi hijo, que me dice lo bonita que es su sonrisa, que me pide que le cuente cosas de él... Ha hecho que Darío forme parte de su vida y eso me hace sentir un profundo agradecimiento que puedo definir con palabras. Me hace seguir sintiéndome la madre de Darío.

Es admirable cómo va transformando su dolor en una fuerza incomparable. Su tragedia a veces cambia de rumbo y el dolor va dando paso, poco a poco, al amor, un amor indestructible, incondicional y verdadero que nace desde su interior.

Gracias a ella he conocido el significado que tiene la generosidad. Ahora sé con total claridad a qué huele y a qué sabe esta cualidad, de qué está formada. Me llevo alimentando de ella desde que la conocí.

Compartimos nuestras vidas, hablamos de lo que nos hace sufrir, de nuestros hijos. Y en la mayoría de nuestras charlas, cuando nos contamos lo que va aconteciendo a nuestro alrededor, nos vamos dando cuenta de la cantidad de similitudes que van dándose en ambas situaciones. Por ejemplo, en las relaciones con nuestro entorno, las dos hemos observado cómo familiares muy cercanos han reaccionado de idéntica forma. En cuanto a la amistad, también hemos vivido relaciones muy parecidas, con personas que se han volcado con nosotros y han sabido hacerlo y otras con las que se ha marcado la distancia y, con esta, el olvido.

Pero la mayor coincidencia entre nosotras es reivindicar nuestro papel de madres cuando hablamos de nuestros hijos, cuando los recordamos. Los dos eran niños felices, sonrientes, que disfrutaban de la vida a cada instante. Sin conocer a su pequeña, la siento parte de mí. Cuando me habla de su hija se me ensancha el corazón, puedo percibir desde el otro lado del teléfono ese orgullo de madre repleto de amor por ella, un amor que seguirá presente cada día del resto de su vida.

Habrá quien piense que nuestra unión está basada en la desgracia y el fatalismo que compartimos. Nada más lejos de la realidad. Pili y yo no nos compadecemos la una de la otra. No sentimos pena la una de la otra. Sentimos verdadera admiración y amor. Nos amamos, y ese amor es, sencillamente, verdadero.

También me he acercado a otras madres y padres que habían perdido a sus hijos hacía tiempo. Estos encuentros fueron acercándome a la vida, porque al compartir algunas charlas con ellos, su realidad me aportó una gran dosis de esperanza. Compruebas con tus propios ojos que siguen vivos, que siguen adelante, que no han fenecido en su duro camino. No puedes hacerte una composición de cómo han podido hacerlo, de cómo están viviendo sus vidas, no dispones de las cualidades cognitivas para hacerlo, no tienes capacidad de análisis, pero, aun así, el contraste es enorme y tajante. Conocer a otros padres que han pasado por lo mismo que tú en diferentes circunstancias y hace más tiempo que tú, y observar que pueden hablar de lo sucedido sin ahogarse en llanto, que te miran con ternura y no con pena, que sus abrazos están llenos de algo que no tienen los demás..., te transmite un apoyo y una dulzura íntegra, honesta y leal. Una ayuda inestimable, de un valor incalculable, que te inspira valor, te proporciona fuerza, te aporta vitalidad para continuar en la vida.

Como os he comentado, contacté con otras madres a través de la lectura de los libros que habían escrito tras sufrir la pérdida de sus hijos. Con algunas de ellas mantuve contactos puntuales y esporádicos, e igualmente volví a sentirme arropada con cada palabra que compartimos. Y también pude ver su lucha, su valentía y su gran corazón. Ninguno de esos contactos se ha convertido en una relación continua y familiar como la que tengo con Pili, no ha existido esa conexión, pero sí el respeto y la compasión mutua por todas y cada una de ellas. Reconozco su valentía a la hora de contar su historia, de compartir su lucha y de seguir adelante. Todas ellas son un ejemplo para las que lamentablemente venimos detrás. A todas ellas, gracias de corazón.

Antes de dar por terminado este bello apartado, creo que es importante hacer referencia a que, en la vida, por la simple sucesión de acontecimientos, se puede dar la situación en la que tengamos que ser nosotros los que nos convirtamos en el apoyo de los que vienen detrás. Situarnos como ejemplo y sostén para otros padres y madres que tienen que enfrentarse a la muerte de un hijo después que nosotros. Tendremos que dejar de lado nuestro papel de dolientes para convertirnos en modelo de supervivencia para otras personas a las que la marcha de un hijo ha herido de muerte. Servir de muestra para que otros puedan seguir respirando es muy gratificante, porque no solo nos proporciona seguridad a la hora de comprobar que seguimos en pie, sea como sea, sino también el hecho de poder experimentar la grata sensación de que nuestro dolor puede ayudar a sanar a otros. Encontrar este pequeño sentido a nuestro sufrimiento merecerá la pena desde el primer momento.

Cuando se iban a cumplir dos años de la muerte de Darío, la muerte de un hijo volvió a golpear de nuevo a mi entorno, lo suficientemente cerca como para querer posicionarme de sostén, aunque al principio esto solo fuera posible en la distancia, a través de las personas conocidas que teníamos en común y con la confianza de que poco a poco, y según fueran pasando los meses o el tiempo necesario se produciría algún encuentro entre las dos. Y así es como debes mantenerte si la vida te sitúa en este punto, esperando a que la otra persona acuda a ti cuando llegue su momento y asegurándote de que sepa que tú siempre estás disponible para brindarle tu experiencia, tus oídos y tus palabras, sin juzgar y sin sorprenderte, y un acompañamiento respetuoso. Indudablemente, si el entorno es común, ellos te tendrán en sus pensamientos al perder a su hijo. En esos primeros momentos, cuando ellos no saben por qué siguen vivos ni quieren estarlo, el simple hecho de saber que tú te mantienes con vida será esperanzador, no hay que hacer nada más. Lo principal es que sepan que estás dispuesto a acompañarlos en su duelo desde la sabiduría que te ha proporcionado haber pasado por idéntica experiencia.

Cuando no había transcurrido un año desde la muerte de su hijo, María sintió que había llegado el momento de vernos y estrechar lazos. Comenzaron a producirse los primeros encuentros, en los que vivíamos con intensidad todas las conversaciones, que, como no podía ser de otra manera, se centraban en nuestros hijos. Las dos hablábamos en presente de ellos, porque tanto María como yo estábamos transitando nuestro duelo por el mejor de los caminos, seguíamos y seguimos sintiéndonos sus madres.

La primera vez que María vino a casa y contempló las fotografías de Darío, sus palabras fueron: «Qué guapo es y que sonrisa tan bonita», todo ello pronunciado con un brillo especial en su mirada que me indicó claramente que su duelo se estaba desarrollando con mucho amor. En los pequeños detalles se encuentran los mejores indicadores que te harán saber si la otra persona aún se encuentra hundida en las profundidades oscuras o si ya permite que entre algo de luz. El hecho de querer entablar relación con alguien que soporta tu mismo dolor es la primera pista, pero los comportamientos que puedas observar se convertirán en la clave para saber en qué puntos debes incidir y dónde puedes servir de guía para que tu ayuda sea realmente efectiva. Con María fue todo muy sencillo, ella hablaba en presente de su hijo y del mío. El trabajo que había realizado durante el primer año de su duelo la posicionó en el lugar de la aceptación y, aunque siguen y seguirán existiendo momentos derrotistas en los que únicamente quiere desaparecer, el enganche a la vida estaba ya presente en ella. Nos veíamos casi todas las semanas, ya que yo acercaba a Gabriela una vez a la semana a sus clases de música; en esos encuentros fugaces bastaba un cruce de miradas para sentir nuestros corazones. Poco a poco, y según iba siendo posible, compartíamos más encuentros y conversaciones relacionadas con nuestro duelo. Nos ayudamos mutuamente a seguir en el camino, compartimos lo que cada una va experimentando, y cuando estamos juntas nos nutrimos del amor de nuestros hijos. Como os podéis imaginar, las conversaciones entre ambas son muy profundas y versan sobre temas que no son muy atractivos, pero están llenos de sentimiento y amor. No hablamos de actualidad ni de viajes ni de moda; nos abrimos a un mundo interno y profundo de modo que las dos somos capaces de vernos por dentro, nos volvemos transparentes la una con la otra. Y, aunque no haga falta decirlo, lo haré para evitar cualquier tipo de confusión al lector: las dos, si pudiéramos, lo cambiaríamos todo, renunciaríamos a habernos conocido en este contexto y a la relación tan especial que mantenemos porque nuestros hijos siguieran vivos. Las dos sabemos que no es posible, y por eso avanzamos en la senda de la aceptación, del convencimiento de que todos los momentos compartidos nos fortalecen y que nuestros hijos siguen siendo, siguen estando, siguen arropándonos y eso nos hace confiar en la vida. María es otro de los regalos que me ha proporcionado la vida desde que Darío vuela alto; sus abrazos me sanan el alma y el corazón. Gracias, María, por ser como eres, por mantenerte cerca de mí, por continuar respirando a mi lado.

Otra de las personas que ha llegado a mí para recordarme que debo estar agradecida a la vida se llama Rosa. Ella llegó a mi vida al perder a su pequeño y despertarse en ella la necesidad vital de hablar con alguien que hubiera pasado por lo mismo. Dos conocidos de nuestro entorno nos pusieron en contacto. ¡Bendito momento! Conectamos desde el primer instante. En esa primera llamada, su voz temblaba y mis oídos se ensancharon para no perderme nada de lo que me expresaba. Mi lugar estaba ahí, a su lado, intentando percibir todo lo posible para servir de ayuda y apoyo. Desde el principio, hubo algo especial entre las dos. Fue como si nos conociéramos de antes. Ella me expresaba que todo era una locura y yo reconocía esa locura en mí. Desde aquel día hemos estado muy unidas, cada día más, con llamadas, mensajes, videoconferencias... Y todo sucede desde el amor y el respeto que nos tenemos. Siento una profunda admiración por ella y por el proceso que está llevando a cabo. Es capaz de expresar su sufrimiento al igual que el amor tan grande que tiene por y para su hijo. Avanza en el duelo acompañada de su hijo desde el primer momento y eso le da fuerza. Su mente no cesa en atormentarle con todo tipo de pensamientos, pero Rosa se muestra tajante y continúa confiando. Compartimos nuestra locura, hablamos desde el corazón y desde ahí es tan fácil amarse como lo hacemos nosotras. Es un honor estar a su lado, ver cómo va bregando con su infierno, y cómo sus ojos se llenan de luz al hablarme de su hijo. Lo que daría por poder evitar ese sufrimiento imparable, por borrar el dolor añadido de fechas señaladas y acercamientos infructuosos, pero a la vez sé, y así se lo he hecho saber, que esas etapas son necesarias y que solo debe seguir respirando. Gracias, Rosa, por permitirme estar a tu lado, por compartir este viaje de vida y muerte, por no tener miedo, por escucharme con todos tus sentidos, por haber despertado en mí este amor que me enriquece cada día más.

Y, por último, cuando ya contaba los días para terminar este libro e iniciar la búsqueda de una editorial, llegó a mi vida Rosalía. Ella es especial, su amor es inmenso y su generosidad rebosa todo su ser. Nada más vernos nos abrazamos, y ese abrazo parecía interminable. Entre las dos surgió ese amor verdadero, desinteresado e ilimitado. A nuestro lado siempre están nuestros hijos, Darío y María, para recordarnos por qué debemos continuar. En nuestras conversaciones siempre mantenemos una mirada penetrante y somos capaces de llegar a nuestro interior. Sonreímos, nos damos la mano y no paramos de abrazarnos. En ese abrazo estamos todos juntos. Están nuestros hijos. Rosalía emprendió pronto un camino de servicio a los demás y yo me siento orgullosa de caminar a su lado. Ha impulsado, junto con su marido Nacho, la creación de un grupo Renacer en Madrid. Gracias a este gesto tan maravilloso, los padres que hemos perdido a un hijo en Madrid podemos encontrarnos para servirnos de ayuda mutua y poder decir «sí a la vida». El día 1 de octubre de 2022 se realizó un encuentro de los grupos Renacer en Madrid, donde padres y madres de distintos puntos de España nos reunimos para compartir experiencias. Fueron dos horas intensas de testimonios basados en el amor. En mi nombre y en nombre de mi hijo Darío quiero expresar mi agradecimiento por ese gesto desinteresado y amoroso que tuvieron todos y cada uno de los ponentes que participaron en este encuentro. Despertó en mí un sentimiento de compasión ilimitado y la convicción de poder servir de ayuda. Es apasionante llegar a los otros, compartir abrazos, miradas y palabras. Gracias por tanto, Rosalía, siempre estás en mi corazón.

LOS CORAZONES VALIENTES

Desde el principio estuvimos rodeados de personas importantes que han permanecido a nuestro lado desde que Darío falleció y hasta el día de hoy. Desde el principio, sus voces me transmitían que iba a poder con esto, que iba a volver a ser feliz, aunque no supieran cómo lo haría, pero veían en nosotros esa fuerza, esa luz que Darío me iba a proporcionar cuando la oscuridad fuera prácticamente aniquiladora.

A todos estos valientes va dedicado este apartado del libro. A todos estos corazones que no se alejaron de nuestro dolor, que nos agarraron fuertemente, que nos sostuvieron, que no enmudecieron cuando los gritos de sufrimiento eran aterradores.

A todos los que nos prestaron su hombro para llorar, a todos mis valientes, les doy las gracias de todo corazón.

Son ellos los que se adentraron en las profundidades de nuestro dolor, amoldaron su corazón y nos dieron un espacio en él. Para hacer esto se requiere mucha bondad, dedicación y perseverancia. Se precisa, además, dejar de lado el propio dolor o ser sensible a la hora de compartirlo, sabiendo que no puedes anteponer el tuyo al de los padres en duelo, sabiendo que no es posible creer saber lo que nos conviene ni alimentar la relación con ningún tipo de reproche.

Y no es fácil, pero sí es posible. Hubo corazones que no sabían qué hacer y pidieron ayuda para no errar. Hubo corazones que, aunque se equivocaron, siguieron intentándolo de todas las maneras posibles. Hubo corazones que desde el principio no les importó respirar un aire impregnado de dolor, y se quedaron a nuestro lado abrazándonos, aprendiendo de nuestro tormento y respetando nuestra desolación, sufriendo desde la cercanía e irradiando sus mejores deseos para que, poco a poco, nos fuésemos encontrando algo mejor.

Y es que nuestra vida cambió radicalmente y no existía el consuelo. La compañía de estos corazones era lo que más nos acercaba a un posible alivio, momentáneo y fugaz, materializado en abrazos, miradas o caricias. Todos estos gestos se convierten en un bálsamo cuando permanecen cerca de ti personas nobles y valientes, que con su corazón en la mano quieren seguir a tu lado y acompañarte en tu camino, que están dispuestas a adentrarse contigo en ese mundo aterrador.

Son ellos los que se aproximan a ti, porque tú permaneces inmóvil desde que tu hijo se marchó. Esa cercanía se produce de manera natural, sin forzar, simplemente porque sale de dentro. Con la muerte de un hijo tu vida se para, pero para los demás sigue desarrollándose cómo lo había hecho hasta entonces; por eso, los encuentros siempre han de partir de los otros, ellos siguen avanzando y recorriendo su camino, tú permaneces quieto. Ellos siguen viviendo y tú sobrevives a la muerte en vida. Tú no vas a ninguna parte, por eso es fácil que quien decida hacerlo pueda encontrarte con extrema facilidad, y si es así, si alguien decide acercarse a ti, debe retroceder en sus pasos para llegar a ese lugar y a ese momento donde tú dejaste de ser quien eras. Las continuas evasivas de «aquí estoy para lo que necesites» o «llámame para lo que quieras» no son nada, se convierten en palabras mudas que ni siquiera escuchamos. Son frases improductivas producto de comportamientos alejados a lo que verdaderamente necesitamos y que no nos aportan nada.

Los padres en duelo sentimos, sobre todo al principio, que no vamos a ser capaces de seguir adelante. Aparece con fuerza el pensamiento de no querer hacerlo, únicamente deseamos morir, y cuanto antes, mejor, porque el sufrimiento está acabando con nosotros. Queremos ir donde quiera que esté nuestro hijo, porque con él se fueron nuestras vidas y nuestros sueños.

Es tremendamente difícil acercarse a las personas que están viviendo esta situación. Es complicado encontrar la manera de aliviar nuestra soledad, de aplacar nuestro sufrimiento. La tristeza nos impregna y nos acompañará durante mucho tiempo. Incluso, la gran mayoría de las veces irá acompañada de llanto, y ese llanto puede ser descorazonador.

Lágrimas que brotan como manifestación de nuestra desesperación. A nuestro lado impera el silencio como única forma de interacción con el exterior. Los padres en duelo practicamos el silencio porque para nosotros es ahí donde todo tiene cabida. A través de él somos capaces de comunicarnos, de expresar el agotamiento que padecemos, de manifestar nuestro sentir, el único hecho de sentirnos vencidos por la vida y derrotados por completo. Silencio para poder seguir respirando y para evitar que cualquier palabra pueda dañarnos más. Silencio como expresión de nuestra incapacidad de participar en el mundo y de ser conscientes de lo que sucede a nuestro alrededor, silencio porque no podemos poner palabras a lo sucedido, porque un hijo no debe morir antes que sus padres.

Lejos de cualquier utopía, la realidad es que unas personas permanecerán a tu lado y otras se alejarán por diferentes motivos, incomprensibles e injustificados todos ellos. Lo cierto es que se van a ir produciendo alejamientos o acercamientos sin responder a ninguna regla clara, y te sorprenderás. Te extrañarás de las personas que se alejan poco a poco para terminar por desaparecer de tu vida, porque no soportan el dolor y deciden darle la espalda. Te asombrarás de la gente que permanece cerca con respeto y amor, de su acercamiento desinteresado y de su noble ayuda, del apoyo que son capaces de brindarte y de los beneficios que ello te reporta. Poco a poco lo verás, serás consciente de la cantidad de movimientos oscilantes que se van produciendo a tu alrededor, que fluctúan continua y constantemente, con gente que viene y va, con personas que nunca regresan, pero también con aquellos que llaman a tu puerta de manera incansable y son capaces de mirarte directamente a los ojos y, sin pronunciar palabra, abrazarte fuertemente para que ese gesto te ayude a reestructurarte.

Al principio no serás consciente de ello, no sabrás ni quién viene ni quién va, pero con la perspectiva que te va a proporcionar el tiempo, al ir avanzando en tu duelo, podrás comprobar cómo las personas de tu entorno se han ido recolocando en nuevos roles, forjando otro tipo de conexión, unos afianzando la relación que teníais y otros marchándose sin decir adiós.

Psicológicamente, en la opinión de todos los especialistas con los que he trabajado mi duelo, existe un hecho coincidente: algunas de las personas que abandonan primero el barco son del entorno más próximo a la familia. Lo hacen porque no saben gestionar el dolor, y antes que reconocer esa incapacidad y adentrarse en ella, o pedir ayuda para vencerla, deciden mirar para otro lado. No sabrás por dónde puede venir este tipo de abandono, pero es real y, por desgracia, bastante común. El resultado de este tipo de comportamientos es que van a hacer que reconozcas en ti una cualidad buenísima: vivir sin hacer juicios y sin expectativas. El hecho de que no te importe nada en la vida se hace extensivo a estas personas, y te dará completamente igual lo que hagan, sin valorarlo, y este hecho es gratamente liberador. Sin pretenderlo, te estarán ayudando a liberarte de las presiones sociales y de las conductas más insensibles que imperan en la mayoría de las relaciones sociales. Así que acepta y agradece, porque en el fondo te están haciendo un favor al situarte en una perspectiva sana en tu interacción con los demás.

Por tanto, a un lado se sitúan las personas que quieren estar junto a ti y agotan todas las vías posibles para hacerlo, y lo conseguirán porque tienen desarrollada esa capacidad de empatía tan necesaria y porque, además, son capaces de expresar el amor que sienten hacia ti y, lo más importante, expresan el amor que sienten hacia tu hijo. A este tipo de personas no les asustará que hables de él, ni se incomodarán cuando lo hagas; es más, lo valorarán, se sentirán privilegiados porque hablas de tu hijo con ellas. En el otro lado se emplazan aquellos que terminarán desertando porque fracasarán en sus intentos de permanecer a tu lado, porque comenzarán a querer equipararse con el resto y a establecer comparaciones que finalmente irán encaminadas a justificar sus comportamientos egoístas. No dudarán en utilizar el reproche y el juicio, y manifestarán la necesidad de defenderse cuando nadie los está atacando. Son conscientes de su debilidad y de su ineptitud, pero también son incapaces de revertir su comportamiento, y por eso terminarán alejándose por completo de tu vida. Al principio, su ausencia física se compensará con algún mensaje o llamada, que se dilatará aún más en el tiempo hasta desaparecer. Y siempre nos dejarán de recuerdo alguna frase del tipo: «Si me necesitas para algo, ya sabes dónde estoy». Esta es la gran señal que te permitirá adelantarte a sus pasos. Cuando alguien pronuncie esta frase o cualquier otra con significado parecido, ya sabes cómo va a reaccionar, porque ni ellos mismos saben que es ese algo, porque esa presunta disponibilidad no es real, es simplemente un lavado de conciencia para ocultar su imposibilidad de realizar un acercamiento noble, sencillo y respetuoso.

Y que conste que no estoy criticando este tipo de comportamientos. Son lícitos, pero no por ello dejan de ser perjudiciales para los padres en duelo. Si crees que no sabes cómo acercarte, pero en tu corazón late la necesidad de hacerlo, pide ayuda a algún profesional o algún amigo para que, si decides permanecer al lado de un padre o una madre en duelo, tu compañía sea realmente productiva y tu ayuda merezca la pena.

En este sentido es mejor pecar de callado y reservado a aventurarte a decir algo que pueda molestar o herir más la sensibilidad de los padres. Es mejor decir: «No encuentro las palabras, pero aquí estoy para llorar contigo, para gritar contigo, para abrazarte», que utilizar expresiones manidas —de las que ya hemos hablado— como «sé cómo te sientes», porque indudablemente no sabes cómo se siente ni cómo está, no conoces el dolor por el que atraviesa una madre o un padre en duelo, no puedes saberlo si no te ha ocurrido a ti.

Este sencillo consejo te servirá para saber cómo has de comportarte, pero lo más importante es querer ayudar, acercarte a ese dolor desde la más absoluta humildad, sin expectativas hacia el otro y sin comentarios absurdos e inapropiados. Se trata, pues, de acompañar sin generar más dolor, zozobra y sufrimiento.

Y todos, a nivel global, tanto los padres sufrientes, como las personas que se sitúan cerca de ellos, han de mantener siempre viva la esperanza de que existe la manera de proporcionar pequeños fragmentos de auxilio y que la asistencia es posible. Si eres un padre o una madre en duelo, acepta esa ayuda y agradécela. Y si eres de los que ha conseguido ablandar su corazón y auxiliarlo, persiste, por muy duro que sea el camino; continúa cultivando ese amor sin condiciones. Y si eres de los que huyen, agradece que otros puedan situarse en ese lugar, porque ese mínimo consuelo es vital.

Insisto, si tú no puedes, pero observas, sabes y te llegan noticias de que otros sí lo están haciendo, no juzgues, no interfieras, no opines, porque esa ayuda es muy necesaria para nuestra supervivencia.

Para todas las personas que se posicionan en uno u otro lugar en el acompañamiento del duelo, siempre hay un momento para hacer balance. Cualquier día puede ser bueno para cuestionar si el posicionamiento ha sido el deseado y qué podemos cambiar. Indudablemente, el paso del tiempo juega una doble vertiente.

Si eres de los que se alejaron sin decir adiós y han transcurrido años desde tu abandono, reequilibrar la relación puede ser bastante más complicado que para quienes han permanecido incondicionalmente a nuestro lado o los que han hecho algún tipo de aparición esporádica. Los padres en duelo desarrollamos una capacidad de amor, comprensión y compasión que va mucho más allá de todas estas limitaciones. Cualquier instante será bueno y cualquier noticia será bien recibida. Sin embargo, si has permanecido alejado de nosotros demasiado tiempo, habrás perdido el rumbo de nuestras vidas, no habrás estado en los peores momentos y tampoco en las pequeñas alegrías que nos haya podido regalar la vida. Para nosotros, el hecho de ponernos al día es insignificante, innecesario y poco fructífero.

Sobrevivimos a la vida y hemos seguido respirando, eso es todo lo que deben saber quienes por algún motivo vuelven a tu vida después de haber desaparecido en el peor momento. A partir de ahí, hay que fluir, confiar y continuar respirando.

Sin embargo, los padres en duelo sí creemos que, si te encuentras en este último grupo de personas, un ejercicio de honestidad y perdón sería adecuado, sobre todo para la persona que en su momento desapareció de nuestras vidas. Os lo ilustraré con un ejemplo.

Una de nuestras amistades, que conoció a Darío y estuvo con nosotros en el inicio de nuestro duelo, desapareció un día sin despedirse. Nosotros, absortos en nuestro sufrimiento y debido al derrumbamiento total de nuestra vida, no estábamos pendientes de las acciones y reacciones de terceros. Con el tiempo, años después, recibí su llamada. Descolgué y me habló. Ella se sorprendió de que su llamada fuera contestada. Me pidió unos minutos en los que me insistió en que no había estado a nuestro lado en los peores momentos, que se fue cuando más ayuda necesitábamos, y que su llamada tenía la única finalidad de pedirnos perdón por ello. Yo no veía necesario que pidiera perdón —nuevamente, todo ese aprendizaje que llevamos a cabo después de habernos quedado vacíos de vida, donde no caben ni el juicio ni las expectativas, nos guía—. Ella insistió en pedir perdón porque no supo ni pudo estar en el lugar que necesitábamos. Solo quería hacernos saber que había llegado a ser consciente de ello y que necesitaba perdonarse por ello. Todas sus palabras fueron muy dulces, cada palabra pronunciada iba despertando en mí un sentimiento de compasión y de ternura que, sin lugar a duda, me iba a ayudar en mi duelo a la hora de posicionarme en el lugar de otros, a reconocer que era posible hacer este ejercicio de humildad, y me llenó de esperanza por todas aquellas personas que se marcharon de nuestro lado. También me ayudó a abandonar momentáneamente el silencio y a comprobar que era capaz de expresarme, de verbalizar mis sentimientos frente a la aflicción y el arrepentimiento de otros.

LAS NUEVAS RELACIONES

Una vez más, es necesario recordar que cuando se muere un hijo, nada de tu vida anterior permanece. Todo se convierte en un amasijo de añicos que nunca podrá ser reparado y volver a su estado original. Ante este panorama, y con el paso del tiempo, los padres en duelo vamos a ir formando unos nuevos vínculos con las futuras relaciones sociales que establezcamos.

Estos nuevos vínculos y esta nueva manera de relacionarnos, siempre y cuando sea el momento y nuestro proceso del duelo nos lo vaya permitiendo, se convertirán en verdaderas experiencias de amor. Nos relacionamos desde otra posición, basada en el cariño y en el amor. Establecemos vínculos irrompibles, pues la fuerza con la que se crean está íntimamente relacionada con nuestra parte más íntima. Todo parece estar mágicamente conectado y los encuentros, las palabras, los gestos, los abrazos se suceden de manera armoniosa y respetuosa. Son relaciones con las que realmente nos sentimos en paz, en absoluta calma y tranquilidad. Este tipo de vínculos generan espacios donde, a pesar de lo que estamos viviendo, aún podemos ser nosotros mismos, se convierten en verdadero caldo de cultivo de nuestras primeras sonrisas y nos permiten reconocernos después de tanto sufrimiento soportado.

Durante mucho tiempo estuve pensando en qué era lo que facilitaba que este tipo de relaciones se dieran y fueran tan auténticas. Me cuestionaba cómo era posible que el hecho de estar cerca de algunas personas que había conocido desde hace relativamente poco, incluso después de la muerte de mi hijo, fuera tan fácil y yo fuera capaz de sentir tanta paz cuando me encontraba a su lado o compartía cualquier tipo de experiencia con ellas.

Después de realizar un análisis de estas relaciones observé que en la gran mayoría de los casos, su comportamiento tiene un punto de partida común. Se relacionan conmigo no desde la pena, sino desde el amor y el reconocimiento de la valentía y la fortaleza. No hacen falta palabras, la nobleza se respira en el ambiente, lo inunda todo, y esa es la base sobre la que sucede todo lo demás.

Podrás hablar de tu hijo delante de ellas y no se sorprenderán, no lo evitarán e incluso te provocarán alegría porque, en ocasiones, serán ellas las que te hablen de él, y eso para los padres en duelo es algo maravilloso. El hecho de reconocer en otros que nuestro hijo sigue presente se convierte en un gran regalo para nosotros, en el mejor.

Son personas que, independientemente del motivo o el entorno en el que se haya forjado la relación, no tienen expectativas sobre ti, ni sobre lo que eres o serás, o lo que tienes o tendrás. Saben perfectamente que nosotros, los padres en duelo, no queremos nada de la vida, no esperamos nada de la vida, no aspiramos a nada en la vida. Sin embargo, saben valorar una sonrisa, sobre todo cuando esta se dibuja en nuestra cara.

El amor que recibimos y el que somos capaces de dar es auténtico y, por ende, las relaciones que construimos desde esta posición se alimentan de él. Por eso no pueden ocasionarnos más daño; es más, nos permiten ser y estar de la manera en la que somos capaces de hacerlo y hasta donde nos es posible, con el convencimiento de que no seremos juzgados por ello.

Esta es mi conclusión: percibimos la vida y la manera de estar en ella y de relacionarnos desde otro lugar. Conectamos con la vida, y esa conexión se convierte en uno de nuestros pilares, sobre el que nuestro yo, nuestra personalidad, nuestra identidad se van desarrollando sin prisa y sin presiones, sin juicios, solo vamos sacando la cabeza del ala poquito a poco porque reconocemos esa seguridad y hemos reunido las fuerzas suficientes para poder atrevernos a hacerlo.

Es así como continuamos en esta sociedad. Desde nuestro vacío aterrador podremos ir experimentando nuevas maneras de ser, nuevas sensaciones que nos van a recordar que por encima de cualquier cosa lo único que deseamos en el tiempo que nos quede de vida es vivir con amor.

Se van sucediendo las situaciones y produciendo acercamientos de nuevas personas que no conocen tu historia. La vida se va desenvolviendo armoniosamente. Es entonces cuando vuelves a encontrarte con la seguridad, aquella que perdiste. Mágicamente, se dan situaciones o conversaciones que te invitan amorosamente a relatar y contar a estas personas que tienes otro hijo, aunque no esté físicamente. Yo experimenté varias situaciones de este tipo que me permitieron observarme y conocer el estado en el que me encontraba en esos momentos. Los primeros relatos provocaban que mis ojos se llenaran de lágrimas, pero poco a poco fui capaz de contar lo sucedido con amor, recalcando que mi hijo seguía a mi lado. Aunque parezca una meta imposible, el hecho de verbalizar tu historia y tu posición en la vida es posible, y los regalos que recibes a cambio son maravillosos. No solo ganas en seguridad personal, sino que esa seguridad, esa calma y ese amor llegan a los otros y recibes abrazos sinceros.

Obviamente, no es necesario contar lo que pasó a todo el mundo. Sabrás elegir a las personas y los momentos, y estos te reportarán beneficiosos sentimientos de gratitud hacia la vida. Vas creciendo como esa nueva persona y tu nuevo ser es capaz de expresarse sin tapujos y mediante el lenguaje del amor. Es duro hacerlo, pero la necesidad de manifestar que tu hijo está, que eres su madre, es mucho más potente.

Cuando conectas con alguien y le cuentas que tu hijo ha partido, indudablemente creces: exteriorizar tus sentimientos expande tu ser, y eso siempre será positivo. Puede que des con personas insensibles o que el momento no sea apropiado, pero ya estarás fuerte para evadirte de sus desgraciados comentarios o reacciones. Comprobarás que la balanza se inclina a tu favor, tú tienes la fuerza para salir airoso de esas situaciones porque ya habrás trascendido una parte muy importante, has comenzado a reconocerte y a salir del agujero. Has desarrollado el amor en tu interior y su fuerza es imparable.

Recuerdo la primera vez que experimenté esa sensación. Fue con Laura, la madre de una amiga de mi hija Gaby. Las niñas jugaban en un parque. Nosotras charlábamos de cualquier cosa. Nuestra relación se iba intensificando porque era muy fácil estar a su lado. Una mujer cuidadosa, detallista, amable y muy buena conversadora. Hacía que pudiera evadirme de todo cuando estaba a su lado y ver a nuestras hijas jugar y crecer juntas era una hermosa experiencia que compartíamos. No sé cómo surgió la conversación, pero sí recuerdo que dentro de mí nació ese impulso de contarle que Gaby tenía un hermano. Se lo conté con tranquilidad, aunque con mis ojos húmedos. Recibí un abrazo y un beso. Me susurró al oído: «No hay palabras, solo quiero que sepas que estoy a tu lado». Y no hizo falta más. Nuestra relación ha ido profundizándose, siento que nuestra amistad es pura y sincera. Que si está a mi lado es porque me ve, me reconoce, me aprecia y me quiere.

APERTURA DE MIRAS

Darío es mi gran amor, mi hijo omnipotente y omnipresente y, aunque tengo momentos en los que es inevitable preguntarme cómo sería hoy en día y cómo habrían sido estos años vividos junto a él, cómo sería una vida entera a su lado, siendo testigo de su desarrollo y de su felicidad, dentro de mi corazón sé que Darío sigue creciendo y viviendo a otro nivel, más sutil, más elevado, más perfecto.

Y es precisamente esta certeza la que me ha convertido en un ser mucho más consciente. Todo lo que he vivido con anterioridad a la partida de Darío ha dejado de tener el mismo significado, ya no tiene el mismo sentido, ya no se vive igual. Es obligado dejar a un lado los anteriores patrones de comportamiento que te empujaban a vivir de una manera automática, sumida en los estándares sociales, y comienzas a tomar consciencia del verdadero valor de la vida y de lo que eres realmente.

Cuando se muere un hijo, se produce una explosión a todos los niveles que provoca la eliminación de los esquemas y principios de vida que tenías antes de que sucediera el fallecimiento y te deja desnudo ante lo nuevo que ha de llegar. Sin embargo, «lo nuevo», para lo que no estás preparado ni quieres estarlo, no tiene el mismo significado que tenía antes, ni el mismo color, ni intensidad, no estará rodeado de los mismos pensamientos, sentimientos ni emociones. No va a ser igual, porque tú ya no volverás a ser la misma persona.

Por ejemplo, ahora sé que la soledad es otra cosa, abarca mucho más que la ausencia de compañía física o de cercanía emocional. No está relacionada con el hecho de necesitar que alguien cubra tu tiempo o comparta tus deseos, no está relacionada con nada externo. La soledad, con esta nueva mirada, adquiere otra dimensión. La soledad es algo necesario que hay que experimentar para llevar a cabo un proceso de crecimiento y expansión que adquiere una dimensión espiritual. Es un potente motor que te impulsa a amarte desde lo más profundo de tu ser. Es reconocerte desde lo que realmente eres.

En esa profundidad interior podemos encontrarnos con nuestras heridas más hondas y recónditas. Esas fracturas y llagas que han ido adentrándose en nuestro interior y ocupando un lugar en nosotros desde que nuestro hijo falleció. Es desde ahí desde donde puedes empezar a aplicar un tratamiento de cura, desde donde puedes intentar hacer algo para que tus heridas dejen de sangrar tan abruptamente. Y, aunque no vayan a desaparecer jamás, porque debemos aprender a vivir con ese dolor que ha quedado impreso en nuestras entrañas, sí seremos capaces de localizarlas y de tratarnos con ternura y mimo. Al reconocer donde habitan estas heridas podemos tratarlas con amor y recordar que forman parte de nosotros mismos, de nuestra esencia.

Y es precisamente ahí donde reside este dolor innegable y eterno; el lugar que nos hace más vulnerables. En este espacio no te puedes esconder, estás a solas contigo mismo, experimentas el verdadero sentido de la soledad.

Desde esa soledad puedes empezar a acariciar tu dolor, a reconocerlo como parte de ti; a convertirlo en amor, poco a poco, con dedicación y delicadeza. El hecho de encontrarte a solas con tu dolor y de mirarlo de frente, saber que forma parte de ti, se puede convertir en una terapia muy liberadora. Según vayas avanzando en esta práctica, llegará un día en el que sientas que ya no necesitas protegerte de nada, de nadie, ni siquiera de ti mismo.

Tu concepción de la realidad y del mundo que te rodea ha cambiado drásticamente, y vives con la liviandad de sentir ese vacío de todo y de nada, esa ausencia de miedos, ese caminar sin rumbo, esa nueva manera de percibir las cosas. Todo ello gracias a haberte imbuido en tus profundidades y haberte molestado en recorrer cada rincón de tu ser, siendo consciente de todo el sufrimiento que has soportado y de cómo sigues manteniéndote en pie a pesar de haber recibido el golpe más duro que la vida puede asestarte, reconoces que ese sufrimiento ha dejado su huella en ti eternamente y que, por tanto, su cicatriz estará siempre presente.

Puedes resurgir en ese lugar porque ya no tienes miedo a nada, y comienzas a actuar con la seguridad que te otorga sentirte verdaderamente tú. Tus actos comienzan a ser auténticos, no hay lugar para las medias verdades ni para maquillajes. Actúas manifestando fielmente lo que eres en ese lugar. Desde ese espacio, eres más fuerte porque estás resurgiendo de tus cenizas, porque estás acariciando tus heridas, porque has integrado tu dolor y ya no lo rechazas.

Por eso eres capaz de resurgir, porque las emociones ya no te trastocan, porque vives desde tu interior. Y, desde ese interior, te vas conociendo y a través del conocimiento de uno mismo surgen inevitablemente miles de preguntas que necesitan respuesta. Cuando estás centrado en tu interior, y no en el exterior, surge en ti la necesidad de encontrar respuesta a muchos interrogantes que nunca te habías planteado. Si a esto le unes la experiencia por la que estás atravesando, no hay escapatoria posible, has de convertirte en un auténtico buscador y comenzar a formar este puzle con las piezas que tienes disponibles.

En mi caso, en mi interior habitaba una pregunta de muy difícil respuesta, que me atormentaba bastante. Comencé a preguntarme seriamente por qué Darío se había marchado. Por qué había sucedido todo aquello, si era un niño bueno y feliz.

Este cuestionamiento me llenaba de pensamientos aniquiladores y me generaba un sinfín de sentimientos que hacían que la vida perdiera toda su lógica. Ver morir a tu hijo, que se marche antes que tú, no es natural, no debería suceder nunca. Pero, lamentablemente, sucede. ¿Cómo es posible que muera un niño?

Lo cierto es que no tiene nada que ver con la bondad o la maldad de su entorno ni con sus padres ni, por supuesto, con ellos mismos. Es imposible responder a este interrogante; no podemos llegar a una respuesta única, veraz y contundente que nos saque de dudas y nos ilumine. No existe respuesta o, al menos, yo no la he encontrado.

Lo que sí siento dentro de mí es que en estas situaciones no se puede ni se debe hablar ni pensar en la mala suerte, siento que debe haber algo que no somos capaces de entender con nuestra mente, siento que los padres en duelo, llegado el momento y cuando superamos todas las fases del proceso, debemos enfocarnos en el para qué y no en el porqué.

Hacerlo nos proporcionará la tranquilidad suficiente para encontrar nuestro motivo para seguir viviendo, nuevos propósitos de vida en los que nuestro hijo siempre estará presente, ayudándonos a caminar. Es desde esta postura desde la que empiezas a concebir la vida de otra manera, con esa apertura de miras que ya anunciaba en el título de este apartado. Nada es igual, porque tú no eres igual; nada será igual, porque la muerte de tu hijo te ha convertido en otra persona, con otras cualidades, otra mentalidad, otra percepción, una nueva sensibilidad y, sobre todo, otra manera de vivir los días que te quedan.

La muerte de un hijo, por tanto, amplía tu visión sobre la vida. Dejan de existir limitaciones a nuestra existencia, no hay miedos y, además, vivimos únicamente centrados en el presente. Intentamos dejar nuestra mente a un lado y utilizarla solo para lo que nos es útil.

Vivimos sintiendo y sin pensar, es la única forma de poder continuar una vez superadas las primeras fases del proceso del duelo. Cuando mi hija fue creciendo y compartíamos más momentos juntas, ya había aprendido a vivir de esta manera. Visitar parques en compañía de los padres de sus amigas, las primeras fiestas de cumpleaños a las que la invitaban, acudir a sitios donde antes había estado con su hermano, hacer un puzle con ella y recordar los momentos en los que los hacía con Darío, comprobar que algunos de sus gestos aparecen mágicamente en la cara de mi hija... son vivencias muy duras, aunque están impregnadas de amor.

Soy capaz de permanecer en ellas siendo consciente de lo que estoy viviendo gracias a que lo hago desde el sentir y no desde el pensar. A menudo me repito: «No pienses, sigue adelante», «No pienses, solo siente». Y es así como soy capaz de continuar en la vida, al lado de mi hija, contemplar su crecimiento y sus momentos de felicidad. Y decido hacerlo porque he llegado a ese instante mágico en el que puedo decidir qué hacer con mi vida, y he decidido vivir, vivir en un continuo aprendizaje que me hace partícipe de la felicidad de mi hija y me acerca a ella de manera dulce y amorosa, reconociendo que, a través de su felicidad, puedo tocar con la punta de los dedos la mía propia.

Para alcanzar y conquistar este sentir no existen atajos. Hay que adentrarse en nuestras profundidades, donde reside nuestro dolor. Hay que reconocer que ese dolor es parte de nosotros mismos y que puede ser algo transformador si se lo permitimos. No podemos darle la espalda, no podemos convertirnos en víctimas de lo sucedido, no podemos cargar con esa culpa sobre nuestros hijos fallecidos. Ese dolor que sentimos y que nos ha provocado la muerte en vida debe, a su vez, cumplir con la labor de impulsarnos en la vida, y para ello hay que tomar su mano y saber que ese dolor es nuestro y forma parte de nosotros. Cuando nos concedemos esta oportunidad, algo cambia, y podemos descubrir el verdadero poder transformador que ese dolor puede aportarnos, lo que nuestras heridas son capaces de enseñarnos, de mostrarnos, de ayudarnos..., porque esas heridas somos también nosotros.

Se trata de abandonar la vieja estructura que nos sostenía antes. Al menos en mi caso, yo vivía «en piloto automático» antes de la llegada de Darío. Sin embargo, el tiempo que compartí con él estuvo lleno de pequeños fogonazos de consciencia que ya comenzaban a cegar esa visión y me llenaban de un absoluto e innegable amor. Con su partida, y tras el duro proceso del duelo que estoy llevando a cabo, estoy siendo capaz de desterrar para siempre esa manera de vivir, permanezco centrada en lo que verdaderamente soy, en todo lo que he ido descubriendo en estos durísimos años haciendo que cada paso en mi vida sea una elección consciente centrada en el amor que soy capaz de respirar a mi alrededor y de irradiar desde mi interior. Una vida sencilla, sin apegos ni demandas, sin acumulaciones de ningún tipo que provoquen que tenga que soportar algún tipo de peso, una vida ligera y liviana, centrada en el amor tan inmenso que he descubierto al lado de mi hijo.

ESPIRITUALIDAD

Cuando la oscuridad inunda tus días y tu vida, cuando no hay luz y los días se confunden con las noches, se inicia un proceso de desintegración total. Si aún queda algo en ti que el dolor no haya conseguido despedazar, el hecho de sobrevivir a ciegas te proporciona el último paso para acabar con todo lo que había antes y, de esta manera, poder construir un nuevo horizonte.

Te alimentas de esa oscuridad de la misma manera que antes lo hacías de la luz. Aceptas que esa es la única manera que tienes para permanecer en esta vida y empiezas a vivir en consonancia con ella desde este lugar oscuro y tenebroso. Sin luz, tus ojos no pueden ver, pero tu corazón sí puede sentir. Desde nuestro propio vacío nos conectamos a lo más profundo y oscuro de todo lo que existe, incluidos nosotros mismos. Únicamente, desde este lugar es posible renovarse e iniciar la necesaria transformación en ti.

Desciendes de manera inevitable, forzosa e ineludible a un infierno. Ahí permaneces, en ese vacío, presente en la nada.

Un lugar desierto y solitario, donde solo estás tú. Y eso es precisamente lo que nos puede liberar, nuestra presencia, nuestro yo, nuestro ser. Reconocernos y sentirnos desde lo que ha quedado de nosotros, desde nuestra verdadera esencia. Desde ahí podemos emerger e ir sembrando pequeñas cosas en ese vacío que reconoceremos como fértil, donde están escondidas y esperándonos nuevas oportunidades de moldear nuestra existencia desde la nada. En ese terreno vamos a plantar nuestra esperanza, a regarla con toda nuestra fuerza, a hacerla germinar con nuestro esfuerzo y contemplar cómo va floreciendo. Nace algo nuevo a lo que aún no somos capaces de poner nombre. El caos que vivimos en esta oscuridad nos dará una tregua y aprovecharemos ese momento para impulsarnos hacia lo desconocido, hacia nuestra parte más vital, la que permanece, la que sigue respirando.

Este proceso es obligatorio para aprender a vivir de nuevo, y no es controlable ni progresivo, es inseguro e incierto, pero necesario, al fin y al cabo. El dolor nos ha cristalizado, nos ha quemado con su fuego vivo, ha penetrado en todas nuestras capas, ha acabado con todo lo que fuimos. Vivimos en la oscuridad, donde la única compañía es nuestra propia sombra, y es ahí donde se halla nuestra verdadera fuerza.

Comenzamos a vivir desde nuestro interior y empezaremos a buscar el camino que nos permita reconectarnos. No tenemos otra opción, la vida ya nos ha transformado. Solo hemos de confiar en esa profundidad de la existencia donde nos encontramos. No podemos resistirnos, porque esa resistencia es aún más dolorosa que la propia sombra. No podemos evitar el sufrimiento inevitable, hay que vivirlo, sentirlo, exprimirlo y aceptarlo, como parte de nosotros. Tenemos que dejar de huir y de correr, debemos pararnos, tomar aliento y enfrentarnos a la oscuridad. Dejamos de intentar controlar lo incontrolable, accedemos al mundo de nuestras sombras, nos reconocemos en él y decidimos explorarlo. Investigamos esa parte oscura y desconocida sin rechazarla. Y a partir de ahí, solo queda esperar y confiar. Confiar en la vida y en nosotros mismos, en nuestros recursos, en nuestra esencia, en lo que verdaderamente somos.

Desde esta destrucción total y con esa aceptación puede llegar la reconstrucción. Para que surja algo nuevo de nosotros ha de morir todo lo viejo. Este es el proceso espiritual que hemos de llevar a cabo.

No se trata de llorar menos, de sentir menos tristeza, de comenzar a trabajar o volver a sonreír. El proceso del duelo por la muerte de un hijo se lleva todo por delante, y la parte primordial y fundamental es nuestra propia reconstrucción, eso es lo verdaderamente importante, el resto llegará cuando nosotros hayamos nacido de nuevo.

La muerte de nuestro hijo nos ha conducido hasta aquí, hasta este escenario donde estamos obligados a replantearnos todo, a discernir sobre la vida y su sentido, su significado y nuestro papel en ella. La muerte de nuestro hijo nos ha apagado y nos ha obligado a vivir en la oscuridad para recoger todas nuestras partes rotas, revisarlas y transformarnos. Y no sabemos cómo lo haremos, ni siquiera somos capaces de reconocer lo que queda de nosotros; por eso, el hecho de confiar en que la oscuridad es el mejor lugar y el único donde debemos permanecer durante ese tiempo de autogestación se convierte en una tarea dificultosa. Tenemos que permanecer en la oscuridad confiando en ese no saber qué ni para qué, pero precisamente es este el remedio y la cura para nuestra alma. Solo es necesario tener paciencia para resurgir más vivos, más presentes y conscientes. En esa oscuridad podremos sanar algunas de nuestras heridas. Para ello hay que atreverse a iniciar esta transformación mediante el dolor que estamos viviendo e integrando en nuestro ser.

Reconocer que esa oscuridad forma parte de nuestras vidas es el primer paso, es el punto de inflexión desde el cual podemos explorar nuestro dolor y saber que nos está moldeando de nuevo, que está configurando un nuevo ser. El dolor es el que nos está despertando de nuestro letargo, nos está permitiendo descubrir quiénes somos realmente aniquilando nuestra personalidad y dejando que nuestra alma tome el mando.

El dolor, el sufrimiento, originado por la muerte de un hijo es inmenso y obligado, no puedes elegir: sufres y te duele, y eso te va a ir llenando poco a poco de humildad. El dolor hará que desaparezcan las rigideces de la vida y de nuestro entorno, los perfeccionismos quedarán atrás. Gracias al dolor nos volvemos unas personas humildes, pacientes con la vida y tremendamente compasivas. A través de esa confianza, seremos capaces de mostrar algún día la gratitud por haber sido los padres de nuestro hijo y el amor que reside en nosotros. Nuestro amor irá desprendiendo su aroma y apareciendo en cada poro de nuestra piel.

Ante la pérdida de un hijo, el sufrimiento es inmedible y el dolor siempre permanecerá. Ante la muerte de un hijo, viviremos una crisis con efectos devastadores y destructivos. Ante el fallecimiento de un hijo, surge obligatoriamente la necesidad de buscar un sentido a nuestra propia existencia, de encontrar respuestas para reconocerte y saber quién eres y qué haces aquí. Cuando esto suceda, habrás entrado en el camino de la espiritualidad y te convertirás en un buscador incansable de este tipo de preguntas existenciales, estarás entrando en otro nivel. Estarás superando el sufrimiento e integrando el dolor en tu ser para transformarlo en AMOR, con mayúsculas, amor puro, amor eterno.

Fue así como me adentré en mi camino, abrazando la espiritualidad, reconociendo que la vida no era como me esperaba, pero la persona que esperaba esa vida tampoco soy yo en estos momentos. Todo lo experimentado, todo lo vivido, me ha cambiado, transformándome en algo distinto. Soy capaz de ir reconociéndome y sé que no habrá oscuridad que pueda apagar mi luz.

Para mí, la espiritualidad fue la llave que consiguió abrir la puerta que necesitaba atravesar para iniciar mi camino. Ese camino me posibilitó ir transformando el sufrimiento en dolor, y este en amor. Y no me refiero al crecimiento personal o a la religión, pues ambos son recursos externos que utilizamos para aprender a conocernos, gestionar nuestras emociones y pensamientos, o darle sentido a nuestra vida. La espiritualidad, tal y como yo la entiendo y la vivo, es algo interno, algo que se localiza en el interior, en un espacio donde mora la más absoluta paz. Es algo mágico que te permite ir adentrándote cada vez más en ti mismo, te permite descubrir quién eres realmente y conectarte con tu ser, con tu espíritu, con tu esencia. Descubres que dentro de ti hay fuerza y hay amor.

Descubres que del dolor más fuerte nace el amor más grande. Nacer de nuevo y hacerlo de manera consciente es directamente proporcional al sufrimiento que hemos padecido. Ese dolor nos acerca a lo que realmente somos, nos conecta con nosotros mismos. Así pues, la espiritualidad es una experiencia personal y única donde comienzas a tomar consciencia de cada una de tus vivencias, aprendes a valorar todo lo que va aconteciendo y no necesitas ponerle palabras, mágicamente todo te envuelve, todo es amor. Tu personalidad no domina tus momentos ni tus días, existe una fusión contigo misma, notas tu fuerza y te fusionas con ella. No vives en el miedo y comienzas a confiar, a fluir, a relajarte. La espiritualidad te permite trascender todo aquello que es irrelevante y que te aleja de esa conexión contigo mismo, empiezas a fluir con tu presencia y con tu esencia.

Al haber tocado fondo, al haber vivido en el vacío más aterrador y en la oscuridad más absoluta, somos capaces de reconocer en qué momentos nos desconectamos de nosotros mismos y volver a nuestro camino no nos resulta complicado. Aprendemos a gestionar el sufrimiento si este vuelve a visitarnos gracias a la sabiduría que nos proporciona el hecho de conectar con nosotros mismos. Nos conocemos y reconocemos, nos aceptamos, y a partir de ahí aceptamos que la vida comience a vivirnos.

Este sería el inicio de un viaje espiritual donde no hay nada seguro ni preestablecido, todo nace de nuestro interior. Ese interior que nos permite mirarnos a un espejo y vernos transparentes. Nos hemos visto caer en pedazos y quebrarnos, y después de todo lo soportado somos capaces de abrazarnos y lo hacemos reconociendo que ni nosotros mismos hemos sido capaces de destruirnos y nos sentimos agradecidos por ello. Nuestra fortaleza gana terreno a nuestra fragilidad.

Poco a poco vamos fortaleciendo la conexión con nosotros mismos, fusionando nuestra presencia y nuestra esencia y fluyendo en la vida. Así conseguimos diluir de manera natural los juicios con la vida. Dejamos de estar conformes o disconformes con ella y sus acontecimientos. Observamos todo lo que va aconteciendo y sucediendo, y lo hacemos sin que nada en nosotros nos diga lo que está bien o lo que está mal. De esta manera volvemos a interactuar en la vida, abrazándonos a nosotros mismos, haciendo uso de todo lo aprendido, reconociéndonos en el camino del amor.

ILUMINACIÓN

Después de todo lo especificado en las páginas que preceden a esta, después de todo lo que he vivido hasta el día de hoy y desde que mi hijo se marchó, después de esta experiencia tan brutal, después de haber sido cada día más consciente de la evolución que estaba experimentando y de que me iba convirtiendo en una nueva persona, me gustaría dedicar este apartado del libro a todo lo que he acogido y aprendido con la muerte de mi hijo.

Insisto una vez más en advertir que la muerte de un hijo jamás se supera, pero se puede aprender a vivir de nuevo. Aprender a estar en el mundo con otra presencia, el personaje que eras y que fuiste hasta el momento de la muerte de tu hijo desaparece para dar lugar a la aparición de uno nuevo, dotado de otras cualidades más humanas y amorosas, si decides transitar el camino del duelo y del sufrimiento recurriendo a tu interior, reconociéndote y amándote a pesar de todo lo vivido.

Hay mucho trabajo por delante para llegar a esta asimilación de ideas en forma de certezas, hay que aunar muchísimos esfuerzos, todos los que puedas, para poder posicionarte en este lugar y permanecer en él a pesar de lo que ha sucedido y de todos los impedimentos a los que te vas a tener que enfrentar y que seguirás afrontando a lo largo de tu existencia. Pero si decides hacerlo desde tu interior, si decides buscar dentro de ti y reconocer que tu hijo permanece en tu corazón, en cada célula de tu cuerpo, que su alma permanece junto a la tuya sosteniéndote y ayudándote a permanecer en este mundo sin su presencia física, podrás hacerlo, podrás permitirte comenzar la difícil tarea de aprender a vivir de nuevo.

Este camino lo tienes que realizar sola o solo, nadie lo va a hacer por ti, debe ser tu decisión. Comenzar a dar los primeros pasos y continuar adelante como un valiente guerrero que se adentra en múltiples batallas con la finalidad de ganar esta guerra tan injusta que te ha tocado vivir, plantándole cara a todos y a cada uno de los combates que se te pongan por delante.

He decidido titular este apartado «Iluminación» porque verdaderamente este nuevo paso en nuestro camino, ese intento de reconstruirnos y de aprender a vivir de nuevo, consiste en utilizar tu pequeña luz para iluminar y descubrir el verdadero significado de la vida.

Vivimos encarcelados con cosas que no merecen la pena y lo que verdaderamente importa pasa totalmente desapercibido. A este convencimiento llegas cuando tu mundo se cae, cuando tu vida se convierte en pequeños pedazos y mucho polvo, cuando te quedas totalmente destruido y conservas algo de voluntad para empezar a unirte de nuevo y resurgir. Y es precisamente en este punto cuando te das cuenta de que no solo no puedes permitirte que entre una pizca de sufrimiento más en tu vida, sino que también eres capaz de distinguir de una manera inequívoca todo lo que no te vas a permitir de aquí en adelante, porque sabes que el hecho de hacerlo te vuelve a acercar a la más absoluta oscuridad.

Es entonces cuando empiezas a decidir y desterrar de tu vida las posibles expectativas que hubieras podido tener sobre las personas o las cosas. Es entonces cuando empiezas a experimentar una nueva forma de estar en el mundo basada principalmente en tu capacidad de decidir, a veces de manera inconsciente, todo aquello que permites que comience a formar parte de ti, parte de esa nueva persona en la que te estás convirtiendo sin darte apenas cuenta.

Comienzas a posicionarte lejos de todo aquello que no te proporcione calma, paz, tranquilidad... Intentas mantenerte en sosiego la mayor parte del tiempo, sabiendo que esa estabilidad únicamente se consigue caminando por la vía de la seguridad, y decidiendo y actuando con la única meta de alcanzar esa quietud, ese descanso y ese equilibrio en tu interior.

Definitivamente, expulsas de tu vida las expectativas, cualquiera que sea su forma y hacia quién o qué esté enfocada. No esperas absolutamente nada de nadie ni de nada. Y no consientes rodearte de reproches, ni tuyos ni otros que puedan venir del exterior. Respirar ya no requiere tanto esfuerzo, porque vas encontrándote en un nuevo hábitat en el que poder sobrevivir en paz.

En este punto, aquellas personas que desaparecieron en un principio realizan un leve intento de volver a tu vida. Cuando tú, con muchísimo esfuerzo, empiezas a sacar la cabeza y luchas por sobrevivir, es probable que recibas nuevos ataques.

Es como si esta parte de tu vida anterior que ha permanecido ausente o muy poco presente, ajena a tu dolor y lejos de tu presencia, hiciera un análisis temporal y decidiera que es el momento de increparte, de reclamarte que vuelvas a ser lo que fuiste, de recuperar esa relación en el punto en el que se quedó suspendida, y limpiar así su sentimiento de culpabilidad por no haber estado o no haber sabido acompañarte. Qué inconsciencia y qué falta de empatía.

Debes estar preparado para estos momentos porque lamentablemente llegan.

Aparecen de la manera más absurda, pero te alcanzan. Lo que pasa ahora es que tú ya no estás en la misma posición, no necesitas explicaciones, aclaraciones ni nada de los demás. Sabes lo que has vivido, reconoces el esfuerzo que te ha supuesto llegar a este punto del proceso y tienes muy clara cuál es la senda por la que has de caminar para no salirte de ese espacio de tranquilidad. Has dejado atrás los viejos patrones de comportamiento basados en la continua justificación de todo lo que hacemos; has aprendido a vivir sin esperar nada de la vida, y ahora este tipo de comportamientos no tienen cabida en ti.

En mi caso, personas bastante cercanas, que no estuvieron a mi lado en los meses posteriores a la muerte de mi hijo, aprovecharon encuentros casuales o una fecha señalada —como un cumpleaños o las entrañables festividades navideñas—, para aparecer nuevamente y decirme cosas tales como: «¿Cuándo vamos a hablar?», «¿es que no quieres que volvamos a recuperar nuestra relación?», «¿no quieres retomar nuestra amistad?», «¿no quieres ver crecer a mis hijos?», «he pensado muchas veces en escribirte, pero no lo he hecho por si molestaba», «no nos lo has puesto nada fácil», «yo he sufrido mucho», «lo estoy pasando muy mal»...

Como podéis ver, son frases huecas, vacías, que no dicen nada porque no hay nada que decir. Estas situaciones son tan absurdas como inoportunas. Porque tú no les has pedido nada en ningún momento y ellos deciden cuándo es el momento de hablar o dejar de hacerlo. Siguen manifestando un rotundo egoísmo, por no hablar de los comportamientos y gestos que las acompañan y que no soy capaz de trasladar a palabras. Hay que verlos.

¿Cómo es posible que una persona te increpe de esta manera? Diciéndote que la responsabilidad última de que no hayan estado a tu lado es tuya porque no les has puesto las cosas fáciles. No permitáis estos acercamientos, porque en ellos únicamente puedes observar el deseo de limpiar su culpabilidad y su incapacidad. Ellos han continuado viviendo, mal o bien, pero viviendo, y tú estás simplemente en modo supervivencia.

Has de tener muy presente que cuando una persona te increpa o te hace reproches para arreglar «supuestamente» vuestra relación, no le interesa lo más mínimo ir al fondo de la cuestión. Probablemente, le interese sacar brillo al exterior, para que parezca que todo está bien. Pero eso a ti ya no te sirve, tú ya ni puedes ni quieres vivir así.

Continúa adelante y sigue respirando con el absoluto convencimiento de que no es tuya la responsabilidad de los actos de los otros. No permitas que su egoísmo y su insensibilidad ocupen ni un microsegundo de tu pensamiento, y menos aún les hagas un hueco en tus sentimientos, porque te provocarán de nuevo un daño innecesario.

Cuando una persona quiere ayudar y permanecer a tu lado, no utiliza palabras huecas o vacías («estoy aquí para lo que necesites») y si no sabe cómo hacerlo termina acertando por la cantidad de intentos que realizará para conseguirlo. Te llamará por teléfono las veces que sean necesarias, aunque tú no contestes, porque sabe y reconoce cuál es tu situación; te enviará mensajes haciéndote saber que está contigo; te hablará de tu hijo y no fallará en ninguna fecha importante en la que tú le eches especialmente en falta; llamará a tu puerta una y otra vez, aun sabiendo que no abrirás; se sentará a esperar y volverá un día tras otro hasta que lo consiga; entonces, se sentará a tu lado y guardará silencio si no puedes hablar, y te escuchará atentamente cuando broten de tu boca las palabras, aunque estas no tengan ningún sentido; te sostendrá sin promesas vacías y, si se desespera por sentir que no te está ayudando, buscará ayuda, consultará libros o psicólogos para encontrar el camino y proporcionarte la ayuda que necesitas.

Cuando alguien no quiere ayudar, no puede o no sabe hacerlo y el tiempo pasa y la ausencia marca la relación, es cuando aparecen los reproches y las justificaciones, y será aún más común que comiencen a compararse con el resto de las personas que afortunadamente sí han estado a tu lado. En lugar de hacer el ejercicio de humildad de decir «yo no he estado, pero has tenido a personas que verdaderamente te han ayudado» y sentir alegría o alivio por ello, aparece la envidia y, con ella, todo tipo de improperios tratando de justificarse una y otra vez. Mi consejo es que no te ocupes de esto, no le des cabida en tu vida, no entres en un juego de reproches absurdo que no va a llegar a ninguna parte, porque ya no habláis el mismo lenguaje.

En este laberinto de las relaciones sociales hay algo que va a empezar a surgir desde tu interior. Vas a saber identificar, sin ningún tipo de dudas, una gran fuerza y sabiduría que te van a posicionar firmemente en un lugar donde sabes que se encuentra tu calma y tu tranquilidad. De repente, sabes qué pasos tienes que dar y hacia dónde dirigirlos para conseguir esa paz. Eso es algo que ha ido forjándose a lo largo de todo el proceso del duelo; poquito a poco y sin saberlo, soportando el sufrimiento más atroz que pueda existir, has ido construyendo unos nuevos cimientos, unos pilares sólidos en tu vida que te servirán de guía para posicionarte ante estas situaciones e ir deshaciéndote de todo aquello que te aleje de tu centro, de tu pequeño oasis de paz.

El punto de partida, el origen de todo, se encuentra en tu firme determinación de que ya has llegado a un punto en el que no entra ni una gota de sufrimiento más ni en tus horas ni en tus días. Ya no necesitas relaciones basadas en los reproches, ni las personas que te increpan o te juzgan. Y desde ese convencimiento comienzas a moverte de nuevo, a experimentar, a posicionarte, a aprender a vivir desde el corazón. Y es esto precisamente lo que te va sanando y permite que te vayas encontrando un poquito mejor, porque empiezas a vencer la disociación entre tú y lo correcto, porque sabes qué es lo que te provoca más dolor y qué es lo que te fortalece, porque sabes qué tipo de ayuda necesitas y comienzas a elegir. Inicias un camino dándote tu propia mano, acompañándote y permitiéndote decidir las cosas que suman, que llenan todo el vacío en el que se ha convertido tu existencia.

Nada te perturba. Eso no significa que no te conviertas en un vegetal o en un ser asocial; consiste más bien en dejar que la vida suceda desde una posición neutral en la que te sientes en paz con todo. La honestidad, la compasión y la paz forman parte de ti.

Nuestra sabiduría compasiva nos lleva al convencimiento de que nada en la vida está garantizado, vivimos en una continua incertidumbre, pero desde la calma, intentando no controlar nada, haciéndonos verdaderos cómplices de nuestras vivencias.

Un día, la oscuridad irrumpió en nosotros profunda y drásticamente. Luego, conseguimos ir vislumbrando esos pequeños destellos de luz, que más tarde se convirtieron en fogonazos cegadores que venían a recordarnos que seguíamos respirando. Más tarde, esa luz comienza a iluminarnos y, por último, nos reconocemos en la luz, somos luz, somos lo que está ocurriendo, somos vida, somos lo que está pasando en este instante. Sentir esa luz en nuestro interior nos permite dar un nuevo sentido a nuestra existencia, volver a construirnos, localizar nuestros propósitos y tener la fuerza suficiente para caminar hacia ellos.

Cuando sobrevives a la muerte de un hijo, nunca te olvidas de lo que fuiste antes y durante, y en lo que te estás convirtiendo después. Lo tienes presente y todo te sirve de aprendizaje. Comienzas a valorar cada pequeño paso de acercamiento a lo que verdaderamente eres, te reconoces como un guerrero infatigable, te alimentas del amor de tu hijo, irradias amor hacia él y la vida va sucediendo. Observas, ves, miras y eliges ser lo que de verdad eres, ser aquello que llevamos dentro y que hemos sido capaces de descubrir después de esta devastadora experiencia.

Merece la pena insistir en que el duelo por la muerte de un hijo es un proceso interior que ningún padre o madre está preparado para afrontar. Supone para nosotros el inicio de un nuevo recorrido por un terreno desconocido caracterizado por ser angustioso y tremendamente doloroso y, sin embargo, hemos de atravesarlo para integrar a nuestros hijos en lo que quede de nuestras vidas.

Todo se torna complicado, difícil y desconocido para nosotros. Tenemos que iniciar ese camino y empezar a sobrevivir sin nuestros hijos. Nos tenemos que esforzar duramente cada día por mantenernos en pie y, poco a poco, iremos descubriendo que nuestra única meta será integrar a nuestro hijo en esta nueva manera de supervivencia, otorgar a nuestros hijos el mejor lugar existente en lo más profundo de nuestros corazones. Esto supone aceptar que ha muerto: únicamente cuando lo hagamos podremos comenzar a realizar diversos intentos por componer una nueva vida donde podamos vivir de la manera más tranquila y pacífica posible.

Esta aceptación obligatoriamente deberá formar parte de nuestro proceso del duelo. Se puede convertir en la parte más dolorosa y tormentosa, pero es absolutamente necesaria. Aceptación, no resignación. Aceptar para poder identificar el dolor e integrarlo en nosotros. Aceptar para permitirnos sentir de nuevo y convertir nuestro dolor en amor.

Hay que ser muy valiente para recoger los pedazos diminutos de lo que fuimos y empezar a reconstruirnos. Los padres en duelo somos eso, valientes. Convertiremos esa adversidad en nuestro motor, en nuestro fin, en nuestra misión en la vida. Cuando te rompes en mil trozos y no hay ningún sentido en nada ni en nadie, esa es la única vía capaz de hacer que emerjas de nuevo.

Somos valientes para reconocer nuestra vulnerabilidad. Nos sentimos tremendamente heridos, decepcionados, afectados, débiles y carentes de sentido para poder recuperar mínimamente un hilo de vida. Asumir lo que ha ocurrido y aceptar nuestro dolor será esencial para nuestra supervivencia.

Y este renacer o resurgir no es algo que dependa únicamente del tiempo. El tiempo, por sí mismo, no lo cura todo. Es más, puede ocurrir incluso que el paso del tiempo intensifique nuestro dolor y dé lugar a algún tipo de trastorno más severo. El tiempo no va a resolver la situación, no va a debilitar tu sufrimiento, no puede hacer desaparecer tu dolor.

La verdadera medicina para mitigar el dolor es esa valentía. Aceptar lo ocurrido da paso a la voluntad de sobreponernos. Una actitud valiente nos va a permitir llegar al entendimiento de que nuestro hijo no va a volver, pero que podemos seguir respirando a pesar de ello, nos permitimos seguir adelante a pesar de todo.

El tiempo solo se convertirá en nuestro aliado si ponemos de nuestra parte, si decidimos reconocer nuestras heridas, internas y profundas, para aprender de ellas.

Aprendemos a ser fuertes. Comenzamos a levantarnos, a realizar numerosos intentos por volver a reconstruirnos aunando todos los recursos de los que disponemos para afrontar esa adversidad que te deja apenas un hilo de aire para poder respirar. Te das cuenta de que la vida es aquello que acontece en el segundo presente y, así, esa fortaleza adquiere la cualidad de ser flexible, porque no tienes ninguna expectativa, ninguna certidumbre. Nuestro bienestar se encuentra en la calma, en vencer poco a poco el tormento al que estamos sometidos.

La fortaleza y la flexibilidad para aceptar nuestra situación nos permiten abrirnos para encontrarnos de nuevo. Conectamos con nosotros mismos, nos reconquistamos, miramos de frente y empezamos a caminar rodeados de una fuerza inefable e inagotable, que es el amor de y hacia nuestros hijos.

10

HERRAMIENTAS PRÁCTICAS

Cuando inicié el camino de búsqueda para aprender a vivir de nuevo, me di cuenta de que no quedaba nada, no había nada. Yo sabía por qué estaba mal, conocía el motivo de mi dolor y que no existía ningún remedio, no existía curación. Sabía que mi hijo no iba a volver a mi lado.

Sin embargo, como hemos visto a lo largo de estas páginas, hay dolor y tristeza, pero también hay momentos que me podían proporcionar algo de calma, instantes en los que podía y puedo volver a sentir paz. Esos chispazos de serenidad aparecen cuando me permito sentir el amor y avanzo en el proceso de transformar mi vida.

En este sentido, encontré herramientas prácticas que me ayudaron a llevar a cabo mi propósito, sin expectativas, sin marcarme tiempos, sin juicios y sin apegos. Comencé a realizar sencillas prácticas que me enseñaron a realizar una respiración consciente. Aprendí a relajarme, a aquietar mi mente, a apaciguar mi cuerpo y a silenciar mis emociones. Me fui adentrando aún más en este tipo de prácticas, profundizando en ellas, y comencé a realizar pequeñas meditaciones que con el tiempo se convirtieron en una práctica diaria que me aporta enormes beneficios y me ayuda a progresar hacia una nueva realidad.

Con el esfuerzo y la dedicación diarios, fui capaz de conectar con mi energía, aprendí a canalizarla, a dejarla fluir, a sanarme a ese nivel tan divino y mágico.

RESPIRACIÓN

Respirar es lo que nos mantiene con vida, lo que no necesariamente significa estar vivos. Hacer de este gesto una acción consciente nos ayuda a conocernos y a encontrar remansos de paz en los que permanecer cuando nuestro mundo se oscurece. Para quienes hemos sufrido una pérdida tan grande como la de un hijo, aprender a respirar se vuelve indispensable, porque los pensamientos que emanan de nosotros son letales y las emociones consiguen desbordarnos por completo.

Durante nuestro proceso del duelo, viviremos intensamente un sufrimiento aniquilador que, poco a poco, iremos disolviendo para quedarnos con un dolor intenso y permanente que lo abarca todo. Un dolor globalizado que afectará a todo lo que somos y a todo lo que nos rodea.

En esos momentos, podemos sentir que son nuestras emociones las que nos dominan y lo controlan todo. No somos capaces de gestionarlas ni de frenarlas, porque la vida nos importa muy poco, queremos morir. Sin embargo, sobrevivimos, pero perdiendo el control a la hora de reaccionar o actuar. Dejamos de situarnos en lo correcto, en lo socialmente establecido, dejamos de pensar y, poco a poco, nos vamos convirtiendo en personas sintientes. Nos movemos únicamente a través de nuestro sentir, son nuestros sentimientos los que nos mantienen respirando porque reconocemos que es ahí donde sigue encontrándose nuestro hijo.

Desde esta nueva posición en la que nos ha situado la vida ya no discernimos entre bueno y malo, porque no disponemos de un equilibrio emocional, porque el torbellino emocional al que hemos sido sometidos nos ha dejado sin posibilidad de organizar nuestra vida a ese nivel, no habrá equilibrio emocional porque estamos disolviendo todas nuestras emociones. Y gracias a ello obtenemos un gran aprendizaje, sabemos que no hay emociones buenas ni malas, ni mejores maneras de sentir que otras. Los padres en duelo aprendemos a identificar las emociones, aunque no sepamos ponerlas en palabras debido a su intensidad y a su crudeza, y del mismo modo aprendemos a dejar que se vayan tan pronto como irrumpen en nosotros porque ese es nuestro camino de supervivencia, porque las emociones son tan potentes que si permanecen, nos destruirían rápidamente.

¿Y cómo aprendemos? La respuesta es sencilla, no tenemos otra opción y, por desgracia, porque lo estamos experimentando en todo nuestro ser. Estamos viviendo un infierno, el dolor forma parte de nosotros y el sufrimiento nos empuja continuamente a un pozo sin fondo, sin luz, sin aire. Esa es la base de nuestro aprendizaje: cuando lo único que tenemos es la respiración para permanecer en este mundo, aprendemos a utilizarla, es lo único «limpio» que nos queda. Es nuestro salvavidas para salir a flote, la única cuerda por la que podremos trepar para salir del pozo.

A través de la experiencia iremos aprendiendo a respirar para modular nuestro sufrimiento y desterrar las emociones cuando estas irrumpan con su fuerza demoledora.

Cuando la ansiedad se manifiesta en ti durante este proceso del duelo tan duro comienzas a respirar agitadamente, rápidamente, no llega el aire, te ahogas. Y no hay nada que te haga salir de ahí, porque ya eres consciente que la situación es la que es y no la puedes cambiar. La única fórmula que te ayudará es que comiences a identificar tu respiración y a conectarte con ella. Focalizarnos y centrarnos en nuestra respiración es la vía para disolver la ansiedad y que nos dé una tregua, un descanso a tanto sufrimiento. Intentaremos centrarnos en cómo entra el aire y en cómo sale, y poco a poco la respiración se tornará más pausada, más calmada, más relajada. Esa falta de aire irá desapareciendo y volveremos a nuestro modo de supervivencia. Se trata solo de respirar, únicamente de respirar. Es la manera que tenemos para conseguir desactivar la bomba que se instala en nosotros y que está a punto de explotar. Es nuestra forma de seguir sobreviviendo. Tomamos consciencia de nuestra respiración para apaciguar su intensidad, para que su ritmo se adapte al nuestro. Nos vamos «enfriando» poco a poco para no explotar, apelamos a nuestra voluntad de no herirnos más, de ganar una pequeña batalla al sufrimiento de la única manera que podemos hacerlo.

Sin embargo, también habrá momentos en los que no sea suficiente y nos veamos abocados a exteriorizar nuestras emociones para canalizarlas y centrarnos de nuevo en la respiración. Gritaremos, si es necesario; aplastaremos nuestro rostro contra un cojín, morderemos una toalla, cogeremos algo entre nuestras manos para retorcerlo con todas nuestras ganas y nos liberaremos de esa angustia que quiere acabar con nosotros. Mientras, nos esforzaremos para que en nuestra cabeza solo haya cabida para un único pensamiento: «No podrás conmigo». Se trata de expresar a través del cuerpo físico el sufrimiento, cuando contenerlo con nuestra respiración no sea posible. En esos instantes, será necesario dejar salir al exterior nuestras emociones para hacerlas desaparecer e ir consiguiendo pequeñas treguas.

El ejercicio, por tanto, es sencillo, pero hay que tener la voluntad suficiente para llevarlo a la práctica. Inhalar y permitir que el aire entre en nosotros y se vaya fundiendo con nuestra ansiedad y exhalar dejando salir el aire lentamente, tan lento como seamos capaces para expulsar esa emoción de nuestro cuerpo. Podemos incluso imaginar que el aire que entra es blanco y puro, y el aire que expulsamos es negro y espeso. Entra aire limpio en nosotros y gracias a la respiración consciente conseguimos expulsar ese aire denso y viciado por el dolor, y que se lleve con él parte de nuestra aflicción. La boca debe permanecer cerrada y la respiración debe realizarse por la nariz. Iremos ralentizando el ritmo, haciendo la respiración cada vez más pausada, más lenta. También resulta de gran ayuda repetir mentalmente alguna palabra que te ayude a conseguir esa calma («estoy relajado», «estoy en calma», «estoy en paz»...).

La práctica te ayudará a conseguir controlar la respiración y utilizarla para tu bienestar. Con el tiempo puedes ir comprobando tus avances, realizando una cuenta mental sobre el tiempo que transcurre mientras inhalas y mientras exhalas. Al principio no pasarás de uno o dos segundos, pero luego serás capaz de alargarlo durante más tiempo.

Practicando conseguiremos que la angustia y la ansiedad no se apoderen por completo de nosotros, conseguiremos ir identificándolas, frenándolas, las invitaremos a salir de nosotros, a que nos abandonen, a que no nos inunden ni sobrepasen. La respiración profunda nos puede ayudar a calmar la agitación y la ansiedad porque nos permite centrarnos en nosotros mismos y en nuestras necesidades. Una respiración que se va a ir convirtiendo en algo más que tomar aire para expulsarlo de nuevo. Una respiración que no solo nos garantiza la supervivencia, sino que además puede aportarnos otra serie de regalos.

Controlando nuestra respiración, haciéndola consciente, respetando sus ciclos y sus tiempos, podremos ir reconociendo la ansiedad a la que estamos sometidos. Será gracias a esa observación que la respiración comenzará a reportarte mayores beneficios. Con la práctica, conseguirás que tu respiración no sea superficial ni rápida, sino pausada y controlada. Se trata de respirar hondo y llenar nuestros pulmones, utilizar toda su capacidad y ser conscientes de ello. Y el alivio llegará a nosotros, nuestro cuerpo estará más calmado y nuestra mente más organizada. Practica a diario las veces que sea necesario, haz de esto un hábito, acostúmbrate a escuchar tu respiración, a observarte mientras respiras y, aunque solo sea mínimamente, dentro de lo que es posible en cada momento, mejorarás.

Me gustaría compartir una de las prácticas que me ayudó a respirar de nuevo y a hacerlo de manera consciente.

Localiza un lugar que te resulte cómodo, un sitio donde puedas sentarte o tumbarte, y sentirte lo más tranquilo posible. Intenta mantener la espalda erguida. Es importante llevar ropa suelta para no sentir presión en ninguna parte de tu cuerpo, sobre todo en la zona de la cintura y el abdomen. Intenta llevar tus hombros hacia atrás y hacia abajo, para que tu pecho se coloque ligeramente hacia delante. Y, por último, intenta relajar la mirada. Entonces, realiza tres respiraciones profundas y permítete un descanso aún más profundo cerrando los ojos.

A continuación, coloca una mano en tu pecho y la otra en el abdomen. Comienza inspirando de forma lenta y profunda, percibiendo cómo la mano situada en el pecho se eleva con la inspiración. Retén el aire durante unos segundos y luego exhala expulsando el aire de tu cuerpo y nota cómo la mano situada en el abdomen es la que se eleva. Con la exhalación debes intentar hinchar la tripa, como si el diafragma empujara el aire hacia esa zona. Vuelve a iniciar un nuevo ciclo con una nueva inhalación, siguiendo las mismas pautas, y repite el ejercicio las veces que consideres, escucha a tu cuerpo y comprueba cómo va reaccionando con esta práctica. Si te cuesta mantener la calma mental, puedes ayudarte contando mentalmente el tiempo dedicado a la inhalación, a la retención y a la exhalación del aire, intentando que el tiempo dedicado a la exhalación sea más prolongado que en el resto de las fases. Por ejemplo, puedes inhalar durante cuatro segundos, retener durante cuatro segundos, y expulsar el aire durante ocho segundos.

Poco a poco y con dedicación conseguirás que esta forma de respirar se convierta en un hábito que te aporta esa calma mental que tanto necesitas. Personalmente, a mí esta práctica me ha ayudado en momentos muy críticos y aún lo sigue haciendo. No quiero convencer a nadie, solo deseo compartir mi experiencia con la esperanza de que ayude a los demás. Inténtalo sin presión, sin la expectativa de obtener grandes resultados en poco tiempo. Respira para ocuparte de ti, para reconocerte, poniendo tu atención y consciencia en este gesto. Empieza a respirar no solo para sobrevivir.

RELAJACIÓN

Cuando comienzas a experimentar los beneficios que te proporciona la respiración consciente a la hora de encontrar esa calma y tranquilidad que tanto necesitamos los padres en duelo, el siguiente paso que puede ayudarte a conseguir mayores niveles de paz es la relajación. Se trata, también en este caso, de tomar consciencia de tu cuerpo y de tu mente, y dirigir tu atención a ellos para «ordenarles» que se relajen.

Esta práctica, combinada con la respiración y realizada con asiduidad, te ayuda a dominar tu cuerpo y tu mente, y dirigirlos hacia la consecución de tus objetivos.

Si eres perseverante, conseguirás que tu cuerpo y tu mente se apacigüen poco a poco y descansen del tormentoso sufrimiento al que están sometidos. Aunque hay muchas formas de encarar los ejercicios de relajación, te propongo los que yo practico.

Busca un lugar tranquilo (puede ser el mismo que para los ejercicios de respiración). Este espacio tiene que estar libre de estímulos para que tus sentidos físicos se encuentren lo menos expuestos posible a olores, sensaciones térmicas o cualquier tipo de distracción. Comienza realizando varias respiraciones y tomando consciencia de tu cuerpo. Pon tu atención en tus pies: debes sentirlos relajados. Sube por las pantorrillas, las rodillas, los muslos y las caderas, y experimenta esa sensación de relajación. Conforme tu mente vaya visualizando esas zonas y se enfoque en ellas: debes relajarlas, se vuelven pesadas y tu sensación es como si se hundieran en la arena. A continuación, céntrate en tu abdomen, toma consciencia de su lugar y relájalo. Después haz lo mismo con el pecho, los hombros y los brazos. Por último, el cuello y la cabeza. Relaja el rostro, los ojos, la expresión facial, los dientes y la lengua.

Presta atención a cada una de las partes de tu cuerpo, da la orden mental de que se relajen. Una vez realizado este recorrido por tu cuerpo físico, continúa relajando la mente, prestando atención a las sensaciones que vayan apareciendo.

Con el cuerpo relajado y los ojos cerrados ponemos nuestra atención en la frente, quizá sientas una sensación de oscuridad o neblina. Da la orden mental de estar en silencio.

He de advertir que durante este ejercicio puede aparecer algún tipo de imagen. Si te sucede esto, no la juzgues ni la cuestiones. Acepta lo que aparezca y déjalo ir.

Cuando intentamos aquietar la mente es normal que irrumpan una gran cantidad de pensamientos, sobre todo relacionados con nuestro hijo o hija: momentos previos a su muerte, sobre lo que dijimos, lo que no dijimos, lo que hicimos o dejamos de hacer. Estos pensamientos querrán distraernos de nuestra práctica; debemos trabajar para dejarlos ir y conseguir que, poco a poco, su aparición sea menos frecuente. Recuerda que el objetivo es silenciar la mente. Cuando un pensamiento intente distraerte y sacarte de la relajación, puedes ayudarte visualizando una piedra y lanzándola a un estanque. Imagina la piedra impactando contra la superficie del agua y formando pequeñas hondas; tu pensamiento se disuelve con ellas hasta desaparecer como lo hace la piedra en el fondo del estanque. Si te resulta muy laborioso, simplemente imagina que cada pensamiento que te invade es una nube que pasa por delante de tu mirada, de derecha a izquierda, y que el pensamiento se va cuando la nube desaparece de tu imagen mental.

Poco a poco, con mucha dedicación, conseguirás que desaparezcan por completo. Serás capaz de apartar esos pensamientos automáticos que surgen de manera inoportuna cuando estás relajando cada parte de ti.

El último punto que hay que trabajar está relacionado con las sensaciones que afloran cuando permaneces con el cuerpo relajado y la mente relativamente aquietada. Enfócate en tu imagen mental mientras realizas una respiración consciente. Lleva tu atención al corazón y pregúntale mentalmente si hay algo que te quiera mostrar. Las primeras veces que llegues a este punto puede que no obtengas respuesta: no pasa nada, es normal; todo está bien. Otras veces te mostrará tus miedos, las molestias que guardas en tu interior y a las que no has prestado atención. Y en otras ocasiones, serán sentimientos de amor que te proporcionarán bienestar y quietud. En este punto, ha llegado la hora de reflexionar sobre esas sensaciones y de tomar consciencia de cómo te hacen sentir.

Como puedes comprobar, se trata de prácticas sencillas. Solo requieren de tiempo, un lugar tranquilo y tu propia presencia para calmar todas las partes de ti y llegar a tu verdadera esencia, a tu paz interior.

MEDITACIÓN

Poco a poco fui progresando con los ejercicios de respiración y relajación. Estaba preparada para dar un nuevo paso en el camino que había comenzado hacia el autoconocimiento y el bienestar personal. Había llegado mi momento para iniciarme en la técnica meditativa. No tenía ningún conocimiento previo, salvo el que iba adquiriendo a través de la lectura de numerosos libros, la visualización de vídeos y las sensaciones que estaba descubriendo a través de mis ejercicios de relajación.

Tenía el convencimiento absoluto de que adentrarme en este mundo me iba a proporcionar calma y tranquilidad a todos los niveles. Nació en mí el deseo de entrar en el mundo de la meditación y hacerlo con consciencia y práctica diaria.

El tiempo que dedicaba a meditar se fue convirtiendo en una herramienta muy poderosa. Me permitía dominar el torbellino emocional que me causaba el sufrimiento, y aún hoy es una práctica habitual en mi vida cotidiana.

Fui adquiriendo y moldeando diferentes técnicas, y acogiendo las que me resultaban más fáciles y servían mejor a mi propósito. Siempre comenzaba con una relajación corporal; luego, conectaba con mi respiración y me hacía consciente del aire que entraba y salía de mí y de su recorrido. Visualizaba cómo entraba aire puro y limpio, y expulsaba miedos y preocupaciones. Lo hacía sin ningún tipo de miedo, simplemente me dejaba llevar, me abandonaba por completo.

Con estos dos momentos —relajación corporal y conexión con la respiración— comienzo cualquier práctica que realizo. Al hacerlo, todo va cogiendo forma, es diferente cada vez y cada día más sorprendente. Te invito a probar, a tomar consciencia de tu cuerpo y de tu respiración, y dejarte sorprender; a iniciar este camino para empezar a encontrarte de nuevo.

Una de las prácticas más sencillas que estuve practicando los primeros meses consistía en fantasear con lo que quería experimentar. Cuando eres un novato te cuesta mucho entrar en estado meditativo —que no es lo mismo que dejar tu mente en blanco—. Es un estado de consciencia en el que te reconoces, te equilibras, te fortaleces y comienzas a recomponerte.

Debido a mi inexperiencia, las primeras veces que me adentré en este terreno desconocido tuve que utilizar la mente para crear las imágenes y los escenarios donde quería permanecer durante la meditación. Lo primero que has de buscar es un momento de intimidad, de soledad, de tranquilidad. Un instante del día en el que sepas que nada puede perturbarte ni molestarte.

Yo siempre inicio la técnica tumbada boca arriba y con los brazos extendidos a lo largo del cuerpo. Es importante que busques la postura en la que más cómodo o cómoda te encuentres, que puede ser incluso sentado. Inicias la relajación de tu cuerpo físico y respiras profundamente por la nariz, inhalando y exhalando. Visualiza en tu pantalla mental un lugar al que quieras viajar, trasladarte, experimentar, y déjate llevar y disfrutar enfocado en conseguir un espacio interior en el cual te encontrarás contigo mismo, sin pensamientos perturbadores que te sitúen en el pasado o en el futuro. Si estos pensamientos aparecen, deja que se vayan, actuando como mero observador, sin entrar en su juego. Para ello, puedes utilizar la respiración consciente o las técnicas de visualización mencionadas (la piedra lanzada a un estanque o la nube que pasa). No te preocupes porque estos pensamientos te asalten: la concentración mejora con el tiempo y con la práctica constante.

Meditar significa cosas distintas para cada uno de nosotros, pero sin ningún tipo de duda su práctica proporciona beneficios a nuestra salud física, mental y emocional, y nos abre las puertas al descubrimiento de nosotros mismos a nivel espiritual. Proporciona paz interior, nos colma de serenidad y nos ayuda a desterrar nuestro sufrimiento.

Yo diseñé mi práctica de meditación para conectar con Darío. Tras realizar las técnicas de relajación y respiración, visualizo mi armario y me acerco a él, lo abro y empiezo a guardar todo aquello que puede molestarme (problemas, pensamientos, ideas) y me despojo de mi ropa y de mi cuerpo, hasta que soy una silueta de energía y luz. Cierro el armario mentalmente y vuelvo al lugar donde me encuentro. Continúo con la respiración y me visualizo flotando en el espacio, sin nada alrededor. Salgo de la Tierra y fluyo en el vacío, en la nada. Disfruto de esa sensación hasta que, a lo lejos, observo una enorme caja de color dorado brillante que capta mi atención. Me voy acercando a la caja, que cada vez es más brillante, y localizo una pequeña puerta en uno de sus lados. Pido mentalmente que cuando cruce esa puerta Darío esté en su interior. Entro en el interior y visualizo un ambiente mágico con cómodos cojines en el suelo. En cada esquina hay un ser de luz que irradia energía, aporta serenidad y protección. Justo en el centro de este mágico espacio se encuentra Darío; me acerco a él, sintiendo su poderosa energía y todo su amor. Nos abrazamos y nos fundimos en una única luz y lo siento más cerca que nunca. Cuento a mi hijo cómo me siento, le pregunto cómo se encuentra él, sin juzgar nada. Agradezco la presencia de mi hijo y la ayuda prestada por los seres de luz y me despido. Salgo de la caja al espacio exterior, vuelvo a flotar en el vacío y regreso a mi cuerpo.

A través de la visualización entras en la meditación. La imaginación prepara la escena, pero lo que puede venir luego ya no forma parte de la fantasía que has creado. La visualización abre la puerta a que la energía que somos mi hijo y yo entre en contacto a otros niveles y nos comuniquemos.

Sé que es un tema delicado, pero personalmente he podido comprobar los resultados que se obtienen realizando estas prácticas: calman nuestra mente y nos ayudan a canalizar el dolor a nivel físico. Y lo que es más importante: nos conectan con nosotros mismos a otro nivel, donde solo existen el amor, la paz y la tranquilidad. Desde el respeto más profundo a tu propio proceso o a tu propio dolor, te animo a que cuando sientas que estás preparado, realices estos ejercicios sin juicios ni expectativas. No los compartiría contigo si no creyera firmemente en su poder de curación para el corazón y el alma.

SANACIÓN Y ENERGÍA

Hemos visto en el apartado anterior como la meditación es una actividad que nos proporciona enormes beneficios y nos permite poder reencontrarnos a nosotros mismos, conocernos como lo que realmente somos. Me gustaría compartir contigo un último paso dentro de todo este proceso, en el que se relaciona la técnica meditativa con la energía que somos y que nos rodea, y con las posibles vías de curación que podemos conseguir gracias a ella.

Nuestro sufrimiento no está focalizado en una parte concreta de nuestro cuerpo físico: lo abarca todo, igual que sucede con nuestros pensamientos y nuestras emociones; prácticamente todo nuestro ser es sufriente. Después de un tiempo de duelo, el cuerpo empieza a manifestar todo ese malestar por el que lleva tiempo atravesando. Es entonces cuando puede ayudarnos realizar el siguiente ejercicio.

Imagina que el aire que entra al respirar va dirigido a un lugar donde sientes dolor o alguna molestia. Entra en ti con cada inhalación, y es limpio y fresco. Entonces, ordenas a ese aire que se dirija al lugar donde sientes ese dolor físico y le pides que calme tu molestia. Es sencillo: ese aire es la energía limpia que entra en ti con cada inspiración para ejecutar una acción: aliviar tu dolor. Es importante trabajar a la vez la respiración y la visualización, y repetir el ejercicio tantas veces como creas necesario.

Por último, me gustaría compartir una técnica que me ha permitido alcanzar cierto equilibrio, como es la de conectar con mi niña interior. Muchas de las carencias o problemas que experimentamos como adultos tienen su origen en nuestra infancia. Hemos olvidado la alegría de vivir que teníamos de niños, hemos desconectado de esa parte de nosotros. Sin embargo, todos llevamos dentro el niño que fuimos. Intentar comprenderlo y mostrarle nuestro respeto y nuestro amor es otra forma de sanar nuestras heridas.

Existen varias meditaciones para conectar con nuestro niño interior. Por ejemplo, puedes imaginar tu niñez, recordar qué aspecto tenías y captar los mayores detalles para aportar mayor realismo a esta práctica. Deja volar tu imaginación. Imagina que estás en la que era tu habitación y recuerda qué hacías cuando estabas solo, cada detalle de ese espacio (muebles, colores, juguetes...). A continuación, visualízate con tu aspecto actual entrando en la habitación que tenías cuando eras pequeño. Dentro, hay un niño o una niña: eres tú cuando eras pequeño. Una vez que se ha producido el encuentro, deja fluir todo lo que sientes, habla con él, juega, abrázalo. Puedes preguntarle cómo se siente y decirle que estás ahí para protegerlo. Ofrécele todo tu cariño, comprensión y amor. Cuando sientas que ha llegado el momento de finalizar, despídete de él y sal de la habitación, diciéndole que siempre que te necesite vas a volver para ayudarlo, comprenderlo y darle todo tu amor.

Con el paso del tiempo, he ido ampliando conocimientos y practicando más técnicas de sanación que trabajan con la energía. Estas técnicas me han ayudado a conectar conmigo misma, a reconocer mi energía, a poder canalizarla y a trabajar con ella para ir sanando cada parte de mí.

Todas las terapias que practico tienen algo en común. Todas nos permiten liberarnos, despojarnos de lo que ya no nos sirve y llenarnos de energía renovada. En este sentido, no solo sanan el cuerpo físico, sino también el emocional (al trabajar con emociones estancadas o dañinas), el mental (al cuestionar patrones de comportamiento adquiridos y sistemas de creencias obsoletos) y espiritual (ya que cambia nuestra manera de entender la vida).

Te invito a abrirte a esta posibilidad, a confiar en tus capacidades, a que te adentres en tu verdadero ser y conozcas tu poder interior. Es una poderosa vía para seguir en la vida, salir del abismo y aprender a vivir de nuevo.

Es importante que cada uno explore y experimente por sí mismo, hay gran variedad de formas y técnicas, y todas ellas son válidas si van encaminadas a la consecución de la paz interior que los padres en duelo tanto ansiamos.

DESARMONIZACIÓN INTERNA

Una de las consecuencias principales del proceso del duelo es que este nos provoca una desarmonización interna generalizada. Todas las partes de nosotros se ven afectadas por el duro golpe que nos ha dado la vida. El dolor no solo hace estragos a nivel físico, sino que nuestra energía, nuestras emociones, nuestros pensamientos..., todo, absolutamente todo, se ve afectado.

Notarás cansancio, malestar, agotamiento, irritabilidad, tormento y una profunda depresión. Todo tipo de emociones, sensaciones y padecimientos físicos se verán entremezclados y rodeados de dolor, que arrasa contigo una y otra vez, provocando una completa inestabilidad en ti y en todo lo que te rodea.

Independientemente del tipo de duelo que llevemos a cabo, esto va a suceder. Son los efectos del proceso agonizante en el que nos encontramos inmersos.

¿Hay alguna fórmula para sanar esta dolencia? ¿Existe algún remedio o práctica que nos haga sentir algo mejor? Os contaré cuál ha sido mi experiencia a este respecto.

A medida que iba adquiriendo más experiencia en mis meditaciones, cuando esta desarmonización se apoderaba totalmente de mí, comencé a practicar una meditación en forma de visualización que, aunque es muy dolorosa, me acerca a mi hijo.

Tras relajarme y conectar con mi respiración, noto cómo dejo de notar mi cuerpo y pierdo la sensación del paso del tiempo. Trato de estar presente en ese momento únicamente con mi respiración.

Cuando llego a este punto, vacío mi mente de cualquier tipo de pensamientos, sin juicios ni expectativas. Es inevitable que estos aparezcan y que intenten boicotear la práctica. En esos momentos, los dejo pasar hasta que terminan desapareciendo, como si viajaran en una nube que sigue su camino hasta desaparecer.

Si realizas esta práctica, el intento de vaciar la mente debe ir encaminado en una sola dirección que te permita focalizarte en una sola cosa: tu hijo y el amor que compartís. En este punto, visualízate rodeado de paz, dibujando una sonrisa en tu cara y manteniendo la serenidad todo lo que sea posible.

Contempla su figura, su cara, y siente el amor que os tenéis el uno al otro. Cuando llegas a este punto, es el momento de establecer un diálogo con tu hijo. Una comunicación interna para transmitirle todo lo que necesitas comunicarle, recordarle todo el amor que aún sigues sintiendo por él.

Establecer este contacto es mágico. Déjate sorprender por las sensaciones que vas notando. Intenta mantenerte presente en este momento, regalándote la tranquilidad que estás sintiendo y, cuando estés lleno de amor, despídete en paz, de forma relajada y sosegada. No será un «adiós», será un «hasta pronto», porque podrás repetir esta meditación las veces que lo necesites.

Esta es la vía que personalmente he encontrado para conectar con mi hijo sin necesidad de tocarnos, mediante el amor compartido que siempre me guía.

Durante esta práctica me siento muy protegida, cuidada, sostenida y plenamente amada. Experimento el amor que existe entre nosotros, soy capaz de entregárselo, hacerle saber que sigo sintiendo por él, por todo lo que fue aquí conmigo, por todo lo que compartimos, por todo lo vivido. Y conecto con él a través de la gratitud, le doy las gracias por cada uno de los momentos que vivimos juntos. Me siento feliz de sentirle y de que sepa que sigo amándolo. Me siento agradecida de que pueda seguir dándome su amor; un amor que no se agota, sino que se potencia cada día, porque es lo más puro que pueda existir.

No desesperes si no eres capaz de seguir todos estos pasos, requiere mucha práctica y paz interior. Es necesario quedarte vacío a todos los niveles y no tener ningún tipo de expectativa.

Los padres en duelo estamos aceptando nuestra realidad y que nuestro hijo ha partido. Estamos integrando esta situación y viviendo con ese vacío en nuestro interior. ¿Podemos hacer algo más? Podemos reconocer que, a pesar de estos pequeños avances, aún quedan heridas, unas contusiones profundas que se han formado al vernos condenados a vivir sin nuestro hijo, debidas a los golpes por su ausencia. Y esas heridas no podemos curarlas, solo podemos acostumbrarnos a ellas, estar atentos para poder limpiarlas, aplicar algún tipo de bálsamo para que no se infecten ni caigan en el olvido.

Con estas heridas impresas en nosotros como si de un tatuaje permanente se tratara, tendremos que vivir la vida que nos quede. Empezaremos a reconstruirnos, a ensamblar nuestros pedazos sin nuestro hijo físicamente a nuestro lado. Esta lucha será diaria y continua, tendremos que afrontarla cada uno de los días que nos queden por vivir.

El miedo a intentar ser feliz de nuevo es el que tendrá un mayor calado en ti, porque además del propio temor a fracasar en ese intento se rodeará de multitud de pensamientos y emociones tendentes a destruirte, a cuestionar cada paso que des. Te gritará bien fuerte que no tienes derecho a ser feliz, que llevas una pesada carga a tus espaldas y que esta terminará por aplastarte. Te hará sentir culpable solo de pensar en volver a sonreír de nuevo.

Vamos a plantar cara a estos miedos, vamos a reconocer que nuestro hijo sigue con nosotros, está con nosotros y que si volvemos a sonreír, será por él. ¿Cómo le gustaría que estuviéramos? Sin lugar a duda, él querría que nuestros días fueran plenos, que llorásemos cada vez que lo necesitemos, pero también que riamos y que no tengamos ningún miedo a hacerlo. Seguro que ellos desean vernos felices y alegres.

Poco a poco, nacerá en nosotros la firme voluntad de evitar recordar a nuestros hijos en el día de su muerte e ir desterrando los pensamientos relacionados con ella. Nos centraremos en otro tipo de vivencias, en momentos en los que reinaban el cariño, la felicidad y el amor. Se trata de recordar y visualizar esos instantes compartidos de felicidad con nuestros hijos.

Tenemos que ser pacientes y constantes con nuestras prácticas para vencer esta desarmonización generalizada que nos invade por completo. Debemos abrazar nuestro dolor, limpiar nuestras heridas, afrontar nuestros miedos e intentar encontrar nuevos caminos en busca de la felicidad futura.

Estoy convencida de que tarde o temprano todos desarrollamos nuevas habilidades y llegamos a vislumbrar los primeros resultados. Nuestro corazón se va a ir sintiendo más libre, porque empieza a reconocer que, aunque nunca seremos los mismos, nuestra única opción es seguir mirando hacia delante.

EL SURGIMIENTO DE UN NUEVO DESEO

Cuando llevas tanto tiempo sumergido en la más recóndita oscuridad, todo se vuelve negro e infértil. Nada nuevo surge en tu vida y te alimentas del sufrimiento que te metió de lleno en estas tinieblas. No ves ni quieres ver nada más.

Sin embargo, cuando el tiempo que has permanecido en este lugar lóbrego y negro comienza a ser demasiado largo, es cuando pueden comenzar a aflorar deseos o ilusiones. Nuestros pensamientos nos sitúan en diferentes escenarios donde existen minúsculas posibilidades de sentirnos útiles de nuevo.

En mi caso, surgió un deseo poderoso e intenso de sostener el dolor de otros. Nació en mí el deseo de salvar a los demás, o al menos, de intentarlo y posicionarme en un lugar de disponibilidad hacia otros padres. Me sentí fuerte y capaz de encontrar diferentes formas de ayudar a los que venían detrás de mí en esta dura experiencia, a los que el duelo detuvo abruptamente sus vidas, restándoles la posibilidad de avance.

Gracias a esta fuerza comencé a escribir el libro que hoy tienes en tus manos. Gracias a esa fortaleza me animé a interactuar con otros padres y madres en duelo, a contar mi experiencia sin tapujos, a convertirme en los oídos y los brazos de aquellos corazones con los que me he ido topando durante este tiempo.

Estaba completamente convencida de que contar en primera persona el infierno por el que transité tras la muerte de mi hijo y los pasos que he ido dando hasta el día de hoy podía convertirse en una gran ayuda para otros, para que no se sintieran solos y, sobre todo, para que no enloquecieran en su padecimiento.

Contar mi historia podía sembrar una pequeña parte de esperanza y otra pequeña parte de consuelo. Descomponer mi vivencia en pequeñas partes desvelaría cada minúsculo paso que se puede dar. Examinar qué recursos me fueron útiles y la manera de utilizarlos, los avances y retrocesos que iba experimentando, y, en definitiva, mi dura experiencia contada en primera persona podía hacer que otros, aunque fuera en la distancia, pudieran sentirse arropados.

Este deseo brotó en mí tras asumir todos los cambios que había experimentado mi vida desde que mi hijo falleció, tras reconocer que mi realidad no era la que había deseado, pero que era la mía. Era mi camino y podía decidir cómo iba a transitar por él. Ese día llegó cuando decidí aprender a vivir de nuevo.

En mi caso, la vía que encontré para sentirme útil fue esta, contar mi experiencia y servir modestamente de ayuda a otros padres en duelo con el máximo amor y respeto. Sin embargo, pueden existir diferentes caminos. Cualquiera de ellos es lícito. Todos ellos tienen la particularidad y la maravillosa cualidad de servirnos de plataforma de sanación, de pista de despegue. Estos deseos llevados a la práctica, aunque esta sea en una parte mínima, se convertirán en nuestro nuevo aliento, en nuestra vía de salvación y sanación.

Cuando empieces a notar que aparecen en ti pequeños remansos de paz y que en ellos eres capaz de volver a ilusionarte con algo, intenta dar forma a tus pensamientos, intenta llevarlos a cabo, intenta materializarlos. Son una especie de guía que nos indica hacia dónde debemos dirigirnos para continuar. Te animo a que no les des la espalda y los integres en tu día a día, sin prisas, sin juicios y sin esperar nada a cambio.

11

APRENDER A VIVIR DE NUEVO

Después de leer las páginas anteriores, espero que la idea fundamental que permanezca en cada uno de los lectores es que un hijo, aunque haya fallecido, es un amor vivo que los padres en duelo alimentamos y cuidamos cada día. Para nosotros nuestro hijo, aunque se haya ido, sigue estando presente, formando parte de nuestras vidas. Nuestro hijo siempre está en nuestros corazones, no existe el olvido; nuestro hijo permanece eternamente.

Nuestro hijo no forma parte del pasado. Esa es la idea fundamental que hay que conservar, porque es la base para la recuperación y el renacer de los padres en duelo. Mirar de frente el dolor que supone la pérdida física de nuestros pequeños nos permite realizar una durísima metamorfosis, reconvertir la situación y aprender a vivir con nuestros hijos a otro nivel, un nivel distinto, más sutil, pero también más intenso. Un nivel que nadie nos ha enseñado, pero que es posible alcanzar, en el que encontraremos la paz para iniciar esa transformación y renacer.

Llega un día en el que es posible avistar un nuevo horizonte y salir de la oscuridad que nos ha mantenido muertos en vida. Es entonces cuando podemos divisar la luz y ya no queremos dejar de mirarla. En ese momento, nos convertimos en unos auténticos buscadores, exploramos cada rincón que se ilumina en nuestra oscuridad; vivimos la vida y, por fin, la vida nos vive a nosotros.

EL FIN DE LA OSCURIDAD

Como ya he comentado, el proceso del duelo no tiene una duración determinada, no existe un acontecimiento que marque el final; no termina nunca, precisamente porque la muerte de un hijo no se supera nunca. Pero se puede continuar, se puede seguir adelante, se puede caminar y salir en busca de la luz para iluminarnos y poder abrazarnos de nuevo.

Los padres en duelo tenemos que aprender a vivir cada día nuestra nueva realidad y hacerlo siempre con la compañía de nuestros hijos. Ese es el verdadero secreto. No podemos mirar para otro lado, no se trata de tener fe o de profesar algún tipo de religión. Es simple y llanamente el amor hacia nuestro hijo, ese amor que sigue presente, que sigue vivo, y es intenso e inmenso.

En mi caso, he atravesado las siguientes fases del duelo. Bueno..., todas no, pero espero completarlas algún día.

1. Derrumbamiento: una caída libre y sin ningún tipo de barrera de seguridad. La incredulidad se convirtió en mi única verdad. No encontraba ningún motivo para seguir viviendo, comencé a ver mi vida como si fuera un personaje inmerso en una película de terror. No me reconocía ni me identificaba con lo que había sucedido y sufría con tal intensidad que comencé a desintegrarme hasta que explosioné por completo y no quedó nada de mí, nada de lo que fui.
2. Calma: comencé a ser consciente de lo que había ocurrido y de que ya no era la misma persona. Ese periodo mágico me permitió vivir el dolor con menos sufrimiento, tomarle de la mano y caminar a su lado. Me enseñó a no dejarme vencer y a tomar un compromiso conmigo misma de querer permanecer. Me planteé seguir adelante, pero esta vez no solo para respirar, sino para dar un sentido a mi vida.

3. Intento de reconstrucción: aún me encuentro inmersa en esta fase. Quizá permaneceré en ella el resto de mis días porque cada situación, encuentro o vivencia es un reto, un desafío para cumplir mi propósito de vida, una lucha para dar lo mejor de mí con mi hijo por bandera. Cada dificultad se convierte en una nueva posibilidad de ganar fortaleza y reconocer el amor. Ahora puedo pararme en cada momento de mi vida, no actúo por automatismos, no vivo desde las normas marcadas por esta sociedad materialista y aterradoramente vacía; ahora elijo ser, elijo darme espacio para reconocerme, elijo vivir desde el amor, desde el amor por mi hijo y por el que recibo de él cada día. Sé que él sembró en mi pecho esa tranquilidad que me permitió respirar y me ha dado la oportunidad de permanecer aquí y acompañar a su hermana. Mis pilares fundamentales, mi marido y mis hijos, son mi motivo de existir. Siempre estoy acompañada de mi motor, mi hijo Darío, mi héroe.
4. Resurgir: en mi caso, esta hipotética fase está aún por descubrir, pero a veces soy capaz de divisarla en el horizonte. Mantengo la esperanza de que algún día llegaré hasta allí, aunque ese día quede muy lejos o no se produzca porque no consiga avanzar, o quizá ya sea el fin de mi existencia en esta vida, no lo sé. Pero confío en que resurgir convertida en otro ser conllevará con total seguridad la muerte total e íntegra de mi personaje y mi resurrección convertida en un nuevo ser.

El duelo es como una gran carrera repleta de obstáculos que has de ir reconociendo y superando. Si te saltas alguno de sus pasos, cualquier situación puede hacerte volver al punto de partida.

Quizá el símil más escenográfico que puede asimilarse a este proceso sería el de un terreno abrupto compuesto por unas grandes montañas. Escalar cada cima supone esforzarnos al máximo, nos exige ponernos al límite para coronar algún pico de la montaña y recuperar el resuello en la cima. No caminamos sobre un terreno cómodo o mullido, sino sobre una sucesión de riscos, algunas colinas y escasos valles. En nuestros continuos intentos de ascensión, las caídas están aseguradas y tendremos que levantarnos de nuevo con la vista puesta en encumbrar nuestro objetivo. La mayor parte del camino lo pasaremos arrastrándonos, con las pocas fuerzas que podamos aunar.

Desde el principio del proceso del duelo eres conocedor de que este va a durar toda tu vida. No existe, como ya he comentado en varias ocasiones, un modelo, una manera o una fórmula mágica que nos permita superar el dolor por la muerte de un hijo. No puedes olvidarte de lo que ha sucedido, ni ignorar tus sentimientos y retomar tu vida sin más, eso es imposible.

El vacío tremendo en el que se convierte tu vida nunca podrá llenarse. Ni siquiera el tiempo, que dicen que todo lo cura, podrá hacer que ese vacío mengüe o desaparezca. Y tampoco lo harán las palabras ni los consejos de familiares y amigos que, aunque bien intencionados, no podrán llenar ese vacío que permanecerá siempre con nosotros.

Sin embargo, tal y como hemos visto ya, existen herramientas, recursos —internos y externos— y posibilidades para sobrellevar este dolor desde una posición más saludable que nos permita, en primera instancia, seguir respirando, y más adelante, seguir viviendo, plantándole cara a la vida y luchando con todas nuestras ganas por convertir esta tragedia en un legado de amor incondicional.

Integramos la vida en la muerte y la muerte en la vida, y así renacemos. Vivimos sabiendo que la muerte es parte de la vida. Se necesita mucha voluntad para continuar, se requiere muchísimo esfuerzo para reunir las fuerzas suficientes que te permitan aprender a vivir de nuevo. Se precisa mucha valentía para aprender de la muerte.

Todo es muy complejo. Es muy complicado y dificultoso volver a reconstruirse, volver a dar sentido a la vida, porque duele; duele respirar, duele amar, duele el temor a sufrir otra pérdida.

Sin embargo, hay que recorrer este camino, hay que continuar. Y tú decides si lo haces arrastrándote o con dignidad. La muerte de un hijo arrasa con todo, te destroza, y tendrás que recolocar cada parte de ti para ir formándote de nuevo. Se produce una desestructuración total de la familia..., de todos los miembros, sin excepción.

El verdadero paso que te saca de esta oscuridad y te posiciona en un nuevo camino para aprender a vivir pasa por entender lo que ha sucedido y aceptarlo. La aceptación es lo único que ayuda, pero a este posicionamiento se llega después de mucho sufrimiento, de mucha desolación y desconsuelo.

Una vez que aceptas la muerte de tu hijo, inicias el camino del aprendizaje para transformar tu vida en algo totalmente distinto a lo que era antes. Vives al máximo porque sabes que la muerte puede sorprenderte en cualquier momento. El dolor comienza a ceder, a convertirse en algo más moldeable, menos rígido y duro. Convive contigo, pero ahora es más flexible; ha dejado de ser una piedra para convertirse en una especie de plastilina o gelatina que ya no solo es de color negro, sino que puede manifestar todos los colores posibles.

Finalmente, sentimos que el dolor nos da una tregua. Eso no significa dejar de extrañar a nuestro hijo ni por supuesto dejar de amarlo. Más bien recorremos el camino inverso: gracias al amor que seguimos experimentando por nuestro hijo, hemos llegado a un punto de luz.

No tuvimos elección sobre la muerte de nuestro hijo, no podemos elegir dejar de sentir dolor. Tenemos que atravesar este proceso del duelo durante toda la vida y relacionarlo directamente con el amor que sentimos por nuestro hijo. Pero tenemos la opción de alejarnos del duelo perpetuo y optar por vivir una vida diferente. Vivir plenamente manteniendo vivo a nuestro hijo y las lecciones que por muy corta que haya sido su vida aprendimos de él. Esos aprendizajes y ese amor nos van a facilitar el camino para situarnos de nuevo en la vida. Y también nos traerán un regalo maravilloso, una oportunidad de salir de nuestra oscuridad y caminar hacia la luz que ya empieza a cegarnos. Esa luz que ha encontrado los lugares por donde entrar a iluminar nuestra oscuridad, esa luz que nos está esperando fuera. Tenemos una oportunidad para ir en su búsqueda, la posibilidad de salir y que el sol nos ilumine, y lo hacemos sin culpa, sin miedos, sin nada. Simplemente, somos nosotros empujados por el amor de nuestros hijos, sintiéndonos fuertes y capaces para decir adiós a la más absoluta oscuridad y darle la bienvenida a esa luz que ya comienza a calentarnos, a iluminarnos, a aportarnos seguridad. Sabemos que gracias a nuestros hijos hemos llegado hasta aquí y que ellos quieren que continuemos y nos dejemos iluminar. Ante la pregunta sobre cómo le gustaría a tu hijo que estuvieras, indudablemente la respuesta es aquí y ahora, en este punto del camino, con ganas de ver la luz.

EL PRINCIPIO DE LA LUZ

Lo que queda después de la muerte de un hijo es un proyecto de reconstrucción que, si lo combinas con la esperanza de que algún día podrás renacer con muchísimo esfuerzo, dedicación y trabajo, podrás revivir.

En este renacimiento toda tu vida vuelve a tener un nuevo significado y sentido, ningún pensamiento, sentimiento o emoción vuelve a ser lo mismo. Si continúas en la vida, el propósito debe ser entender para qué estás aquí, para qué has vivido esta situación. Cuando sales de la oscuridad en busca de la luz, destierras definitivamente los cuestionamientos y los interrogantes basados en el porqué murió tu hijo. Has evolucionado hacia otro nivel y ahora indagas sobre el para qué sucedió, cómo puedes aprender de ello y qué cosas has de hacer para vivir en consonancia con todo lo que esta brutal experiencia ha traído a tu vida. Ya no cierras los ojos, ahora mantienes la mirada bien abierta y despierta a todo lo que va sucediendo, y eres capaz de contemplar cada cosa con diferente mirada, con otra sensibilidad, con una nueva disposición ante el devenir de los acontecimientos.

Una vez que hemos llegado hasta aquí, los padres en duelo vivimos tranquilos y permanecemos serenos. Esa serenidad nos la proporcionan nuestros hijos. Sabemos que es así porque somos capaces de sentirlo. Sentimos su seguridad y su protección. Al aceptar la muerte de nuestro hijo hemos crecido como seres humanos. No limitamos la vida a la muerte física, porque seguimos sintiendo vivos a nuestros hijos fallecidos. Aquí radica el cambio de nivel que nos hace vivir con otro sentir, con otro latido, con otra actitud ante la vida y sus pequeñas grandes cosas. Comprendemos y así lo experimentamos, que la felicidad no se basa en tener algo o en querer cosas, la felicidad se convierte en momentos, en chispazos, en fogonazos breves e intensos, como la sonrisa de un niño, el olor de una flor o el silencio compartido. Somos capaces de alcanzar esos instantes de felicidad gracias al cambio de estado que hemos experimentado, gracias al enorme esfuerzo que hemos realizado al aceptar la partida de nuestros hijos y a aprender a vivir con ellos en un entorno más etéreo.

Perder a un hijo duele, y duele mucho. Es un dolor que te conduce al borde de un aterrador precipicio del que no puedes escapar. Este abismo te absorbe y caes sin posibilidad de salvación. Yo sé que quieres desaparecer porque tanto sufrimiento te agota, te asfixia, te estrangula. Yo sé que no quieres seguir en la vida porque crees que te ha derrotado y que habitas el infierno más infame que pudiera existir. Pero también sé lo que es respirar cuando esta realidad te ahoga. Sé lo que es transitar por este mundo convertido en un ser en el que solo hay muerte, cuando antes había vida, la vida más maravillosa, nacida de ti, la vida de tu hijo. Sé que no necesitas sermones ni reconocimientos que, aunque estén muy bien estructurados nunca van a resultar convincentes. Sé que ya no queda nada, sé que no se le pueden poner palabras a la muerte de un hijo. Sé que necesitas tu espacio. Sé que necesitas que en tu espacio solo reine el silencio y el más divino respeto por tu hijo. Sé que las personas que se acerquen a ti deben ser cuidadosas, amorosas y capaces de sostenerte y escuchar tus silencios. Sé que permanecerás así mucho tiempo, demasiado, pero también sé que un día iniciarás tu camino con una fortaleza digna de dioses y sé que ese camino te transformará porque tu único acompañante será el amor puro que te ayudará a limpiar y sanar tus heridas.

Lo sé porque yo he habitado en ese lugar, en esa oscuridad. Pero un día comencé a mirar a mi alrededor y me sorprendí porque la luz no se había olvidado de mí, encontró la manera de irrumpir en mi cueva y un gran destello me mostró el camino hacia la salida, donde existía un puente que me conduciría hacia la luz. Yo decido continuar, avanzar, con mi dolor a cuestas y con mi historia, pero quiero adentrarme en ese puente y descubrir dónde me lleva y hasta dónde soy capaz de llegar. El puente que une dos caras de una misma moneda: oscuridad y luz. El puente que mágicamente se ha levantado mientras nos ahogábamos en nuestro sufrimiento para que sigamos confiando, para que sigamos teniendo esperanza, para que podamos avanzar en la tarea que tenemos por delante: aprender a vivir de nuevo.

Cuando permití que la luz viniera hasta mí, pude ver mi interior. Darío vive en mí, tengo conexión directa con él, su energía vive dentro de mi corazón. Hemos perdido la relación física, pero ahora nos comunicamos de corazón a corazón. Él me ha enseñado que el olvido es la verdadera muerte. Soy muy consciente de que la muerte de un hijo es la pérdida más dolorosa que puede existir. Una situación en la que deseas con todas tus fuerzas ocupar su lugar y ser tú la que estés muerta y bien muerta, pero no es así, las cosas no han sucedido así. Es tu hijo el que se ha marchado para no volver y tú sigues aquí, atada a un mundo que ya no sientes como tu hogar.

Este tipo de dolor no es bien entendido por todos los que nos rodean. Se trata de un dolor que lo impregna todo y que proviene de una situación que cuesta incluso imaginar. Por tanto, si no eres capaz de imaginarlo, ¿cómo vas a poder entenderlo? Es imposible hacerlo. Hace falta tener una sensibilidad especial y esta solo se consigue cuando has atravesado el umbral del dolor soportable al sufrimiento sobrehumano. Algo que o te mata o te transforma. El dolor por la pérdida de un hijo es de tal intensidad que no existen palabras ni adjetivos que puedan abarcar su magnitud, únicamente las personas que hemos sufrido esta situación y atravesado este horizonte podemos entender con claridad en qué consiste, qué se siente y cómo se vive con él.

De la misma manera desbordamos amor, el amor que seguimos compartiendo con nuestros hijos es intenso, profundo y real, y tampoco es comprendido por la sociedad. Nadie sabe lo que es amar de esta manera hasta que te toca vivirlo. Nos encontramos solos con nuestros sentimientos. Solo aquellos que hayan tenido que decir adiós a sus hijos serán capaces de percibir ese amor y, sin necesidad de calificativos, sabrán de qué está hecho.

Llega un día en el que tus ojos reviven y te muestran que otra realidad es posible y comienzas a asombrarte por lo que va sucediendo porque lo haces con otro sentir, con otra sabiduría indescriptible y extraordinaria que ha llegado a ti después de haber invernado en el único refugio posible, en tu oscuridad. Esa sabiduría deja impresas en ti certezas rotundas que pasan a formar parte de tu nuevo ser.

Sabes que no puedes hacer nada por cambiar lo que sucedió, pero sabes que aún existen cosas que han de venir y ahora estás en disposición de acogerlas con los brazos abiertos y una sonrisa dibujada en tu cara.

Sabes en qué consiste la aceptación, y que gracias a ella puedes continuar y aceptar que la muerte de tu hijo no necesariamente conlleva su pérdida y que puede convertirse en una oportunidad de crecimiento. Sé que puede resultar chocante, pero es una realidad. Los padres en duelo hemos navegado por las aguas más bravas que nos han hecho naufragar de la peor manera posible y eso nos ha conectado con la vida que somos, ahora somos más conscientes.

Sabes que cuando la luz se ha reflejado en ti ya no hay marcha atrás, te ilumina y te muestra el camino para seguir adelante junto con tu firme propósito de que esa luz no se apague nunca.

Te has vuelto fuerte, pero, aun así, reconoces que puedes derrumbarte en cualquier momento, pero cada vez que eso suceda encontrarás la manera de levantarte porque el sufrimiento que has soportado te ha dotado de superpoderes.

Sabes de qué está hecho el dolor y puedes soportarlo, ya lo has hecho. Y sabes que la vida no está para ser soportada, la vida está hecha para ser vivida. Has vivido el dolor en su mayor expresión, sabes que el amor tiene la misma magnitud.

Y es precisamente la convivencia con este dolor la que te aporta su enseñanza, la que te posiciona en otro lugar. Tienes una herida inmensa para la que no existen curas, ni bálsamos ni medicinas.

Sabes lo que duele la vida, pero también sabes lo que pesa el amor y por eso te atreves a continuar, porque tienes esa seguridad de que el amor lo puede todo, de que te hará sonreír de nuevo y sin tener motivos para ello.

Eres consciente de que el amor nunca muere. El amor que siento por mi hijo sigue vivo y se hace cada día más fuerte e intenso. Al igual que los padres aman incondicionalmente a sus hijos vivos, los padres en duelo amamos a nuestros hijos fallecidos. Ellos continúan presentes y es necesario que así sea. Están presentes en cada uno de nuestros momentos, nos gusta y nos fortalece pronunciar sus nombres y hacerles partícipes de nuestro día a día. Esto no solo es necesario y sucede de manera natural, sino que también nos aporta una gran dosis de sanación y bienestar. El hecho de ser capaces de convivir con su presencia cada día con mayor fuerza e intensidad nos hace ser más fuertes, valientes y vitales.

Acabado este capítulo oscuro y tenebroso, he de decir que puede que haya utilizado palabras duras o hirientes a la hora de exponer la situación, pero lo he hecho desde el más absoluto amor y la humildad que ocupan actualmente mi corazón, desde mis aprendizajes y vivencias. Soy consciente de su dureza, pero también de su potencial a la hora de ayudar a futuros padres en duelo.

He intentado utilizar un lenguaje lo más asertivo posible, para no dar lugar a juicios por parte de los lectores que tengan este libro entre sus manos. Simplemente, deseo transmitirles lo que es perder a un hijo y todo lo que conlleva.

Rotas las cadenas que nos mantenían inmóviles en la oscuridad toca seguir avanzando. Estamos al inicio de este puente con ganas de atravesarlo y llegar a la luz. Este recorrido es maravilloso, nos va a permitir soltar grandes dosis de dolor, nos va a mantener en un estado de armonía y tranquilidad, nos va a permitir reconciliarnos con nosotros mismos. Una vez que has salido de la cueva y estás de pie frente a ese puente, solo debes dar el primer paso, no estás solo.

EL PUENTE

Es importantísimo permitirte experimentar el duelo y vivirlo desde su más extrema intensidad. Solo así podrás avanzar con la seguridad necesaria para no desfallecer; únicamente a través de este proceso comenzará tu camino de sanación, de reconstrucción y de renacimiento.

Desde luego, esta no es la vida que yo había imaginado, ni mucho menos la que había deseado vivir, pero no tuve opción. La muerte de Darío fue inesperada y repentina. Sucedió todo en un segundo. Tampoco es la vida que hubiera querido para mi hijo ni para mi familia. Me hubiera gustado que muchas cosas fueran diferentes, y en el fondo o en la base de todas ellas, únicamente una: me hubiera gustado que él siguiera aquí, repartiendo alegría y sonrisas. Pero no pudo ser, se marchó demasiado pronto, demasiado rápido. Hubiera dado mi vida porque él estuviera viviendo la suya.

Sin embargo, yo permanezco aquí, aprendiendo a vivir de nuevo e intentando agradecer lo que soy y lo que llega a mi vida, incluso mientras sigo llorando la ausencia de mi hijo, cada día y por siempre.

Con los primeros pasos que me conducían hacia la luz, comencé a discernir, a cuestionarme, a preguntarme si llegaría un momento en el que las cosas serían diferentes, comencé a pensar si llegaría el día en el que mi dolor doliese menos y que las heridas dejaran de sangrar a este ritmo tan desorbitante.

Dentro de mí, en mi cabeza, me asaltaban una y otra vez este tipo de preguntas: «¿Es posible salir de este mundo rodeado de oscuridad y desesperanza?, ¿es posible que yendo de la mano del vacío pueda volver a sentirme esperanzada?, ¿es posible que la vida vuelva a tener sentido?».

Cumplidos cinco años de la muerte de mi hijo y tras un doloroso e intensísimo proceso del duelo que hoy en día sigo llevando a cabo, he conseguido obtener una respuesta clara y concisa. La respuesta es que sí es posible. Es posible continuar y encontrar la luz.

Por muy duro que parezca, a pesar de la dificultad a la hora de transitar este camino y que su recorrido nos asfixie con tanto sufrimiento, podemos continuar y merecemos volver a encontrar un sentido a nuestra existencia en esta vida.

Debemos permitirnos dejar la oscuridad atrás y comenzar a caminar por otro tipo de sendero, más alentador, donde se puede divisar algún fogonazo de luz, sobre todo al final de este, donde estarás a punto de conquistar esa luz, esa ansiada y necesaria iluminación.

Esta nueva parte de tu recorrido comienza cuando encuentras la respuesta a ese tipo de preguntas señaladas en las líneas anteriores. En ese momento sabrás que has alcanzado el puente, que tu estancia en la oscuridad ha llegado a su fin y que puedes iniciar otra parte de tu proceso, más serena, más calmada, más suave y más pacífica.

La muerte de un hijo es un golpe tremendo que nos provoca la muerte en vida, nos deja derrotados. Entonces ¿cómo seguir viviendo si nuestro hijo ya no está con nosotros? ¿Para qué continuar si nuestro hijo no va a volver?

Y constantemente te planteas muchísimas preguntas más: «¿Qué hago aquí?, ¿qué es la vida?, ¿qué es la muerte?, ¿por qué ha muerto mi hijo?, ¿por qué no morí yo?, ¿por qué mi familia?, ¿por qué sigo viviendo?, ¿dónde está mi hijo?, ¿existe algo más allá de la muerte?...».

Y no hallas respuestas. Todas estas preguntas reverberan en tu cabeza continuamente, intentando escuchar respuestas que no llegan, que no aparecen. Los padres en duelo tratamos de dar sentido al sinsentido, dar una explicación racional a lo que no la tiene.

Nos sentimos incomprendidos en nuestra lucha, una lucha que es nuestra y de nadie más. Luchamos por salir adelante por nosotros mismos, nadie puede hacerlo por nosotros. Salir adelante con mi hijo siempre presente, porque no hay nada ni nadie que me haga olvidar que mi hijo murió. No hay pastillas milagrosas ni palabras, consejos, juicios o verdades que hagan que mi hijo vuelva.

Los padres en duelo necesitamos ser escuchados y que nos abracen. Estamos luchando por sobrevivir y no se trata de una carrera de obstáculos en la que inexorablemente avanzas, puedes volver atrás en cualquier momento. Todo está en el ambiente que nos rodea, el dolor siempre está, y aparece y reaparece en forma de oleadas con grandes embestidas.

El punto inicial de esta reconstrucción como seres humanos, como personas que están en este mundo, es reconocer y aceptar que no vas a volver a verlo, que tu hijo ha muerto. Es en este momento, en esta parte del proceso, cuando el camino se bifurca en dos posibles senderos: uno donde te quedas inmóvil y detenido en el tiempo, y otro donde decides intentarlo y empezar a caminar.

Cuando has aceptado tu nueva realidad, puedes comenzar a caminar por esta senda, por el camino del amor, y comienzas a recolocar las cosas y a dar un nuevo lugar a tu hijo, en tu mundo interno, en tu corazón, lo integras en tu ser y te das cuenta de que el amor no se ha ido, que permanece intacto esperando a ser experimentado y deseoso de envolverte de nuevo.

Puedes volver a caminar, puedes volver a amar, porque el amor es lo único que importa, lo único que vale, lo único real. Mi realidad es que Darío no está físicamente a mi lado, pero que lo sigo amando, que me sigue amando y que seguimos juntos.

Mi hijo vino a este mundo a dar amor y lo hizo en grandísimas dosis cada día de su vida. Sin juicios, sin elecciones, sin críticas; él era, es y seguirá siendo amor.

No estaba dispuesta a que Darío se convirtiera en mi verdugo y que hiciera de mí una desgraciada el resto de mis días.

No puedo permitir que él sea el causante de que mi familia esté muerta en vida o que condene a su hermana a una vida carente de libertad y felicidad. No estoy dispuesta a eso.

Mi intención, mi plan a partir de ahora, mi misión, es seguir formando parte de su familia proporcionando todo mi amor a su padre y a su hermana. Él nos enseñó a amar, nos amó loca y ciegamente. ¿Acaso podría existir una misión más bonita que intentar continuar con su labor? Mantener a su familia unida y sentirnos acompañados por su amor.

Darío es y será amor, por siempre y para siempre. El amor de mi vida. Esta certeza se impregnó en mi corazón cuando comencé a caminar por este sendero de sanación.

La película de mi existencia está dentro de una moviola que me permite hacer retroceder y avanzar las imágenes, cortarlas o intercalar escenas. En ella, mantengo siempre presente a mi hijo. Allá donde voy viene conmigo. No tenemos contacto a través de los sentidos como antes, pero existe un puente entre nosotros, invisible y robusto. Una conexión entre los dos gracias a la cual mi hijo me sigue alentando y me guía. Hace que no desfallezca, me envía toda su fuerza y su energía.

Tengo recuerdos de los momentos vividos, de los lugares que visitábamos juntos, de las conversaciones que manteníamos, de nuestra comida favorita, de las tardes de juegos y canciones, pero ahora tengo algo más. Nuestra relación no se alimenta solo de recuerdos, existe una conexión que resulta complicada de exponer con palabras, y aún más de defender o demostrar a los más incrédulos, pero existe y es real.

Durante el recorrido desde la oscuridad hacia la luz seremos testigos principales de cómo nuestro escenario va transformándose y cambiando hacia escenas más coloridas. Nuestro personaje comienza a reconquistar determinadas cualidades que había enterrado en su estancia en la oscuridad. Volveremos a tener iniciativa y a dibujar pequeñas metas y encaminar nuestros esfuerzos hacia su consecución.

Os hablaré de cómo se configuró mi puente, dónde encontré mi punto de partida más estable y cómo hallé la seguridad para salir de esa oscuridad y reunir las fuerzas suficientes que me impulsan a atreverme a caminar de nuevo. Os hablaré de cuáles fueron mis primeros pasos en esta travesía y los principales aprendizajes que obtuve y que me facilitaron continuar en este camino.

Estas enseñanzas me fueron dotando de un nuevo conocimiento y me proporcionaron un nuevo punto de vista sobre mi existencia, una visión más amplia y acorde con mi nueva realidad.

Gracias a que pude atravesar este puente he podido hacer un verdadero trabajo introspectivo y reconocer quién soy, trabajarme a nivel interno y realizar un verdadero proceso de limpieza. He depurado mis emociones alcanzando mi verdadero sentir, ahora me comunico realmente desde el corazón y experimento lo que significa rendirse al amor.

Os invito a conocer y a recorrer esta parte del trayecto.

EL PUNTO DE PARTIDA

Transito por un nuevo camino de supervivencia que es el resultado directo de mi resistencia y de mi firme oposición a cómo se vivía desde el exterior la muerte de Darío y a la prisa que tenían los demás por vernos bien. Esa resistencia me posicionó claramente en una especie de cápsula donde me metí y donde aún permanezco a salvo, cuando determinadas circunstancias aún lo requieren.

A salvo de comentarios tales como: «No puedes seguir llorando», «no puedes ir para atrás», «¿has pensado en volver al trabajo?», «debes intentar salir adelante por tu hija», «tienes que ser fuerte», y muchas frases y actitudes similares que he soportado y que únicamente me alejaban aún más si cabe de esta sociedad que camina de manera automática, carente de sensibilidad y bastante alejada de la empatía necesaria para afrontar la muerte. Una muerte que, aunque a muchos se les olvide, es algo que tarde o temprano todos vamos a experimentar, nadie está a salvo de ella. Aunque sea muy común escuchar la frase «es ley de vida», realmente no se ha integrado la idea de la muerte en la sociedad, que actúa con demasiada indiferencia al respecto.

Yo recibía estos mensajes con la máxima compasión que era capaz de sentir, pues la había desarrollado de manera inconsciente durante mi proceso del duelo. Sabía que ellos no eran capaces de experimentar esa ternura tan necesaria a la hora de posicionarte en el lugar que te corresponde ante el dolor del otro. No los juzgaba, acogía sus palabras y sus gestos con la mayor serenidad y los dejaba salir tan pronto como fuera posible de mí, pues no tenían cabida: si los dejaba permanecer, el daño estaba asegurado.

Empecé a ser consciente de que estas palabras carecían de sentimientos y únicamente se pronunciaban desde la mente. Eran pensamientos, a secas, sin ningún tipo de maquillaje; eran racionales, y yo ya comenzaba a vivir desde el corazón. Desconocía por qué pensaban así, de dónde procedía su certeza de que había pasado suficiente tiempo para hacer tal o cual cosa, por qué opinaban tan alegremente sobre una situación tan delicada. He de reconocer que a veces me indignaba y no entendía nada, sobre todo cuando sufría la falta de compasión en los otros y me preguntaba si realmente era tan difícil comprender por lo que estaba pasando.

Solo el padre o la madre en duelo son capaces de medir el tiempo necesario, de saber si dispone o no de las fuerzas precisas para poder continuar y comenzar a caminar de nuevo, y cada persona tendrá su manera de hacerlo, todas ellas lícitas y respetables. Entre nosotros, prácticamente sin darnos cuenta, sí que desarrollamos esa capacidad de entendimiento con el otro, ese dar espacio y tiempo, ese escuchar sin juzgar, ese mirar con los ojos del corazón. Todo ello se da de manera fluida, aparece en tu vida y va armonizándolo todo. Son experiencias que nadie puede conocer hasta que no se vivencian en primera persona.

Por estos motivos yo me resistía, me oponía firmemente a rodearme de este tipo de situaciones y ambientes, no los necesitaba en mi camino, me dificultaban muchísimo las cosas. Gracias a esa resistencia, a esta nueva manera de acoger en mí lo que sabía que me iba a facilitar el camino, comencé a descubrir un maravilloso sendero que se iba a ir revelando poco a poco y que me llevaría a un lugar maravilloso, donde el reencuentro con Darío se iba a convertir en una realidad.

Fui acogiendo el dolor, dejé que formase parte de mi vida y me fui deshaciendo del sufrimiento, cada vez que aparecía lo vivía hasta su máxima expresión, pero después empleaba todas mis fuerzas en desterrarlo de mi lado. Simplemente, fluía con el dolor, era como un movimiento pendular, el dolor siempre estaba ahí, el sufrimiento iba y venía.

Transitar por ese puente me sirvió para ir controlando esos movimientos pendulares, para ir gestionando el sufrimiento. Solo yo estaba en mi derecho de elegir cómo sufrir y cómo llevar mi dolor. En los primeros meses, expresaba mi dolor con lágrimas incontrolables, pensé que los ojos se me iban a secar; pero no es así, hoy en día sigo llorando y sé que lo haré durante toda mi vida. Es mi vía de escape para ir soltando el dolor y la presión de mi pecho. El llanto, para mí, es necesario para continuar el camino, pero hay días que puedo llorar y a la vez dibujar una sonrisa. Hay días que cuando suelto esa presión puedo sentirme bien por ello.

Practicando este desapego, empezó a tomar cada día con más fuerza mi firme convencimiento de que yo seguía siendo la madre de Darío y lo sería por siempre. No podía tener a mi hijo físicamente, esa era la gran limitación, pero me resistí con todas mis fuerzas a que el olvido se apoderase de mí. Mi lucha consistía en mantenerlo presente, siempre presente. Eso era lo que me iría proporcionando la paz necesaria para poder volver al amor: para volver a sentir el amor, su amor y el mío.

Me focalicé en nuestro vínculo, el de madre e hijo y, aunque la pérdida física era un hecho cada día más evidente y el vacío de esa pérdida lo inundaba todo de tristeza y angustia, mi objetivo era cada día más fuerte. Me empleaba a fondo para seguir siendo su madre, la madre de un hijo que no está físicamente, pero que continúa a mi lado.

Fui ganándole la batalla a la incredulidad y a la locura. Fui cosechando en mi corazón multitud de sentimientos, de conversaciones, de caricias desde el alma, y todo se iba volviendo natural. Serenamente, todo iba sucediendo.

Darío está en mi vida; de hecho, nunca se fue. Y mi propósito va creciendo. Ahora soy más ambiciosa, quiero que su hermana Gabriela pueda conocer a su precioso hermano, tenerlo también presente, no identificarlo con una foto a la que mamá o papá besan, hablan o le ponen flores. Dentro de esa naturalidad, hablamos a Gabriela de su hermano, de lo que hacía, de cómo jugaba, de sus gustos y de él.

Darío fue ocupando su lugar y eso me hacía sentir algo de paz, fui encontrando respuestas a las preguntas que tanto me martirizaban: «¿Cómo hago para tener a mis dos hijos presentes?, ¿cómo decirle a Gabriela que su hermano mayor la amaba con locura?». Y las respuestas llegaron, mágicamente todo iba sucediendo en el momento oportuno y había instantes en el que tanto su padre como yo nos sorprendíamos al jugar con Gaby y notar, sentir y saber que su hermano estaba también formando parte de nuestro juego.

De manera simbólica y espontánea, a veces me imaginaba que Darío se había ido de viaje, que estaba descubriendo maravillosos lugares y que me iría haciendo partícipe de su felicidad y de su alegría, de su cara de entusiasmo y de asombro. Poco a poco, pude ir encajando algunas de las pequeñas piezas en las que quedó convertido mi corazón tras su partida, así es cómo iba construyendo situaciones y vivencias en las que Darío estaba presente. Todo esto para mí fue un logro, una manera de poner en práctica de manera serena, suave y sosegada mi amor de madre.

Había conectado con mi hijo, sentía esa unión, esa conexión, ese vínculo, y no estaba dispuesta a dejarme llevar por los días malos en los que todo estaba perdido. Dentro del pozo en el que me encontraba había descubierto un pequeño rayo de luz y ese minúsculo rayo iluminaba todo mi ser. Podía experimentar la certeza de que mi hijo seguía viviendo y que nuestro amor es eterno.

Estoy aprendiendo a vivir con el vacío que me dejó su ausencia, con este dolor que me acompañará siempre, pero lo puedo hacer desde el amor, que es lo único que importa, lo único que vale. He descubierto nuevas maneras de existir, nuevas dimensiones, nuevas esferas en las que el ser sigue adelante en su camino y tengo la certeza de que el único equipaje útil es el amor, es la fuerza capaz de traspasar esas fronteras de un mundo a otro, capaz de vencer cualquier tipo de límite.

Cuando una persona experimenta el dolor elevado a su máxima magnitud, indudablemente aprende algo que de otra forma no hubiese sido posible. Yo aprendí a llorar, a llorar hasta la extenuación. Aprendí a sentir el verdadero dolor, en el pecho, junto al corazón, dificultándote la respiración. Aprendí a conceder importancia a lo que verdaderamente la tiene, a lo real. Aprendí a desentenderme de falsas preocupaciones y a ocuparme de las cosas que tienen valor. Aprendí a atesorar todo lo que viví junto a mi hijo, todas las vivencias se convirtieron en sabiduría viva y consciente, no eran recuerdos, son amor y mi gran tesoro, ya que me han permitido descubrir y entender de manera verdadera lo que significaba un dibujo, una sonrisa, una canción, un baile, una carcajada, y eso me hace sentirme cada vez más fuerte. Aprendí, gracias a Darío, a tener la certeza de que hay algo más allá de la muerte. Aprendí a dar el verdadero significado que tiene la muerte, a saber en qué consiste, a mirarla de frente y a hacerme su amiga y su aliada.

Sé que Darío sigue, permanece y vive. Lo sé porque se encarga de hacérmelo sentir, de hacerse presente, porque quiere verme bien y porque me anima a intentar volver a ser feliz de nuevo. Y no, no es necesario que me juzgues por lo que acabas de leer, ya lo hice yo y aún lo sigo haciendo cuando mi desesperación y mi tristeza me llevan a la duda, pero no estoy loca, ni he perdido la cabeza, y si así fuera, bendita locura: ojalá me dure todo el tiempo que me quede aquí, hasta el último de mis días.

LOS PRIMEROS APRENDIZAJES

Cuando un hijo se muere, nosotros, los padres nos sentimos aniquilados, amputados. Algo cambia para siempre y es que lo que fuimos hasta ese momento desaparece, muere con él. Nuestra forma de ser y de estar en este mundo manifiesta un cambio brusco, radical y brutal. No somos los mismos, existe un antes y un después. Y ese cambio, esa transformación, se tiene que vivir en todos los niveles: en nuestro cuerpo físico, en nuestro estado mental, en nuestra parte emocional y también en la esfera espiritual.

Tras la pérdida de un hijo experimentas un gran vacío, pierdes todo lo que has sido hasta ese momento y es como si te expusieras a la vida siendo un nuevo ser, diferente. Esa es la transformación, el renacimiento necesario para seguir adelante e intentar reconstruirte de nuevo.

Esa reconstrucción debe llevarse a cabo en todo lo que somos, porque todo se ha visto perjudicado y dañado por la muerte de nuestro hijo y por el durísimo proceso del duelo que estamos llevando a cabo. Así pues, no solo nuestro cuerpo físico se verá afectado por este nuevo renacimiento si no también, y quizá de manera más evidente lo harán nuestros pensamientos y emociones. Y de la misma forma lo hará nuestra posición en el mundo, nuestros planteamientos sobre lo que existe y sobre lo que somos, comenzaremos a contactar con nuestro lado espiritual.

Después de la primera etapa de *shock,* cuando la evidencia de la ausencia va impregnándolo todo, comienzas a fluir con la vida de una manera distinta, más humana, más sensible, más despierta. Comienzas a reconstruirte, pero no desde cero, conservas tu esencia, la parte más íntima de ti, donde permanece intacto el amor compartido con tu hijo.

Renaces desde tu inmanencia después de una destrucción casi total. Tus escombros van tomando una nueva forma y comienzas a reconstruirte, a convertirte en un nuevo ser. Dejas atrás todos las simulaciones y las limitaciones que tenías antes; el entorno y la sociedad donde habías permanecido hasta el momento quedan atrás, carentes de sentido. Te vuelves distinto a como eras antes.

La vida cambia drásticamente. El tablero de juego se modifica y aparecen nuevas casillas por las que transitar. Este es el mejor símil para entender la situación, los padres en duelo se sitúan en un lugar distinto en la vida, en otro nivel, no digo mejor ni peor, pero necesariamente, a raíz de la muerte de nuestros hijos, vemos las cosas de distinta manera. Para nosotros cambian las normas y las prioridades en la vida.

Esta fase de renacimiento se lleva a cabo con muchísimo empeño y sin expectativas en cuanto a logros o al tiempo necesario para su consecución. Es un trabajo personal, íntimo, inherente a la propia persona que lo realiza. Se requiere, por tanto, de una gran voluntad para efectuarlo, es necesario afrontar la situación, mirarla de frente, hacer uso de las herramientas disponibles para apoyarnos en ellas y comenzar a caminar de nuevo. El sendero será desconocido, pero no hay otra opción, no pudimos elegir entonces, y tampoco podemos hacerlo ahora.

Las viejas creencias quedan atrás, enterradas junto a nuestras ideas limitantes y los roles que socialmente habíamos establecido con el resto de nuestro entorno. Es entonces cuando nuestra capacidad comienza a impregnarse de nuestro poder interno, de nuestra fuerza, para avanzar por este nuevo camino desconocido, pero más seguro y real que el que hasta entonces habíamos conocido.

Completar ese trayecto debe convertirse en nuestra única meta. Volver a empezar, aunque el dolor siga haciendo su trabajo y nos vaya ahogando por dentro. Tenemos que ser capaces de encontrar el amor a través de ese sufrimiento, es la única manera de ir aunando fuerzas. Avanzar e ir reuniendo aprendizajes, nuevas experiencias que nos permitan vislumbrar la luz entre tanta oscuridad. Se trata de dar un paso más y buscar el sentido a tanto sufrimiento, a tanto dolor. Simplemente por el hecho de comenzar a andar ya estaremos en la batalla, en medio de la guerra, en el sendero de nuestra posible recuperación.

Se comienza a renacer desde otra posición. Liberado de tus ataduras, tu corazón vive más atento y expandido. Y nace la certeza incuestionable de que tu hijo no se ha marchado, sino que sigue a tu lado, de que puedes acceder a un mundo nuevo, y que es él quien te da el aliento necesario.

Esta idea fraguó en mí desde el principio. Cuando alguien me decía «¡ay, qué pena!», yo me revolvía, algo dentro de mí saltaba y decía «no». Darío no es pena, nunca lo fue, Darío es alegría. Me defendía y lo defendía, no podía consentir que nadie envolviera a mi hijo y a su destello en la pena. Me esforcé sobremanera para no sentir pena por su muerte, por mi certeza sobre cómo vivió sus cuatro años, por respeto a lo que me enseñó y dejó impreso en mi ser, Darío fue, es y será siempre alegría. Este sentimiento permaneció siempre conmigo desde el principio. La palabra «pena» fue muy recurrente durante todo el tiempo y la gran mayoría de las personas de nuestro entorno la pronunció alguna que otra vez. Yo albergaba dentro de mi corazón una sabiduría distinta que me permitía reconocer que ellos no sabían del amor: no los juzgaba, intentaba no hacerlo, pero no consentía que sus palabras me dañaran, tenía el convencimiento de que lo que decían no era cierto. No hubo ni habrá pena en Darío.

Ese convencimiento fue convirtiéndose en fe, algo inefable que me daba la fuerza. Le pedía a mi hijo que siguiera sosteniendo esta certeza en mí, pues realmente sabía que era lo único real que estaba experimentando durante esta pesadilla. Saberlo vivo y poderlo sentir, defender su legado de sabiduría y alegría, mantenerlo presente siempre, su esencia, su ser, constantemente junto a mí, a mi lado, dándole alimento a mi ser para que pudiera continuar.

Yo aún me resistía al hecho de haber perdido a mi hijo de esta manera tan cruel y dramática; no podía creer lo que había sucedido. Seguía sintiéndome su madre por encima de cualquier cosa. «Yo soy su madre», me repetía una y otra vez. «Seguiré siéndolo siempre.» Y seguía guardando en mi interior todo el amor que le tenía, que le sigo teniendo. Solo que todavía no sabía enfocarlo y dirigirlo, me encontraba perdida, sola, aturdida, mareada, descentrada, pero seguía sintiendo nuestro amor. Este fue otro de los potentes motores para mi continuidad en esta vida, el amor, el suyo y el mío.

Otro aspecto que se desarrolló con mucha rapidez en mi nueva manera de estar en este mundo fue la consciencia de sentir la compasión de una manera hasta entonces desconocida para mí. Empecé a experimentarla cuando comenzaron a llegar a mí noticias de fallecimientos de otros niños. Lamentablemente, fueron muchos los sucesos que durante el 2018 y los años posteriores acabaron con la vida de otros pequeños, muchos de ellos de la edad de mi hijo. Me atormentaban esas noticias, solo respiraba y esperaba que esos niños no hubieran sufrido en su final, que hubieran disfrutado la vida como lo hizo mi hijo, y pensaba en sus padres desde el corazón. A pesar de haber sufrido en mis propias carnes algo parecido, era incapaz de ponerme en su lugar y de arrebatarles un ápice de su sufrimiento, de su momento.

Volví a horrorizarme leyendo comentarios en internet, algunos de ellos cuestionando la actitud de los padres o de sus cuidadores. «¿Por qué los juzgan? ¿Cómo se atreven a opinar?», pensaba. Para mí era tan obvio que esos padres se hubieran cambiado por él o ella sin ningún tipo de duda. También hallaba comentarios morbosos sobre la causa de la muerte y sus condicionantes. Es vergonzoso, no solo como madre en duelo, sino también como ciudadana de a pie, tener que leer determinados comentarios en las redes sociales relacionados con el tipo de muerte, el cómo, el cuándo y yo qué sé cuántas anormalidades más. Es algo sobre lo que como sociedad deberíamos reflexionar.

Los padres vivimos con la creencia de que nuestros hijos no van a morir antes que nosotros, es algo que ni siquiera pensamos en nuestro día a día, porque el simple hecho de hacerlo te paraliza y te llena de temores. Pero sucede, y cuando ocurre te das cuenta de que las típicas frases tan recurrentes del tipo «si le pasa algo a mi hijo me muero» carecen de sentido, están vacías de contenido. No, no te mueres, continúas de la mano del dolor que arrasa con todo lo que fuiste hasta ese momento. Entras a formar parte de un nuevo mundo y eres consciente de que, aunque otros lamenten tu dolor, jamás podrán comprenderlo, no pueden saber de este dolor tan cruel. Tienes por delante el durísimo trabajo de emprender una nueva vida en la que el dolor jamás te abandonará. Yo no sabía si iba a ser capaz de seguir adelante. ¿Se puede vivir con tantísimo dolor? Y en esos momentos me volvía fuerte pensando en cómo mi hijo contestaría a esa pregunta y con su grandiosa sonrisa me diría: «Claro que puedes, mami preciosa, estoy contigo».

Sé que él quiere verme bien y me anima a seguir dando esos pequeños pasos que me hacen sentir un poquito de felicidad, a vibrar de nuevo en el amor. Y por eso luché cada día y aún sigo haciéndolo, reinventándome, moldeando mi nueva vida, esta vez llena de consciencia y amor. Me deshago de todo lo que sobra, de lo que no tiene cabida en mi nuevo mundo, no lo integro y no me siento responsable por ello y menos aún culpable. Los convencionalismos sociales, el pensar que decir «no» está mal y no es apropiado..., todo eso desapareció. Yo decido, yo vivo mi vida.

Una vida en varios mundos a la vez, una vida que me hace estar presente en el cielo y en la tierra simultáneamente, creciendo al lado de mis hijos, a los que doy las gracias por permitirme seguir a su lado. Al lado de ambos, aquí y allí. Y en ambos mundos es el amor el que lo domina todo, no sería capaz de cuantificarlo ni de compararlo con lo que había experimentado antes de la muerte de mi hijo; sé que este es un amor que te empapa, te sosiega, te tranquiliza, te cubre de paz.

Comencé a pensar, a creer y a sentir que ese amor era el que me iba a proporcionar la fuerza necesaria, el que me iba a facilitar transitar el camino que tenía por delante. Con ese amor todo iba a llegar.

Soy la madre de Darío, sin tiempo, sin espacio, sin edad. Y siempre será así. Mi hijo se marchó para jugar con las nubes, no lo puedo tocar ni besar, pero cada día le dedico mi mejor sonrisa y nuestro amor traspasa lo visible, cruza lo imaginario y se fusiona, sigue vivo, lo siento en mi corazón, en mi ser y en mi alma.

Me encuentro en el juego de la vida, de mi vida, y me siento un personaje temporal. Sobrevivo y vivo con el convencimiento de que esa temporalidad es la que me proporciona grandes dosis de esperanza para que el reencuentro con Darío se convierta en una realidad.

ADQUIRIR UN NUEVO PUNTO DE VISTA

Han sido muchos y muy variados los mecanismos que me han servido y aún siguen haciéndolo para dar sentido y forma a todo lo que estaba experimentando en mi caminar por este puente. Necesité apoyar mi locura en libros, cursos y conferencias, versados en diferentes temas, como la expansión de la consciencia, la vida después de la muerte, la energía, el ser humano, el sentido de la vida..., y me empapé en ellos, invertí todo el tiempo que podía, cuando sentía algo de paz y disponía de claridad, para leer y formarme en estas cuestiones.

Supongo que una vez más el sentimiento de madre no me permitía tener la sensación de abandonar a mi hijo. Mi planteamiento era simple: si hay vida después de la muerte, no quiero dejar a mi hijo solo; soy su madre y emplearé todas mis fuerzas en seguir su estela, en estar a su altura, en que sepa que su madre sigue amándolo por encima de cualquier limitación.

Antes de la muerte de Darío, ya era una lectora asidua de este tipo de enseñanzas, pero tomaba un libro, lo leía, lo dejaba... Escuchaba alguna conferencia en internet y realicé algunos cursos sobre inteligencia emocional y crecimiento espiritual. Sin embargo, en aquella etapa todo lo que leía y aprendía lo pasaba por el filtro de mi mente racional. Por eso desechaba gran parte de su contenido, quizá el más importante.

Cuando Darío se marchó, me volví una lectora insaciable y una alumna bastante aplicada. Lo quería saber todo, lo quería experimentar todo, quería confirmaciones sobre lo que estaba viviendo: necesitaba sustento, sustrato, alimento, conocer todos los caminos, recorrerlos todos, llegar a él.

Como ya mencioné al tratar sobre los recursos externos, al principio del duelo únicamente leí libros sobre el propio proceso de pérdida y textos que habían escrito otras madres durante su duelo. Su lectura produjo un cambio en mi percepción. En estas obras encontré la simiente, los primeros indicios de que hay algo más, de que somos algo más que lo que aparentamos ser, que la vida es algo más que lo que socialmente está estipulado; que la gran mayoría de nosotros pasamos por este mundo dormidos y sin darnos cuenta de qué va el juego de la vida. Estos trabajos me proporcionaron unas valiosas enseñanzas y despertaron en mí el convencimiento de que me estaba perdiendo algo... y comencé a devorar los libros de estos autores.

Las temáticas que aparecieron en mi vida y que quiero englobar dentro de esta transición hacia la luz fueron muy diversas: reencarnación, muerte, vida más allá de la vida, regresiones, vidas paralelas, sanación energética...

Resultaría improductivo citar todos los libros y el material que me ha ido nutriendo y proporcionando sabiduría en este punto del proceso, y las enseñanzas o los aprendizajes que han ido dejando en mí. Además, este último punto es algo tan personal y único que cada lector debe escoger qué puede servirle de ayuda y qué no. Creo que a cada uno nos llega lo que nos tiene que llegar. Por algún tipo de razón, cada uno se mostrará más interesado por un tipo de estudios y no por otros, y aun leyendo el mismo libro puede que unos nos quedemos con unas enseñanzas y otros las rechacen rápidamente (en la «Bibliografía» de este libro recojo algunos de los libros más representativos y que más ayuda me proporcionaron en este momento de mi proceso).

Llegó un día en el que supe que todo aquello que leía, escuchaba o en lo que me estaba formando tenía la misma base: que el amor que somos es eterno e inmortal. Somos algo más que este cuerpo y esta mente, hay mucho más, mucho más allá de lo que nuestros ojos son capaces de ver y nuestra esfera mental es capaz de racionalizar.

Esta idea caló muy pronto dentro de mí y me acompañó en mi proceso del duelo, ayudándome a encajar toda la información que iba integrando en mi ser.

Estos autores se convirtieron en mi gran descubrimiento y en mi apoyo durante los momentos más duros de mi proceso del duelo. Absorbía su sabiduría a una velocidad extraordinaria y el bienestar que me producían era prodigioso. Todo lo que fui descubriendo en sus libros, vídeos y charlas se convertía en pequeñas dosis milagrosas con gran poder curativo, capaces de sanar una parte de mí a la que no podían llegar otros. Traspasaban la frontera de mi cuerpo físico y fueron mis grandes maestros, estimulando mi consciencia a pasos agigantados. Sus enseñanzas me han acompañado y me han ayudado muchísimo no solo a integrar la pérdida de mi hijo, sino a conocerme y alcanzar un nuevo nivel de consciencia.

Quiero hacer una mención especial a Emilio Carrillo. Lo conocí dos años antes del fallecimiento de Darío, a través de los vídeos que generosamente iba incorporando en varios canales de YouTube con sus charlas y coloquios. Después de la muerte de mi hijo, fue al único que, en los primeros momentos, permití que siguiera acompañándome, continuaba visualizando sus vídeos, especialmente los referentes a la muerte y a la vida después de la muerte. Encontré en ellos un lenguaje claro y sencillo sobre este tema tan delicado, y más aún en los momentos iniciales tras la pérdida de mi hijo. Lo escuchaba, leí todos sus libros y sentí una fuerte necesidad de contactar con él para mostrarle mi agradecimiento y para que supiera que verdaderamente su trabajo y su dedicación servían de ayuda a los demás. Y gracias a una pequeña labor de investigación y, porque como bien dice el gran Emilio, las casualidades no existen, encontré la vía para acercarme a él y que le llegara mi mensaje, gracias a una gran mujer que, desde aquel día, llevo en mi corazón. De vuelta obtuve un gran regalo lleno de esperanza que me envolvió de grandes dosis de confianza en forma de certezas que ya estaba empezando a experimentar. Sigo sintiéndome plenamente agradecida por este regalo, con un agradecimiento que es eterno e infinito.

También tuve la suerte de coincidir personalmente con Miyo Fiel y compartir con él una gran experiencia. Él me ayudó a encontrar una vía para ir expulsando el sufrimiento de mi vida y me trasladó gran parte de su sabiduría, que me acercó a entender la amplitud de la existencia y a experimentar la vida más allá de este disfraz, del papel que actualmente desempeño, de mi cuerpo. Fui capaz de sentir otras realidades. Recuerdo que me sentí protegida y auxiliada con solo mirarle a los ojos. Fue un auténtico honor por el que únicamente puedo decir gracias, gracias, gracias.

En cuanto a los cursos de formación, aunque los denominen así, realmente son prácticas de amor, experiencias de expansión, formas de reconexión con lo que realmente eres. Tengo que destacar especialmente los de David Topí, Endika Drame y Begoña Torres.

Conocí el trabajo de David Topí a través de una amiga. Sus formaciones presenciales se desarrollaban en fin de semana. Yo, al principio, me encontraba en esa etapa en la que no salía de casa y me sentía incapacitada a nivel social. Pero fue más fuerte mi deseo de realizar esa primera formación: necesitaba encontrar respuestas y una vía de expansión que me acercase más a mi hijo. Y así fue como participé en uno de sus cursos de formación, donde conocí la maravillosa herramienta de la sanación energética.

A este primer curso, y con unos meses de intervalo en los que fui dominando la práctica del primer nivel, le siguió una segunda formación con la que pude adentrarme en los conocimientos sobre la encarnación, las vidas simultáneas, la muerte, el perfil espiritual... entre otros muchos temas.

Gracias a estos cursos y a la lectura de los libros de David, conseguí formar una base sólida de conceptos y conocimientos que mi mente precisaba para continuar, y adquirí la confianza necesaria para ir forjando las certezas que hoy en día forman parte de mí.

Durante todo este tiempo también me formé en otras técnicas para reconocer y equilibrar la energía De esta manera conocí el trabajo que lleva a cabo Endika Drame, un alma comprometida con el desarrollo espiritual del ser humano. Desde que su nombre apareció en alguna de mis búsquedas por internet, sigo con entusiasmo todo el contenido que va poniendo a disposición de los demás en las redes sociales, en el que se incluyen conferencias, meditaciones y técnicas de sanación energética y espiritual. Él y su sabiduría van cuajando en mí y se han convertido en un eslabón muy importante en mi proceso de reconstrucción. Gracias infinitas por ser, por tu disposición y por tu dedicación al servicio de los demás.

Mi maestra y gran amiga Begoña siempre ha estado a mi lado, enseñándome y alentándome a continuar con mi progreso. Mi agradecimiento es inabarcable, sale de mi corazón. Nunca podré olvidar ni compensar todo el bien que ha traído a mi vida en los momentos de mayor incertidumbre y oscuridad.

Ella confió en mí desde el primer momento y me acompañó en mi camino, de una manera respetuosa, armoniosa, cariñosa, por y desde el amor. Y no fue agradable, yo estaba rota en mil pedazos, ella me acogió en su vida llenando de luz, poquito a poco, la mía.

El primer encuentro que tuve con Begoña fue para acudir a una de sus sesiones, sin saber exactamente a qué me iba a enfrentar ni mucho menos lo que iba a suceder. Mi intención era realizar alguna regresión hacia un momento de mi vida que me clarificara lo que le había ocurrido a mi hijo y qué podía hacer por mi parte para que no se sintiera solo o abandonado. Había leído muchísimos libros al respecto que relataban experiencias de otras personas que se habían sometido a esta técnica de sanación energética y que habían podido encontrar un entendimiento de la difícil situación en la que se encontraban.

Busqué cerca de mi domicilio algún terapeuta que pudiera ayudarme a realizar mi inmersión en este mundo, adentrarme en mi subconsciente para hallar las respuestas que tanto necesitaba. Así fue como conocí a Begoña. Aún recuerdo la primera vez que la vi, todo su rostro desplegaba una preciosa luz, y nada más verla supe que iba a cuidar de mí. No sabía cuál iba a ser el resultado, no sabía si volveríamos a vernos, estaba viviendo intensamente aquel momento, ese primer contacto. Y no tenía ninguna expectativa, si había llegado hasta allí, si ahora me encontraba ahí, era por algo.

La cita con Begoña fue gestionada por una amiga; le pedí que lo hiciera por mí y que me acompañase al encuentro. Era incapaz de hablar por teléfono, estaba tan frágil que me aterraba la idea de realizar esa llamada; si no sabía siquiera el día en el que vivía, cómo iba a gestionar un posible encuentro. Mi amiga se encargó de todo, de conseguir cita, de llevarme al centro y de acompañarme en la terapia.

Así que allí estábamos las tres. Era el momento de verbalizar el motivo de mi presencia en la consulta de Begoña. Y lo hice, le dije: «Estoy aquí porque mi hijo ha muerto y siento que él sigue vivo y necesito que me ayudes».

Ella no dudó, no titubeó ni un solo momento, se mostró serena, amable y su mirada tenía tal profundidad que noté que la terapia ya había comenzado. Me cogió las manos, abrazándolas, me miró con la calma que yo necesitaba, me habló bajito y sin juicios. Me sentí arropada.

El resultado de aquella primera sesión con Begoña fue mágico, tierno y amoroso. Conseguí reconocerme, reconectar con mi ser, expandirme, encontrarme y recolocarme con la luz que soy. Con este encuentro y lo que pude vivir en él, conseguí ir dando forma y llenándome de certezas que ya estaba experimentando por otras vías. Supe que ese era el camino y no lo dudé: decidí recorrerlo.

Conecté con mi hijo, con su luz, con su amor, con su energía. Volví a sentirlo cerca: muy feliz, me acariciaba, me enseñaba que la vida continuaba, que la muerte no es el final, que existe una continuidad, que solo se abandona el cuerpo físico, pero que lo que verdaderamente somos sigue existiendo.

Con Begoña aprendí a sanarme, a reconducir mi energía y valorar de nuevo mi existencia. Cada encuentro que manteníamos se daba de manera natural, todo fluía de forma armoniosa, poco a poco, según íbamos compartiendo más momentos. Y yo iba integrando sus enseñanzas, aprendiendo, contando con su comprensión y su confianza. A su lado pude experimentar una sensación de serenidad y seguridad fuera de mi casa.

Y sucedió, pensé que no iba a poder, pero sucedió. Con amor, con mucho amor, comencé a creer en todo lo vivido, lo experimentado, empecé a entender y a comprobar que todas las piezas de mi vida encajaban a la perfección, no había errores.

Con todo aquello que leía, escuchaba y aprendía, mi intención era conseguir herramientas que me facilitaran el acercamiento y el entendimiento necesarios para conectar con mi hijo. El resultado que he obtenido ha superado cualquier expectativa.

Hoy, Begoña es parte de mi vida y me acompaña en mi camino. He tenido la suerte de cultivar con ella una amistad verdadera: somos capaces de adentrarnos una en el interior de la otra, nos miramos con los ojos del corazón, toca mi alma con tal dulzura y delicadeza que cada instante a su lado es sanador. Es mi amiga, mi maestra, a la que amo con el completo convencimiento de que este amor es eterno.

Esta sabiduría hizo posible que me sintiera valiente para afrontar mi verdad y atreverme a reconocer mi realidad e ir modelando mi ser, mi nuevo modelo de supervivencia en este mundo.

Sé por propia experiencia que hablar de estos temas en un sentido más amplio que el proceso del duelo tal como es aceptado socialmente es bastante delicado. Introducir este tipo de variables no es nada fácil y puede ser rechazado si no se rodea de la suficiente delicadeza. El motivo no es otro que el hecho de que nadie nos abre esta posibilidad, nadie nos enseña a ver esta realidad con naturalidad en ninguna esfera de nuestra vida, ni el contenido, el conocimiento y la experiencia que esta expansión puede proporcionarnos.

No es mi intención herir ni incomodar a ninguna persona que esté pasando por esta experiencia, por ello voy a utilizar mi historia como ejemplo de lo que quiero plasmar en este apartado y en el siguiente. Dentro de mis pretensiones no se encuentra la de intentar convencer a nadie de nada, solo quiero relatar mi experiencia, mi vivencia, cómo me he ido acercando a la luz. Por eso, si hay aspectos que puedan perturbar a algún lector, pido disculpas.

Aun así, te animo a continuar leyendo, te pido que seas valiente y que te adentres en las siguientes páginas con el entusiasmo, la inocencia y las ganas de un niño que está descubriendo por primera vez el mundo, que no dispone de juicios ni puede por tanto establecer comparaciones. Simplemente se maravilla con cada nueva historia que aparece en su vida. Tómatelo así, como un precioso cuento que te va a facilitar ese ansiado descanso a tus días de tormenta y dolor.

Según vayas avanzando en la lectura a partir de este momento, únicamente aprovecha lo que te sirva y desecha lo que consideres que no va contigo o aquello con lo que no te identifiques y evita realizar cualquier tipo de paralelismo con tu vivencia, porque cada experiencia es única. Solo quiero mostrarte cuál es la mía porque en lo más profundo de mi corazón sé que se abrirá ante ti una nueva puerta llena de posibilidades para que dejes que la luz empiece a formar parte de tu realidad y comience a iluminar, poco a poco, tu oscuridad.

12

DESCUBRIR MI VERDADERO SER

Iniciado el camino a través de este maravilloso puente, es necesario hacer balance. Intentar descubrir quién eres realmente para poder despertar el amor que hay en ti, para que sea lo único que permanezca dentro de ti, para que el amor que eres se convierta en tu sencilla identidad, en tu humilde y simple forma de vida.

En mi caso, accedo a algunos recuerdos de cuando era niña. Ya entonces estaban presentes algunos interrogantes que nunca fueron contestados, jamás hallé respuesta a las preguntas que ya desde la infancia surgían ante mí. Tampoco le preguntaba a nadie: era como si mantuviese conversaciones internas conmigo misma, muy potentes y frecuentes.

Solía preguntarme dónde vamos cuando morimos. No era un tema habitual entre los adultos que me rodeaban. Simplemente, sentía que este tipo de cuestiones, incómodas y de difícil respuesta, se obviaban. Ningún adulto de mi entorno se mostraba dispuesto a dedicarme unos minutos y contestar a este tipo de preguntas.

A esta edad tan temprana no me valía la diferenciación entre cielo e infierno. Si eres bueno vas al cielo y si no, lo que te espera es el infierno. Esas explicaciones se quedaban demasiado cortas, simplemente no me las creía. Además, observaba la manera en que mi entorno despedía a los seres queridos que iban feneciendo, todo era muy rápido e impersonal. Algo no me encajaba. Sentía que la etiqueta de bueno o malo tampoco estaba bien definida, ¿quién era bueno?, ¿quién tenía la capacidad de catalogarnos como seres bondadosos o, por el contrario, como parte de un grupo condenado al eterno castigo?

Todas esas incertidumbres se fueron atemperando con el paso del tiempo. No las exteriorizaba, simplemente convivía con ellas. Con relativa frecuencia me preguntaba: «¿Para qué he nacido?», «¿de dónde vengo?», «¿qué hago aquí?»... Y nunca había respuestas. Nos enseñan a vivir en la más absoluta incoherencia con respecto a estas inquietudes que vamos experimentando desde niños. Nos enseñan a creer en lo que podemos ver o tocar, y todo lo demás simplemente no existe, son imaginaciones, divagaciones o alucinaciones. Incluso tildamos de fantasiosas e imaginativas a aquellas personas —especialmente a los niños— que buscan respuestas a estos interrogantes.

A medida que vamos creciendo, asumiendo las responsabilidades propias de cada edad, te vas «sumergiendo» en la sociedad, acoplándote a ella, olvidándote de estas cuestiones y aparcándolas en un pequeño rincón dentro de ti. Nunca se olvidan del todo, simplemente les das un lugar recóndito y no accedes a ellas, pero ahí siguen, permanecen esperando su momento. Esperando a salir de nuevo y llenarte de dudas e incertidumbres no resueltas. En alguna ocasión esporádica puede llegar hasta ti algún libro o algún documental que vuelva a recordarte todas estas cuestiones que sigues sin responder, y puede que incluso conozcas a alguien que esté dispuesto a dialogar y profundizar contigo en estas cuestiones, pero no será tu prioridad. No ocuparán la importancia que tienen si no es a través del verdadero sufrimiento, cuando te desintegras y te mueres en vida.

Ese momento llegó para mí con la muerte de Darío, cuando vivía completamente inmersa en la tristeza y el vacío. Cuando experimenté la soledad en su grado más intenso, volvieron a aparecer. Cuando el dolor tan horrible que sentía a todas horas me rompía por dentro, volví a realizarme esas mismas preguntas. Cuando la desesperación era tal que nada tenía sentido, volví a convertirme en esa niña con esos grandes interrogantes encima de mi cabeza: «¿Qué sentido tiene la vida?, ¿qué es la muerte?, ¿quién o qué muere realmente? Y lo más importante, ¿dónde está mi hijo?».

Ya no había un lugar donde esconder estas preguntas, y tampoco el deseo de hacerlo. La muerte había tocado de lleno mi vida, se había llevado por delante todo mi mundo, al ser más bonito de este universo, y no podía mirar hacia otro lado. No podía y no quería. Iba a recorrer todo lo no visible para encontrarlo, estaba dispuesta a sumergirme en el mismísimo infierno con tal de hacerme consciente de todo lo que le estaba ocurriendo a mi familia, de lo que le había sucedido a mi amado hijo.

En el momento en el que me encontraba, cuando no existía el futuro y vivía en un eterno presente lleno de sufrimiento y de dolor, sin planes ni proyectos, esta tarea no resultaba difícil, pues no tenía que hacer ningún esfuerzo por posicionarme en este estado de desapego, porque la vida ya se había encargado de quitármelo todo.

No tenía miedo a la muerte, porque ansiaba ese momento. Morirme fue uno de mis únicos deseos desde que mi hijo se marchó, morirme y buscarlo, hacer posible el reencuentro, encontrarme de nuevo con él.

Este fue el origen: reconocerme sin miedos ni ataduras. Después de un duro trabajo personal de meditación y aprendizaje, surgió ese espacio en el que, por fin, pude reconocerme.

Comencé a experimentar cómo se iba construyendo ante mí una nueva forma de conocimiento sobre lo que yo era en realidad, conseguí comunicarme conmigo misma como nunca lo había hecho.

No se trataba de las conversaciones mentales que había tenido hasta entonces; era algo mucho más profundo. En este lugar, en este espacio donde me encontré conmigo misma, no existían las divagaciones mentales, ni las dudas ni los juicios. Todo lo que allí podía vivenciar estaba rodeado de amor, respeto, convencimiento y sabiduría.

Gracias a la meditación y a todos los ejercicios que realicé tendentes a equilibrarme energéticamente conseguí llegar a este espacio, a este lugar donde me encontraba más sosegada, más convencida y, lo más importante, más amada. Fue entonces cuando, por primera vez en mi vida, viví lo que es amarse a uno mismo y me reconocí como lo que realmente soy.

Sentí que todo este mundo que se iba tejiendo ante mí con hilo de amor, era mi recompensa y supe que era el camino por el que debía transitar para garantizarme un acercamiento a esas otras realidades donde también existimos, esas otras partes de nosotros que también son y que mantenemos olvidadas. Sabía que desde ese lugar podía llegar allá donde fuera necesario para hacerme consciente y elegir qué hacer con mi vida. Si enfocarla y dirigirla hacia donde me había propuesto o desechar mi existencia y sucumbir al sufrimiento y al victimismo el resto de mis días.

Esto puede resultar un poco complejo si el lector no tiene un contexto teórico en el que situarse. Creo que en este sentido es clarificadora la definición que Emilio Carrillo hace sobre lo que verdaderamente somos, sobre las partes que nos componen y forman parte de nosotros.

Este fragmento está extraído literalmente de su libro *¿Qué hay después de la muerte?*,[1] y dice así: «La muerte no existe. La vida es mucho más que la vida física; se extiende más allá de esta [...]. Cuando te das cuenta de esto, puedes gozar la vida sin miedos y vivirla plenamente sabiendo que nunca mo-

1. Emilio Carrillo Benito y Francesc Prims, *¿Qué hay después de la muerte?*, Barcelona, Martínez Roca, 2018.

rirás. Tu mente insistirá en sus dudas, recelos y temores, porque pertenece al yo físico, mental y emocional, es decir, al "coche" que utilizas para vivenciar la experiencia humana. El coche tiene miedo porque sí es perecedero».

Ciertamente, lo que yo estaba experimentando fue esa conexión entre mi pequeño yo y mi yo superior. Pude acceder a esas esferas, en las que también somos nosotros, y nutrirme de ese conocimiento y ese amor. Cuando se produce una unión consciente con todo aquello que somos, el dolor comienza a ceder y a volverse moldeable, siempre está en esa parte terrenal que no puede olvidar que tu hijo ha muerto, pero ahora no es algo rígido y punzante, puedes empezar a acoplarlo en tu vida para evitar sus duros impactos. Ahora, ese dolor se ha rodeado de otro material menos nocivo: se ha integrado en ti a través del amor que eres.

EL PROCESO DE LIMPIEZA

Debido al proceso del duelo, independientemente de su ritmo y evolución, se produce en todos nosotros un proceso de depuración y de limpieza que abarca todo lo que fuimos y todo aquello en lo que nos estamos convirtiendo tras el fallecimiento de nuestros hijos.

Llevamos a cabo este tránsito depurativo como si se tratase de un remedio interno que nos va purificando y permite que recoloquemos de nuevo ciertos aspectos de nuestras vidas. Se trata de ir «desinfectando» nuestras heridas con sumo cuidado y sutileza. Sería un proceso similar al que emplearíamos en el caso de que dentro de nosotros hubiese entrado un veneno que hay que expulsar y eliminar sin dejar rastro, un veneno que nos daña intensa y profundamente, una lacra que nos produce serias dolencias y de la cual somos cada día más conscientes.

En desterrar este veneno de nosotros es donde pondremos nuestro foco de atención para que nuestra depuración sea efectiva y definitiva, y poder llegar a aquellos rincones donde se localizan las lesiones y las heridas a desinfectar y podamos aplicar el remedio que consiga tratarlas, cuidarlas y protegerlas.

Este proceso de limpieza profunda se va a producir necesariamente en todos los padres en duelo, independientemente de si hemos comenzado a recorrer el puente hacia la luz o no. Es necesario para nuestra supervivencia.

Este proceso no es lineal. Sufriremos duros vaivenes en medio de los pequeños avances que hayamos podido alcanzar. Pero si ya estamos transitando hacia nuestro nuevo ser, son pasos atrás que conseguiremos revertir y que no nos frenarán.

Esta depuración hay que realizarla a todos los niveles, en nuestro cuerpo, en nuestra mente y en nuestro espíritu. Comienza a desarrollarse y a desplegar todo su potencial en el momento en que aceptamos nuestra nueva realidad, con todo su dolor, con toda su intensidad y con nuestras propias imperfecciones. Nos aceptamos totalmente, y así comenzamos a despertar a ese mundo nuevo, conscientes y despiertos.

Este proceso de sanación culminaría en el momento en el que no nos sintamos incómodos con nosotros mismos ni con nuestro entorno. En la medida en la que vayamos retomando cierta actividad o proponiéndonos alguna meta, iremos comprobando que no nos genera un sufrimiento añadido, no nos causa más dolor ni sentimos el entorno como incómodo o dañino.

Así, poco a poco, sin exigencias ni expectativas, iremos poniendo orden dentro de nuestro caos y empezaremos a tener las ideas más claras y precisas sobre cómo debe ser nuestra vida y nuestro mundo interior de ahora en adelante. No nos dejaremos llevar por falsas perspectivas de futuro ni nos castigaremos por nuestro pasado, simplemente desarrollaremos la capacidad para vivir con lo mínimo, lo más insignificante, capaces de identificar los pequeños detalles, recuperando poco a poco el sosiego y la calma. Podremos ir pintando nuestra vida partiendo de un lienzo en blanco, eligiendo el paisaje, los personajes, la escena, los colores y todo aquello que consideremos óptimo y necesario para ir diseñando un nuevo mapa vital y unas nuevas reglas del juego.

Durante el duelo, nos hemos metido tanto en nosotros mismos, en nuestro interior, que ahora poseemos una brújula interna que nos va a orientar en nuestro camino. Ya nada de lo que existe fuera nos convence ni nos complace, nos consuela ni nos alienta, sabemos que el verdadero motor capaz de impulsarnos surge de dentro, integrando todo lo experimentado y duramente vivido desde la muerte de nuestros hijos. Ya no nos escondemos, no nos disfrazamos, no usamos máscaras para conseguir la aprobación de los demás, no nos resignamos y no existe nada capaz de lograr doblegarnos.

Nos hemos vuelto más conscientes de la vida y de la muerte. Todas nuestras creencias y nuestros valores se han esfumado y, por tanto, ya no vivimos condicionados por ellos. No tenemos miedos ni seguimos normas preestablecidas, nos estamos acercando a nuestra verdadera esencia, reconvirtiéndonos en una nueva persona y comenzamos a cambiar, todo ello fruto del sinsentido y del vacío que experimentamos en cada segundo de nuestra existencia.

Albergamos la certeza de que no podemos seguir viviendo de la manera en que lo habíamos hecho antes. Necesariamente, hemos de aprender a vivir de nuevo, convirtiéndonos en aprendices, como un niño que está observando por primera vez los sonidos y los colores, que empieza a reconocerse, aprendiendo a expresarse ante los demás y consigo mismo.

Tenemos que enfrentarnos a la única necesidad que va a aparecer en nosotros: la necesidad de cambiar, de establecer una verdadera transformación, sabiendo que nos adentraremos en un territorio incierto, desconocido y solitario, y que será preciso mostrar mucho coraje y valentía.

En ese nuevo espacio lleno de incertidumbres iremos descubriendo nuevos escenarios en los que tendremos que ir entablando nuevas relaciones o retomar algunas interacciones de nuestra vida anterior, como pueden ser las establecidas en el ámbito laboral. A estas alturas, es muy probable que hayamos tenido que retomar nuestros trabajos, lo que también nos pondrá en escenarios difíciles que tendremos que afrontar. Si hemos realizado nuestro proceso de depuración, estos se tornarán más asumibles y no causarán más incertidumbre ni dolor.

Otra pista en la que podemos fijarnos para saber si estamos desarrollando este proceso con éxito consiste en comprobar que no hay nada que nos altere. Antiguas discusiones por temas como la política o la economía, o los pequeños o grandes roces con amigos o familiares por una visión distinta de la vida perderán su poder sobre nosotros. Hemos desarrollado la capacidad de otorgar el justo valor a las cosas. Después de todo lo vivido y del tiempo de supervivencia que llevamos a cuestas, sabemos qué es lo que merecemos, qué relaciones son las más adecuadas para nuestro nuevo modo de estar en el mundo y qué cualidades son las que vamos a desarrollar para poder vivir en armonía, paz, calma y amor.

SENSIBILIDAD EMOCIONAL

Y de pronto sucede que, dentro de ti, se encuentra una gran verdad. Una verdad que había estado esperándote a que estuvieras preparado para oírla. Llega un momento en el que tu interior te grita con gran fuerza que no puedes negarte a escucharla, llega un día en el que llega a ti esa gran verdad en forma de certeza inequívoca.

Se trata de algo que está en ti, se encuentra en ti de manera latente, pero que va resurgiendo poco a poco, invadiéndote y rebosando por todo tu ser, y que te absorbe. Y es en ese preciso momento cuando sabes que has soportado un sufrimiento sobrehumano, que vives acompañada del dolor y que lo estarás el resto de tus días, y se produce una transformación. Sabes que si no renaces convertido en una nueva persona, aprendiendo a vivir de nuevo, la muerte de tu hijo y todo ese desconsuelo no tendrán ningún sentido. Sabes que debes orientarte hacia otro lado, no sabes adónde, pero cuando resuena en ti esta certeza, la metamorfosis ya habrá comenzado.

Eres consciente del dolor que sientes por la ausencia física de tu hijo, pero también percibes que ese sufrimiento va cediendo, y el padecimiento, aunque es continuo, atraviesa diferentes intensidades. Sabes que ahora puedes enfrentarte a determinadas situaciones que la vida va a ir poniéndote delante porque eres capaz de reunir las fuerzas necesarias para hacerlo. Empiezas a tomar el control de tu vida, con sosiego, con mucha paz.

Puedes plantearte, aunque al principio sea únicamente con el pensamiento, que puedes afrontar las cosas de la vida sin derrumbarte, a pesar de tus caídas y retrocesos. Te imaginas y piensas determinados escenarios y te visualizas interactuando en ellos y saliendo indemne, sin más dolor añadido. Te pondrás una y otra vez en situaciones mentales para ir calibrando cuáles pueden ser tus reacciones y para ir ganando la confianza y el valor suficientes para que, el día en el que esas vivencias mentales tomen forma y se materialicen, puedas salir airoso de ellas. Este esfuerzo lo abarca todo, cualquier situación, desde salir a comprar el pan o dar un paseo solitario por el campo hasta una reunión de amigos o de trabajo.

Y el motivo de que lo abarque todo es que para nosotros, los padres en duelo, el todo es la nada. Nunca nada será igual.

Sea cual sea el día en el que salgamos de nuestra casa para plantarle cara a una de esas situaciones, siempre nos faltará algo: nos faltará nuestro hijo, porque así nos sentiremos, distintos porque una parte de nosotros, la más importante, ya no está, no nos acompaña físicamente.

En este momento del proceso, la culpabilidad vuelve a irrumpir de nuevo. Puedes sentirte culpable por todo, por tener esos pensamientos de mínima superación, por estar en el mundo, por sonreír.

Se nos presenta así otra batalla en la que debemos enfrentarnos de nuevo a ese sentimiento de culpa, haciéndole frente y sintiéndonos fuertes, con el derecho a vislumbrar momentos fugaces de felicidad, sin juicios que vuelvan a paralizarnos.

Llega un momento, y créeme si te digo que llega solo y de una manera inesperada, en el que esta culpa se va. Se marcha cuando no nos posicionamos en el papel de víctimas. Una vez más, nos toca ser valientes y reunir el coraje necesario para vivir de una manera consciente esos pequeños momentos que nos acercan al bienestar y nos aproximan a una utópica felicidad.

Nos ayudarán nuestros hijos, el sentirnos seguros sabiendo que a ellos les gustaría vernos bien y saliendo de esa estancia oscura. El deseo —aunque sientas que es ilusorio— de que tu hijo no sufra ni se convierta en tu verdugo es más fuerte que cualquier otra cosa, y por ello afrontas el dolor, permites que penetre en ti y lo acoges para consentir que salga a su ritmo, sin presiones, sin expectativas. Porque cuando perdemos a un hijo nuestra mente deja de cumplir ese papel pragmático y lógico, nuestra mente ya no piensa, solo siente. Identificar nuestros pensamientos, que siempre irán acompañados de emociones, miedos y ansiedades, nos va a ayudar a acogerlos para equilibrarnos, sabiendo que no podemos permitirnos almacenar más dolor.

Después de la muerte de un hijo, nuestra sensibilidad ha alcanzado niveles inimaginables e inaccesibles para el resto de las personas que nos rodean. Somos mucho más sensibles, a veces hasta niveles intolerables. Con ese vacío y esa sensibilidad desbordante, que poco a poco irá convirtiéndose en una gloriosa compasión, tendremos que comenzar a formar nuestra nueva forma de estar en el mundo.

Nuestra sensibilidad debe ir unida a la solidaridad y al apoyo hacia nosotros mismos. Colmarnos de ternura puede convertirse en el factor que incline la balanza para que continuar sea posible.

Nuestra mente moldeará y creará diferentes pensamientos destructivos que, en la mayoría de las ocasiones, traspasarán la frontera y se convertirán en duras emociones. Ambos, pensamientos y emociones, son producto de nuestra mente, que no puede olvidar lo que pasó. No lucharemos contra ellos, los escucharemos, los viviremos y, sin resistirnos a ellos, conseguiremos restarles fuerza hasta que desaparezcan. Centrémonos en lo que somos capaces de sentir desde nuestro corazón: somos esencialmente amor. Debemos cambiar nuestro punto de vista y nuestra manera de hacer las cosas. Hemos cambiado de nivel y ahora sabemos que el hecho de adentrarnos en esa parte mental y emocional es la que nos va a permitir sanar. Adentrarnos en el dolor y respirarlo, sabiendo que nos va a boicotear a su antojo. Haber permanecido en la oscuridad más absoluta nos ha abierto de par en par las puertas para poder ampliar nuestra existencia. Desde la permanencia en la oscuridad hemos sido capaces, muchas veces de manera inconsciente, de resolver todas las situaciones que teníamos pendientes en la vida. Nos hemos quedado vacíos y libres de miedos, rencores y creencias. Resurgimos porque hemos aprendido a sonreír y a decir «basta»; hemos aprendido a reconocer nuestras emociones y a decirles que esta vez no van a conseguir su propósito.

Toda la locura vivida mientras nuestra vida entera se desmoronaba nos ha dotado de una nueva capacidad, hemos recuperado nuestra parte esencial, nos hemos reconciliado con nuestro ser, porque esas largas noches oscuras nos han acercado a él y hemos desarrollado la facultad de no caer en el juego de las emociones una y otra vez.

Si hemos sentido miedo, lo hemos hecho hasta la extenuación; hemos vivido la angustia y la ansiedad, la rabia se ha apoderado de nosotros hasta consumirnos. En definitiva, hemos vivido en la oscuridad y esta nos ha mostrado su cara, nos ha hecho sentir que es nuestra, ya no podemos negarnos ni mirar hacia otro lado, reconocemos que todo lo que nos ha enseñado la oscuridad forma parte de nosotros y no podemos renunciar a ella.

Caminamos a su lado, dirigiéndonos hacia la luz que somos por este puente que ha sido construido y trazado para hacernos ver que tanto la oscuridad como la luz son dos extremos de una misma cosa. Hay que vivir consciente y dignamente en ambos lugares. Esto nos proporcionará integridad. Cuando nos enfrentamos y afrontamos todo lo que la oscuridad nos muestra de nosotros mismos, conseguimos ver mucho más allá de lo que veíamos antes, conocemos cada rincón de nuestra oscuridad y gracias a ese conocimiento podemos equilibrarnos. Equilibrar esas partes de nosotros para que nos ayuden, para que ya no nos perturben, para que sepamos que cuando gritamos lo hacemos de manera consciente y que gracias a esos gritos nos liberaremos de lo que llevamos dentro.

Esa liberación nos hace ver la vida mucho más amplia, más profunda y ligera. A partir de entonces, el amor estará presente y nos permitirá llevar a cabo nuestra transformación. Sabemos que va a doler, pero dentro de nosotros tenemos el convencimiento de que merece la pena, porque gracias a esa transformación nos acercaremos a lo que verdaderamente somos y a nuestros hijos. Conocerse duele, pero experimentar ese dolor nos va a ir alejando del sufrimiento sostenido en el tiempo. No debemos resistirnos al dolor, porque este terminará por bloquearnos y convertirnos en víctimas perpetuas.

El viaje que en su día emprendimos hacia nuestro interior buscando respuestas nos sitúa inevitablemente en el «para qué», nuestro ser nos aleja del «porqué», y es entonces cuando podemos conocer el «cómo» vamos a seguir adelante. Empezamos a comprender a través de esa indagación y nos convertimos en nuestro mejor apoyo. Traspasamos los límites de la mente para adentrarnos en otro mundo, mucho más allá de lo que nuestra razón nos muestra como lógico. Nos hemos convertido en supervivientes de una vida llena de desafíos, y por ello avanzamos con determinación, con decisión, con compromiso hacia nosotros mismos.

COMUNICACIÓN ASERTIVA

Según el *Diccionario de la lengua española,* el significado de *asertivo* es: «Dicho de una persona. Que expresa su opinión de manera firme».

Los padres en duelo, debido al duro proceso que estamos atravesando y a la inhumana experiencia que nos ha tocado vivir, vamos a desarrollar esa capacidad a la hora de comunicarnos y expresarnos con todo lo que nos rodea y con nosotros mismos, sin ningún tipo de excepción.

Nadie nos prepara para afrontar la muerte de un hijo. Debemos explorar ese territorio desconocido sin juzgarnos ni victimizarnos. Todos nuestros esfuerzos deben ir encaminados hacia la superación de esa justificación o pretexto que tan fácilmente podríamos utilizar para seguir sintiéndonos unos desgraciados por todo lo sucedido. Necesariamente, tendremos que tomar las riendas de la situación y aceptarla.

Esa aceptación lo cambiará todo: si llegamos al punto de aceptar lo que les ha sucedido a nuestros hijos, venceremos el mundo de las emociones y ya nada, por grave que sea, conseguirá dañarnos ni hacernos sufrir más.

En ese territorio encontraremos sentimientos, aprenderemos a vivir desde el sentir del corazón. Así avanzamos, siendo libres mental y emocionalmente. Avanzamos porque nos adentramos en nosotros, nos conocemos a través de esta experiencia tan devastadora, entrando a bucear en nuestra verdadera esencia, construyendo de nuevo nuestra personalidad, libre de las antiguas creencias y arcaicos valores. Luchando por encontrar pequeñas dosis de bienestar en nuestro interior porque es ahí donde este reside.

Se trata de vivir conscientemente, no de establecer una meta ni un proyecto de futuro: vivimos sin expectativas, sin esperar nada, por eso el autoconocimiento se convierte en la única fuente de felicidad, de paz y de aceptación.

Basaremos nuestra existencia en este aprendizaje, porque ya no tenemos excusas para no hacerlo, ya no nos distraen las mismas cosas que antes. Viviremos conforme a lo que sentimos, a nuestra voz interior, seguiremos fielmente los dictados de nuestro corazón, que alberga ese amor puro y eterno de nuestros hijos. Seguiremos siendo unos supervivientes el resto de nuestras vidas, pero habremos despertado. Hemos de confiar en esa voz interior, en nuestra intuición, en lo que nuestro corazón nos dicte con ese nuevo lenguaje en el que nos hemos empezado a comunicar, y ser, una vez más, valientes para seguir fielmente en este camino y ser consecuentes con él.

Sin darnos cuenta, empezamos a comunicarnos de manera asertiva, con los demás y con nosotros mismos. Decimos lo que queremos decir, cuando lo queremos decir, y lo transmitimos de forma firme y respetuosa. Es una cualidad que se integrará en nosotros, debido a ese trabajo de autoconocimiento que estamos llevando a cabo, a ese resurgir, a ese renacer. Cuando te comunicas sin miedos, sin expectativas, sin esperanzas, sin ambiciones, sin envidias, se produce este milagro, comienzas a ser absolutamente asertivo.

Te sorprenderás a ti mismo descubriendo que es así, y que sucede de una manera automática e impensada, sin buscarlo. Esta manera de comunicarte empieza a formar parte de tu vida, de tu día a día, de todas las interacciones y relaciones que mantengas, tanto externas como internas.

Con la muerte de nuestros hijos nosotros también morimos, solo nos quedamos con nuestra esencia, con nuestra parte más sagrada e íntima. Vamos conformando una nueva forma de estar en el mundo. En nuestras relaciones futuras, hemos de enfrentarnos a todo tipo de situaciones que nos pondrán en el disparadero y gracias a que nos vamos conformando con nuevas capacidades más amorosas y compasivas somos capaces de salir airosos. La parte más directa, quizá la más llamativa para los padres en duelo, será escuchar a otros padres hablar de sus hijos manifestando todo tipo de quejas: que es inquieto, que no estudia, que no come, que no tiene amigos y un largo etcétera. Quejas a las que la sociedad está acostumbrada, que llenan nuestras conversaciones, pero que nos dejan en la inacción. La gente se queja y no hace nada por cambiar las cosas. Para nosotros, los padres en duelo, son palabras huecas, físicamente podemos permanecer al lado de las personas que intentan mantener este tipo de conversaciones, pero no estamos ahí, no podemos permitirnos quejarnos y mucho menos de nuestros hijos.

Nosotros hemos sufrido una de las pérdidas más terribles a las que se puede enfrentar un ser humano. Nuestra transformación nos permite ver las cosas con ojos renovados y desde un lugar distinto. Para la sociedad lo que nos ha sucedido es una tragedia. La gente espera que nunca más volvamos a ser felices, pero lo verdaderamente cierto es que la luz que trajo nuestro hijo a nuestra vida al nacer no se va a apagar nunca, ni tan siquiera con su ausencia. Y esa luz es la que nos hará sonreír de nuevo. Desde fuera siempre se vivirá todo como un gran drama, te mirarán con ojos de lástima, pensarán que te ha ocurrido lo peor. Lo que estas personas desconocen es que tu percepción también las alcanza, reconocemos sus miradas, sabemos lo que la gente piensa cuando se acerca, y los juicios a los que nos someten lo único que consiguen es aislarnos. Yo soy una madre que ama a su hijo y lo seguiré haciendo cada día mientras viva. Soy una mujer que ha visto nacer y morir a su hijo. Soy una madre que afronta la vida y la muerte cada día de su existencia.

Después de todo el proceso del duelo y haciendo uso de la asertividad que he sido capaz de desarrollar durante este tiempo, me atrevo a exponer este tipo de afirmaciones ante la mayoría de las personas que me rodean. Todo el tiempo compartido con mi hijo no queda en el olvido, no son recuerdos, son vivencias latentes, son mi gran tesoro. Cuando se muere un hijo no existe el consuelo, ningún alivio hará que te puedas sentir mejor. Nadie puede entender lo que sientes, salvo quien haya pasado por lo mismo. Los padres en duelo sabemos que no hay palabras, que no se puede entender la muerte de nuestros hijos con la cabeza, sabemos que hay que ponerle mucho corazón a cada respiración para poder continuar.

El amor siempre vence al dolor. Nuestro hijo vino a este mundo a enseñarnos precisamente esto, vino a anunciarnos que se puede seguir amando a pesar de todo, a pesar de la distancia, a pesar de la erróneamente denominada muerte.

Los padres en duelo comenzamos a movernos y a comunicarnos en la vida con una serie de certezas que vamos cosechando durante nuestro duelo y con este convencimiento comenzamos a mostrarnos al mundo.

Aprendemos a aceptar que la sociedad está muy perdida en este tipo de situaciones. La muerte siempre nos va a alcanzar, pero vivimos como si esta verdad no fuera tal. La muerte siempre gana. Los padres en duelo mantenemos este mantra imperturbable en cada uno de nuestros días. La «ley de la vida» no es como nos la han contado. Un hijo puede morir, porque es mortal, como lo somos todos. La muerte es parte de la vida, no es un castigo, es lo único seguro que tenemos desde que nacemos. Esta sociedad que vive de espaldas a la muerte no sabe gestionar las pérdidas, y mucho menos la pérdida de un hijo.

Las personas esperan que los padres en duelo vivamos aferrados al dolor el resto de nuestra vida como si esta fuera la única vía para manifestar el amor hacia ellos. Esta es otra de las grandes certezas que vamos descubriendo. Quedarnos anclados en el dolor no se corresponde con lo que hemos amado a nuestros hijos cuando estaban físicamente a nuestro lado. Quedarnos en el sufrimiento únicamente reflejaría que hemos amado «mal». Llega un momento en el que comienzan a aflorar todos los momentos de felicidad compartidos y empezamos a experimentar un profundo agradecimiento porque nuestro hijo haya compartido su vida con nosotros. Poco a poco, los momentos de desconsuelo van desapareciendo y con ellos el sentimiento de desgracia por haberlos perdido. Su ausencia física siempre va a doler, pero gracias a que hemos podido seguir adelante, gracias a que nos situamos en el amor que somos y compartimos, realizamos una gran transformación en la que el contacto con nuestros hijos sigue vivo por y para siempre. También nos vemos facultados para expresar nuestro amor con mayor compasión y dulzura, porque abarca dimensiones que hasta ahora nos resultaban desconocidas.

Es así como nos volvemos asertivos, nos mantenemos firmes a la hora de expresarnos, de manifestar lo que creemos o queremos. Muchas veces, el silencio será la mejor vía que encontremos para hacerlo. En todo caso, nos mantenemos ajenos a la hipocresía, a lo que es considerado correcto o incorrecto socialmente, a lo que el resto de las personas esperan de nosotros. Esta nueva manera de estar en el mundo nos capacita simplemente para ser, y nuestro ser no permite que olvidemos todos los descubrimientos que hemos realizado, todos los pasos que hemos dado, todo el dolor que hemos transformado en amor.

Comenzaremos entonces a percibir en nosotros la necesidad de buscar hacia dónde dirigirnos, de superar la parálisis. En este momento nos ocuparemos de nuestra propia existencia, nos miraremos de frente para conocer quiénes somos.

EL PODER DEL AMOR UNIVERSAL

El amor está en ti, eres tú; no es algo, no es alguien, no es tener ni poseer, es ser. El amor habita en ti, lo estás respirando ahora, está latiendo en ti.

Después de haber convivido íntimamente con el sufrimiento por la muerte de un hijo aprendes de él e inicias un camino de autoconocimiento. Te introduces en tu propia historia, te adentras en tu propia esencia, donde se encuentra lo que realmente eres. Sabes que en tus vivencias personales se encuentra dibujada la experiencia más traumática que se pueda experimentar en esta vida, y que esta experiencia dará paso a otro estadio dentro de ti, dentro de tu historia.

Y es que en tu anterior vida habrás conocido momentos de felicidad efímera, con momentos de amor, pero de un amor caduco, no permanente. Sin embargo, el amor por nuestros hijos es infinito. Y, aunque nuestro hijo haya fallecido, el amor sigue perenne y tiene la fuerza de permitirnos mantener el equilibrio. Tenemos que cerrar un ciclo y comenzar una nueva etapa con el convencimiento de que seguimos conectados con él, de que aunque el vínculo se ha modificado, sigue existiendo.

Transformar la relación con nuestro hijo fallecido requiere de grandes dosis de valentía y madurez. Este acto es muy duro y vendrá cargado de una tristeza absoluta, pero forma parte de nuestro proceso. Tendremos que generar un nuevo espacio en nuestro corazón donde acojamos con todo nuestro amor al hijo que ha partido, lo integraremos en nuestra nueva manera de estar en el mundo, estará presente en todas las nuevas dimensiones y espacios que generemos y seremos capaces de estar en permanente contacto desde el amor y ya no tanto desde el dolor. Los lazos que nos unen a nuestro hijo pueden ser muy sutiles, pero son tremendamente potentes y están rodeados de la fuerza más poderosa que puede existir, que es el amor.

El amor nos ayudará a seguir manteniendo los pies en la tierra, pero con el corazón abierto de par en par y la capacidad de amar bien fortalecida. Este amor nos permitirá alejarnos cada vez más de los miedos, nos centrará en el presente, en el aquí y en el ahora. Nos volveremos más sinceros con nosotros mismos y comenzaremos a cuidar de nuestro corazón, que quedó destruido y helado. Seremos capaces de desterrar la desesperanza de nuestra vida. Aceptamos que hay cosas que no pueden ser y que nuestro hijo no va a volver físicamente con nosotros, hagamos lo que hagamos, y así aprenderemos a vivir. Con aceptación. Con nuestro punto de vista siempre en nuestro corazón, porque hemos aprendido que es ahí donde habita la verdad.

Las lecciones que te esperan tras el fallecimiento de un hijo están llenas de grandiosos aprendizajes. Aprendes a vivir el instante preciso en el que te encuentras, porque sabes que nada en la vida está garantizado. Aprendes a vivir en soledad y a sentirte tremendamente incomprendido, porque nadie puede entender tu dolor. Inicias una reconstrucción con el firme propósito de aprender a vivir de nuevo porque esa será la señal de que sigues manteniendo vivo a tu hijo y, a partir de entonces, ese intento de seguir adelante merecerá la pena.

La muerte de un hijo no se supera, nadie puede vencer ese vacío que lo abarca todo. La muerte de un hijo se termina asumiendo tras haber llorado y sufrido mucho. La tristeza y el dolor por la pérdida estarán siempre presentes, pero cuando el sufrimiento cede en intensidad, empiezas a caminar de nuevo sabiendo que tu hijo permanece dentro de ti, que el amor continúa, y que es capaz de trascender y de alentarnos para seguir adelante.

Ese amor contiene el poder de hacernos sentir sus verdaderas cualidades; es incondicional y puro. El amor de tu hijo es el arma más poderosa para plantarle cara a la muerte y salir victorioso. Por eso, has de levantarte las veces que haga falta y decirle «sí» a la vida. Nada que tenga que ver con tu hijo puede destruirte; su amor va a reconstruir tus pedazos para que sigas honrando su vida y asumiendo esa condición de que tu hijo no va a volver a estar físicamente contigo.

Acepto que mi hijo ha fallecido, su cuerpo ha muerto, pero no él; nadie muere. Él ha dejado este lugar. Acepto que no podré abrazarlo, pero seguimos estando juntos a niveles más profundos e intensos. Asumo que él es mucho más que su cuerpo y le agradezco la vida compartida y las lecciones de amor que ha dejado impresas en mí, y le prometo que volveremos a vernos y que seguiré amándolo siempre. Nuestro amor supera cualquier tiempo o espacio.

Al recorrer el puente hasta el final llega la luz. Al acabar de caminar por el sendero que une oscuridad y luz hay certezas que brotan con fuerza: mi hijo y yo estamos unidos; no hay separación, seguimos conectados. La muerte no existe.

Permite entrar la luz en ti, hará que el sufrimiento emprenda su huida como un fugitivo. Cuando cruces esa puerta podrás encontrar lo que estabas buscando. Al adentrarte en la luz sentirás que el amor te irradia y penetra en ti sin filtros, sin condiciones, sin enigmas, sin espejos. Conquistarás la paz y serás capaz de coexistir en la noche y el día, en la oscuridad y en la luz, y te reconocerás en ambas, aprenderás de las dos para construir tu ser íntegro y eterno.

13

LA LUZ

Soy consciente de que este es el bloque del libro que más expectación puede despertar entre los lectores. Sin embargo, es todo mucho más simple de lo que *a priori* podamos pensar o imaginar. Esta última parte es la más bella y la que más veces he pensado cómo estructurar para transmitir lo que quiero. Finalmente, y después de unas cuantas vueltas, he decidido hacerlo quitándome todos los disfraces con los que nos ataviamos para vivir nuestro día a día, nuestras relaciones y la gran mayoría de las situaciones que experimentamos con nosotros mismos.

He realizado un duro trabajo para reconocer que por encima de mi piel existe otra, mucho más luminosa, que es la que verdaderamente sostiene a mi personaje. Aquel que emprendió un viaje inesperado y que comenzó una nueva historia tan real como lo que estás leyendo ahora. Quiero daros la bienvenida a mi aventura de luz.

Vivimos pensándonos eternos e inmortales, y lo cierto es que el misterio de la vida nos acompaña siempre y deja de ser un enigma cuando la muerte nos arrebata lo que más queremos. La muerte de un hijo arrasa con todo. Se lleva por delante una parte de ti, la más importante, la pieza más preciada que te enseñó a amar como nunca lo habías hecho, y llega un momento en el que empiezas a atesorar algunas certezas que te ayudan a seguir caminando.

Paralelamente al proceso del duelo, existe otro camino, otro lugar en el que empiezas a desenvolverte, un nuevo horizonte por descubrir, un universo donde todo es posible. Es precisamente mi viaje a este nuevo mundo el que quiero reflejar en las siguientes páginas.

Llega un momento en el que empiezas a comprender que tu propia mente te encadena a la oscuridad, que no te dejará alcanzar la luz y que boicoteará cualquier intento de recuperación. La oscuridad de esos pensamientos, que brotan sin cesar de una mente atormentada y sufriente, te lleva a creer que eres una víctima de lo sucedido. Te podrá hacer creer que eres culpable por seguir vivo cuando tu hijo ha muerto. La mente juega contigo llevándote a un pasado que no puedes cambiar y a un futuro sin tu hijo. En ambos casos, el dolor está asegurado. Esta mente alimenta a tu ego y te posiciona en un lugar en el que jamás encontrarás la paz, un estado previo que has de atravesar para sentir el amor que llevas dentro, experimentar su poder sanador y expandirlo a tu alrededor.

Cuando consigues vencer esa oscuridad, después de haberla vivido con toda su intensidad, de haberte posicionado a su lado y de haber evaporado cualquier tipo de miedo, comenzarás a descubrir que existe algo más allá de lo vivido hasta ahora, más allá del mundo físico que te rodea.

Atraviesas ese potente puente y llegas a la luz, porque decides seguir viviendo el amor de tu hijo, apoyarte en él e impulsarte con cada latido de tu corazón.

El lenguaje del corazón, su manera de relacionarse contigo mismo y con el exterior no solo se convertirá en tu salvavidas en ese mundo físico al que sigues anclado, sino que también te facilitará la llegada a la luz. Una luz pura, brillante y cegadora que terminará por culminar tu transformación. Esa metamorfosis que iniciaste al aceptar la muerte de tu hijo, ese mismo corazón alimentado del amor existente entre tu hijo y tú, te hacen cada vez más consciente de que la verdadera vida no espera a quien se detiene en sus propias oscuridades, al que se queda suspendido en ese lugar y no aprende de sus sombras. Hay que sumergirse en nuestra oscuridad como requisito indispensable para encontrar la luz, para alcanzarla. Diluirse en todos nuestros miedos y angustias para disolverlos y alcanzar la verdadera paz que mereces.

Luz y oscuridad son lo mismo, las dos caras de una misma moneda. En la búsqueda de la luz hay que reconocer la oscuridad y lo que en ella habita. Y los padres en duelo nos sumergimos inevitablemente en ella. No tenemos otra opción. La muerte de nuestro hijo nos ha situado en la casilla de salida y el camino oscuro que debemos recorrer está preparado para ser explorado. Así nos adentramos en él, en la oscuridad más abominable, y comenzamos a experimentar el sufrimiento más absoluto que un ser humano pueda soportar. Seguimos respirando nuestro duelo y cuando llegan las primeras ráfagas de luz y dejamos que nos iluminen, comenzamos a tener más consciencia del camino recorrido, del valor de cada paso que hemos sido capaces de andar y que nos ha permitido avanzar. Y un día rompemos el velo que nos mantiene ocultos en nuestro sufrimiento porque el dolor no nos ha vencido y porque ya atesoramos demasiadas certezas sobre lo que es la muerte. Es entonces cuando decidimos atravesar el puente y alcanzar la luz.

Mi camino me ha llevado a reconocer el sentido de mi historia, el sentido de mi existencia de la mano del mejor maestro, mi hijo. Sé que cada historia es única, que existen diferentes formas de transitarla y vivirla. El hecho es el mismo, la muerte de tu hijo, pero hay diferentes formas de vivirlo e integrarlo. Un abanico inmenso de posibilidades en uno de cuyos extremos se sitúa una experiencia desgarradora en la que el dolor acaba irremediablemente contigo y hace que tus días se conviertan en una horrible condena perpetua de la que no puedes escapar, y en el otro extremo puedes encontrar una manera más amorosa y esperanzadora, que puede conducirte a la liberación a través del amor que aún conservas dentro de ti.

Las siguientes páginas muestran mi sentir desde mi corazón. El lenguaje utilizado es el del amor. Hablaré de mi historia sin querer convencer a nadie y desde el más sincero y absoluto respeto, que espero que sea mutuo. Sé que si este libro está en tus manos y has llegado hasta aquí con su lectura, hay razones de sobra para que continúes adelante, pero hazlo con amor, desde el amor y por amor. Intentaré mostrarte la vida en estado puro, donde no existe el olvido, donde la muerte es únicamente una ilusión.

Recorreremos de la mano de Darío este nuevo mundo. Déjate sorprender por su magia y atrévete a caminar con nosotros, permítete sentir su dulzura, su alegría y su sabiduría.

Mi deseo es que este descubrimiento resuene en tu interior con tanta fuerza como lo hizo en mí y pueda ayudarte en tu proceso. El deseo de Darío es que sonrías a tu hijo y que sigas manifestando tu amor por él, porque estos actos llegan donde tienen que llegar, no se pierden en la nada, sino que, por el contrario, tienen un valor inmenso y son la semilla para ir estableciendo una nueva relación con tu hijo.

LOS PRIMEROS DESTELLOS

Llegará un momento en el que debes permitirte sorprenderte de nuevo por lo que acontece, asombrarte por cada destello de luz que se va acercando a ti. Déjate sorprender por aquellas sensaciones que se producen de manera momentánea en las que eres capaz de percibir a tu hijo, cuando crees haber perdido la cabeza por detectar un olor o un sonido que te hace presente su existencia. Contempla con admiración el hecho de tener sueños tan reales que te proporcionan la completa seguridad de que tu hijo permanece a tu lado y seguís amándoos libremente. Confía en todos aquellos momentos en los que algo evoca la presencia de tu hijo. Todas estas situaciones sin excepción nos reconfortan. Aunque haya multitud de factores internos y externos que quieran boicotear esta realidad que empiezas a experimentar, a vivir, ganando en seguridad y en certezas que difícilmente pueden ser difuminadas por los miedos que habitan en la oscuridad.

Tras la muerte de Darío comencé a descubrir este tipo de sensaciones que me conducían inevitablemente a la convicción de que mi hijo sigue viviendo. Ese convencimiento es el bastón que me da fuerza, tengo confianza en mi hijo y en su existencia eterna.

Darío es muy especial, lo ha sido desde que nació y lo sigue siendo ahora. Fue capaz de despertar mucho amor a su alrededor. Por mi parte, en este momento, tengo que hacer coexistir esta realidad junto a la de su ausencia física. Se lo debo a él por todo lo que me dio, por todo lo que me sigue dando. Mi hijo vivió cuatro años, tres meses y veintidós días, y ese tiempo le bastó para enseñarme lo que es el amor. Me gustaría poder abrazarlo de nuevo; es más, daría mi vida por volver a escuchar su voz y contemplar su sonrisa. Sin embargo, desde su partida no he perdido el vínculo que me une a él, esa conexión se produce a otro nivel, mucho más sutil e intenso. Puedo sentirlo y notarlo, y este poder se vuelve más potente en los momentos de alegría y paz. Sucede así para recordarme que es así como él quiere que llene mis días. Él es mi guía, mi luz y mi aliado en esa otra parte invisible, pero real.

No puedo responder a la pregunta de por qué ha muerto, porque no existe una respuesta racional que pueda expresarse con nuestro lenguaje y que sea comprensible para nuestra sociedad, que pueda acallar los gritos de sufrimiento que su muerte me provocó. Lo único que sé es que mi hijo va a estar siempre conmigo; aprendí a llevarlo siempre en mi corazón, está en mí, lo siento presente, acompañándome, nos comunicamos a través de la luz que somos, del amor que sentimos, de nuestros corazones, porque el suyo sigue latiendo junto al mío.

De momento debo seguir respirando. En los peores momentos, pongo mi mente a mi disposición para que me repita que en algún momento voy a volver a verlo, ese es mi consuelo cuando las adversidades vuelven a empañar la luz. Me he ocupado de entrenar mi mente para anularla la mayor parte del tiempo y que deje de atormentarme, pero cuando necesito su consuelo ese adiestramiento ha dado sus frutos y ella me consuela diciéndome que algún día moriré y volveremos a estar juntos, que ese reencuentro será posible y, sin duda, maravilloso.

En esta etapa de mi vida he tenido que volver a aprender a amar de manera distinta a la convencional. No puedo abrazar a mi hijo, ni escuchar su risa o su voz, no puedo contemplar su belleza, pero los dos seguimos unidos por el amor que nos tenemos. En este tiempo, he podido comprobar y experimentar en primera persona que el amor no solo se otorga y se recibe de manera física. Se puede aprender a canalizar el amor de otras formas, de infinitas maneras. Percibir que todo ese amor que sientes por él va a explotar y va a tener la suficiente fuerza como para llegar hasta donde él esté, hasta donde se encuentre, porque el amor que siento por mi hijo es suyo y de nadie más. Ese amor es nuestro, es la base y el alimento de nuestra relación. No puedo ni quiero transformarlo en otra cosa ni guardarlo para mí ni dárselo a otras personas. El vínculo que tengo con mi hijo es eterno y puro. Permanece estable y a salvo de todo.

Darío me ha enseñado el verdadero significado de la vida y aún lo sigue haciendo. Soy su madre, y como tal mi mayor deseo es su bienestar. No tengo un contacto físico con él, pero tengo la certeza de que la vida no se acaba después de la muerte física, y de que su felicidad y su amor siguen marcando mi existencia. Sin embargo, en muchos momentos los papeles se invierten y siento que es él quien cuida de mí y me protege, me llena de paz y de luz en los momentos más oscuros. Mi hijo se ha convertido en el mejor maestro que puedo tener en el espinoso arte de vivir. Me muestra que el verdadero amor se encuentra en las pequeñas cosas; me lo enseñó en vida y aún lo sigue haciendo ahora. Gracias a él sé que el amor está presente incluso en la quietud y en el silencio. Él me ayuda a conseguir esa calma y a seguir recorriendo mi camino.

Es Darío quien me asiste no solo en los peores momentos; también llena mi mundo de buenos momentos con su alegría desbordante. Él quiere que permanezca en la vida, desea que comience a amarme y a tener consciencia de lo que soy.

En la vida física que compartimos, mi hijo me enseñó lo que eran el amor y la alegría en su máxima expansión, pero no me preparó para vivir sin él. Cuando Darío murió no sabía ni cómo limpiarme las lágrimas, no sabía cómo sanar la tristeza que habitó en mi corazón y que me iba apagando poco a poco. No me dijo cómo seguir sin él, cómo continuar sin el amor de mi vida. Él me enseñó a amar y a amarlo cada segundo que compartimos juntos, pero nunca me dijo cómo afrontar el absoluto vacío que sentí desde el día que partió de este mundo. Lo extraño mucho, cada día más. Rozo la locura cada vez que pienso que nunca más podré verlo, ni besarlo ni abrazarlo. Nunca imaginé que tendría que aprender a vivir con el corazón en dos mundos a la vez.

Ahora, gracias a Darío, sé lo que es amar sin límites de espacio o de tiempo, amar sin fronteras. Mi hijo me enseñó a descubrir mi fortaleza, con él a mi lado yo era fuerte y feliz, y ahora he de sacar esa firmeza para que él siga sintiéndose orgulloso de su madre. Y para eso solo existe un camino. Aunque ya no esté físicamente a mi lado, me he dedicado a descubrir y a cultivar la certeza que me acerca, cada día más, a la seguridad de que su alma, su ser y su esencia están siempre presentes.

El amor de mi hijo es mi fuerza y sus enseñanzas son mi guía para esta nueva manera de estar en la vida. Sabemos que siempre estaremos juntos porque nuestro amor es más grande que cualquier distancia. Nuestro amor ha trascendido, hemos encontrado el camino para que siga fluyendo y dándose con la misma intensidad. Mi hijo permanece a mi lado, está en mí, está en mi corazón. El dolor también sigue presente, pero el amor es aún más fuerte. En la vida que compartimos juntos no hubo un solo día que no le dijese lo mucho que lo quería, no hubo ni un solo día sin abrazos, besos, caricias y risas. Cada momento compartido estuvo impregnado de amor, lo amé cada día y sé que él así lo sentía. Hoy sigo amándolo con la misma fuerza y también sé que él lo sabe. Él no está presente físicamente, pero tampoco está ausente. Su esencia, su energía y su amor siguen vivos. Vive en cada latido de mi corazón, él está en esos movimientos que provocan que mi corazón siga latiendo y hacen posible que permanezca aquí.

Es Darío quien me enseña a afrontar la nueva realidad. Mirar de frente al sufrimiento y entender que es algo muy profundo y personal, y que solo yo, únicamente yo, puedo acercarme a él e ir venciéndolo poco a poco. Sentir que ese dolor forma parte de mí, de mi realidad, de mi existencia, de mi aprendizaje, que es algo intrínseco, que va a perdurar para siempre, posibilitando a la vez mi proceso de reconstrucción interior.

Es Darío quien me ha desvelado que todas las respuestas que necesito están en mi interior, que es dentro de mí donde voy a encontrar el auténtico refugio donde permanecer a salvo de todo, el lugar donde encontrar la calma y el alivio que me conducen directamente a la aceptación. Aceptar me sitúa en el convencimiento de que con la muerte no se pierde a la persona que se va. Empiezas a reconocer que lo que verdaderamente puede ocasionar la muerte es el olvido, la victimización, el vacío de no recordar, la negación constante, el miedo a explorar tu interior y a encontrarte solo ante ti mismo.

El sufrimiento termina por desaparecer. Llega un momento en que nuestra aflicción ya no nos paraliza por completo, no nos quita el aire continuamente, no nos arrebata el alma.

El dolor se va suavizando y amoldándose a nosotros y, lo creas o no, se sobrevive. El alivio se encuentra en reconocer que el amor que existía por, para, de y hacia nuestro hijo sigue existiendo, y que además es recíproco.

La herida provocada por su partida permanecerá siempre, pero irá cauterizándose con el tiempo. Podemos sobrevivir y seguir avanzando. Debemos cuidarnos e ir reconstruyéndonos como quien recompone una delicada pieza de porcelana fragmentada. Iremos uniendo nuestros pedazos con buenos recuerdos, con el amor de nuestro hijo, esa materia de la que están hechos los grandes amores que nunca se olvidan, experimentando el cariño más sincero e imborrable. Nuestra historia juntos continúa.

Sigo sintiendo a mi hijo, su risa y sus caricias han encontrado un lugar para seguir manifestándose dentro de mi corazón. Sería relativamente sencillo, si estás atravesando por un proceso del duelo por la muerte de un hijo, que ahora tu cabeza se llene de juicios y de pensamientos, haciéndote creer que lo que lees en estas páginas es fruto de la desesperación de una madre que ha caído en la enajenación para no enfrentarse al sufrimiento extremo. Yerras: no permitas que tu mente te atormente y te confunda. No me juzgues. Soy una madre que ha sufrido la muerte de su hijo, que se ha alimentado del sufrimiento cada día desde su partida, pero que ha seguido dando pequeños pasos por el camino más tortuoso que pudiera existir. He seguido respirando, enfrentándome a mi dolor, y poco a poco avanzo en un proceso de autoconocimiento profundo que me permite continuar más liviana y convencida de todo aquello que estoy expresando en estas páginas, en particular en este apartado del libro. La única verdad es nuestra verdad, la que sigo viviendo al lado de mi hijo. Su verdad y la mía.

Junto con mi hijo, vivo un amor eterno y puro que no sabe de tiempos. No he dejado ni un solo momento de pensar en él, de recordarlo, de hacerle partícipe de mi vida... Llegó un momento en el que empecé a confiar en Darío. Comencé a creer en todo aquello que llegaba a mi vida en forma de percepciones —al principio muy sutiles—, de coincidencias o sincronicidades que llenaban de luz mis momentos oscuros.

La certeza de que mi hijo sigue vivo es lo que me ha sacado a flote en los peores momentos, es lo que me ha proporcionado el empuje que necesitaba para continuar mi camino y empezar a conocerme, a reencontrarme conmigo misma. Y en esos momentos Darío siempre está presente para recordarme que puedo llorar porque soy yo, puedo reír porque también soy yo, puedo sentir como siento porque así soy yo. Darío me recuerda constantemente lo que yo soy.

Ese aliento también se encuentra en los momentos de calma. Abrí los ojos a un mundo nuevo y desconocido, pero tremendamente compasivo y amoroso. Me atreví a profundizar en él y ese nuevo mundo me tendió sus manos y me acogió con un amor incondicional. Fui capaz de reconocer esa fuerza, esa energía, y supe que mi hijo permanecía a mi lado, junto a mí. Aprendí y experimenté una nueva forma de mirar, supe que no solo con mantener los ojos abiertos ya se está viendo, es necesario mirar con el corazón porque con él podemos ver lo que nuestros ojos se niegan a mirar. Superar esos impedimentos del mundo terrenal que no te dejan apreciar la verdadera esencia y percibir todas sus manifestaciones.

En mis meditaciones, mi hijo me enseñó a qué huele la risa, a qué saben los besos, a recibir abrazos fuertes y lentos que hacen que tu alma se ensanche hasta el infinito y no encuentre límites. Mi hijo me ha mostrado lo que es el amor de verdad. Solo él ha sido capaz de que haya aceptado la idea y el hecho de que no vamos a estar juntos en esta vida física como lo estábamos antes, pero sí de otra manera, en otros espacios invisibles *a priori,* en otros mundos y en otras vidas. Él me ha hecho estar segura de que sí volveremos a estar juntos cuando llegue el momento en un lugar maravilloso que él está preparando con mucho mimo y sumo cuidado. Sé que podremos abrazarnos de nuevo y que no harán falta palabras.

Durante mucho tiempo deseé con todas mis fuerzas que mi hijo siguiera en mi vida, en la forma en la que fuera, hasta que llegó un momento en el que supe que él nunca se fue. Somos capaces de comunicarnos, de escucharnos y confiamos el uno en el otro. No existe la distancia, porque el amor lo inunda todo. Hoy sé que él me hará sonreír de nuevo.

Llegas a la luz y comienzas a entender. Se empiezan a abrir las puertas y las ventanas de tu fortaleza, de esa guarida sombría que te ha servido de refugio durante todo el tiempo que has permanecido en la oscuridad y que ahora se llena de huecos por donde puede entrar la luz si tú lo permites. Solo has de abrirte al mundo que está esperando a ser descubierto, que te brinda la oportunidad para que puedas sumergirte en él y sorprenderte de todas las maravillas que esconde. En este momento empiezas a desarrollar la fuerte convicción de que la vida no se acaba con la muerte del cuerpo físico. Para muchos de los lectores, no voy a desvelar nada nuevo, pues afortunadamente cada vez hay más personas que se acercan por diferentes motivos al mismo convencimiento.

Las personas que nos rodean, ya sean seres queridos o no, familiares, amigos, vecinos o simples desconocidos; jóvenes, mayores, niños, hombres o mujeres, todos podemos morir en cualquier instante. Soy consciente de que el miedo a la muerte —la propia o la de los seres queridos— existe. Aún estás a tiempo de aprender a gestionarlo, de afrontarlo y de vencerlo antes de que sea demasiado tarde. Yo tenía ese temor antes de que mi hijo partiera, pero con su muerte se esfumó. Estaba segurísima de que no había nada malo para él en el otro lado, su energía llegaba a mí para calmarme y tranquilizarme, y la sentía, desde los primeros momentos, llena de júbilo y felicidad.

Un ser querido puede morir, tú puedes morir, un hijo puede morir. Es una verdad innegable capaz de provocar temor en las personas y condenarlas a vivir en un constante estado de miedo. Solo hay un camino para vencer ese temor: vivir teniendo presente que la vida es un regalo y que ha de ser vivida, y que en ella nadie te pertenece, ni siquiera tus hijos.

El duelo por la muerte de un hijo es un trabajo íntimo e interior que te lleva a discernir cuestiones antes ajenas a tu modo de vida y a tu esquema de valores. Otro tipo de pérdidas, más aceptadas por la sociedad, como la de una madre o un padre, no producen tanto impacto en este sentido. Pero cuando es un hijo el que emprende este viaje misterioso, todo, absolutamente todo, es cuestionado por padres y madres, que seguimos ejerciendo nuestro papel protector y de amor incondicional. Gracias a nuestro trabajo personal comenzamos a confiar, a avanzar en el proceso del duelo. Aprendemos que preguntarnos por el sentido de la muerte nos abre la puerta a cuestionarnos el sentido de la vida, a situarnos en otra posición distinta, más consciente, más acorde con lo que verdaderamente somos, con el sentido de lo que hacemos, con la razón por la que estamos aquí. Reflexionar sobre la muerte nos invita a conectar más con la vida, con el momento presente. Es la clave para encontrar el oxígeno que necesitas cuando cuesta respirar. Tomar consciencia de la importancia de disfrutar el momento presente, aunque sea en la plena oscuridad o moviéndote entre sombras que nos dejan sin luz.

Este camino de discernimiento y descubrimiento de todo aquello que los ojos no ven es una gran muestra de amor. Ese amor es la brújula más poderosa a la hora de orientarnos, de guiarnos por los mundos desconocidos.

Así pues, con mucho trabajo y concediéndome el permiso para retroceder en mi proceso del duelo, aceptando lo que es posible en cada momento, me han sucedido cosas mágicas. Hoy, mi niño, mi dulce niño, es capaz de llegar a mí con una energía muy potente. Soy capaz de sentir todo su ser, lo que siempre ha sido, lo que es y lo que será.

LA VIDA

Cuando la luz comienza a llenar tus días, te das cuenta de que debes convivir con el dolor de la ausencia física de tu hijo, pero que ese dolor es insignificante si se pone en una balanza frente al amor compartido. Siempre gana el amor, y es una victoria aplastante e indiscutible.

Ese amor te hace comprender la vida y saber que la muerte nos está esperando a todos, y que podemos marcharnos en cualquier momento. Perder a un hijo te hace perder el rumbo y el sentido de la vida tal y como la habías vivido y estructurado hasta el momento de su partida. El amor te hace consciente de que un hijo no puede destruirte y que será él quien te impulse en tu camino. Cuando la luz lo impregne todo, sabrás en lo más profundo de tu corazón que habrá merecido la pena haber compartido tu vida con la de tu hijo, y que elegirías una y mil veces haberlo tenido, a pesar del dolor inmenso que te provocó su pérdida. Sabrás que todos los momentos compartidos y toda su vida han merecido la pena porque te han llenado de amor, y optarás por seguir amándolo. Permítete que triunfe el amor y no el dolor.

Vivimos el dolor más fuerte, pero también el amor más grande. Ese dolor no puede apagar su luz. Los padres en duelo tenemos que convivir con ese dolor porque superarlo es imposible. Aprender a vivir con ese dolor es la única alternativa posible, por ellos y por nosotros. Debemos permitirnos vivir la vida que nos queda. Tenemos la responsabilidad de continuar viviendo, sobre todo porque la conexión con nuestros hijos es posible y porque la muerte jamás podrá romper unos lazos de amor tan fuertes. Dejaremos fluir nuestro dolor en forma de lágrimas —si hay que llorar, se llora—, pero también dejaremos que el amor comience a brotar en forma de sonrisas —porque si hay que reír, se ríe.

Los padres en duelo debemos permitirnos el transcurso de la vida cotidiana a nuestro ritmo, sin prisas, haciendo posible lo que puede ser en cada momento de nuestro proceso. En las cosas más simples es donde iremos encontrando pequeños momentos de bienestar.

Me parece importante recalcar el hecho de que si elegimos encerrarnos perpetua y profundamente en nuestro dolor, estaremos negando la existencia de nuestro hijo, que desde el otro lado mantiene una conexión constante con nosotros, por lo que nuestra serenidad es también la suya. El dolor puede llegar a impedirnos percibir a nuestros hijos y sus señales pasarán completamente desapercibidas. Sin embargo, a medida que el dolor va bajando en intensidad y permanencia, empiezan a producirse diferentes manifestaciones que tienen como objetivo hacernos saber que nuestros hijos siguen estando. No permitas que el dolor se convierta en un obstáculo que te impide percibir un olor, una caricia o un beso.

Cuando la luz te ilumina, te va mostrando el verdadero sentido de la vida, y eso te hará más libre. Empiezas a comprenderte a ti mismo y a vivenciar que existe algo más allá de esta vida física. Morir es nacer, nacer a otra vida..., a la verdadera vida. Lo creamos o no, somos mucho más que nuestro cuerpo, somos seres espirituales viviendo una experiencia humana. Nos perdemos cuando damos el protagonismo al cuerpo físico. En el otro lado lo que hay es energía, consciencia. No se necesitan formas ni cuerpos, somos esencia. Si estamos viviendo una experiencia terrenal es precisamente para que recordemos esto, para que comprendamos que somos más que la materia y que estamos aquí para crecer a través del amor que somos.

Cuando conectamos con lo que verdaderamente somos es cuando comprendemos que la existencia en esta realidad es algo pasajero, que no es la auténtica ni la única vida. Cada vez estoy más convencida de que nuestras limitaciones nos impiden entender por qué estamos aquí y vivimos las experiencias que vivimos, y nos revelamos contra ello, yo la primera.

Cuando esas experiencias te posicionan en el sufrimiento extremo es cuando despiertas del olvido de lo que realmente eres y empiezas a discernir, a trascender, a encontrar pequeñas respuestas que, poco a poco, conformarán tu nuevo sentir, una nueva percepción sobre tu propia existencia. Empiezas a acumular ideas, vivencias y sentimientos que van más allá de lo cognoscible. Tus sentidos ordinarios dejan paso a otros, mucho más sutiles y etéreos, que vienen a demostrarte que lo que estás pensando, viviendo y sintiendo es real. La vida no es un juego de azar. Todo está perfectamente diseñado y basado en el amor. Es necesario despertar, correr el velo y mirar más allá. Observarnos desde el corazón y manifestar todo el amor que llevamos dentro. Debemos basar nuestra existencia en el amor, porque al final lo único que nos quedará será eso, el amor compartido, el amor recibido y entregado. Todo lo demás no tendrá ningún valor. Solo el amor que hayas sido capaz de experimentar, regalar y albergar dentro de ti. Eso es lo que te hace crecer, no hay nada más.

La vida es eterna, existimos antes de nacer y lo haremos después de morir. La vida nos permite ir más allá del sufrimiento físico y humano. Va mucho más allá de lo que creemos ser. Ilimitada en tiempo y espacio, la vida sucede, fluye. La vida continúa siempre viva.

LA EXPANSIÓN DE LA LUZ

Existe una amplia bibliografía y numerosas conferencias y vídeos disponibles que nos adentran en las profundidades de lo que es la vida y la muerte. Han sido muchos los autores que han dejado plasmado su saber y sus experiencias para ayudar a otros. Han sido muchas las personas que han hablado y aún lo siguen haciendo sobre la vida más allá de la muerte. Siento una enorme gratitud hacia todos ellos, pues sus sapiencias y conocimientos llegaron a mí para ayudarme a seguir transitando mi camino de luz. Te invito a que busques e indagues este tipo de material, pues, sin duda, te ayudarán a integrar tu vivencia.

Y la luz se iba propagando suave y dulcemente. Todo sucedía mágicamente. Mi hijo consiguió llegar a mí y su luz me sostuvo y me arropó durante mi duelo.

En los primeros momentos, varias amigas muy cercanas, a través de sus sueños o de sus meditaciones, iban haciendo posible este acercamiento. Darío aparecía con su sonrisa para iluminar mi oscuridad. Ellas me contaban que habían soñado con Darío o que había aparecido en sus sesiones de meditación, y me trasladaban lo vivido y lo sentido por ellas. Y todo coincidía, había una conexión entre lo que me relataban y lo que yo misma percibía. Lo que ellas percibían y me contaban zanjaba por completo la posible vía de escape que la locura me podía proporcionar.

Al principio no entendía por qué eran ellas las que servían «de canal». Sí es cierto que todas tenían un denominador común: el amor que sentían y siguen sintiendo por Darío. Con el tiempo descubrí que todo encajaba a la perfección. Darío eligió bien, no se equivocó. Ellas tienen un gran corazón, supieron sostener mi dolor, lloraron a mi lado y aprendieron a abrazarme con su alma. Ellas nunca dejaron de hablarme de mi hijo en presente, Darío es, Darío está.

Mi amada Laila, tu arrojo y tu valentía te posicionaron en el lugar más difícil de todos. Darío te impulsó hacia mí en los momentos más duros y no permitió que te alejaras. Estuviste a mi lado desde el principio, levantándome cada vez que el sufrimiento me tumbaba, cuidándome con una bondad innata que he tenido la suerte de poder descubrir en ti. Y aquí sigues, permaneces a mi lado. Fuiste mi sostén, siempre estuviste cerca, no recuerdo un solo momento lejos de ti. Me cuidaste con una delicadeza y un saber hacer dignos de una extraordinaria persona. Lo hiciste tan bien, amiga, estando presente, escuchando sin juzgar, abrazando mi corazón, llorando conmigo y siendo consciente de todo mi proceso... No te has perdido ni un segundo, fuiste partícipe de mis llantos desgarradores, de mis relatos inconexos y de mis primeras sonrisas. Eres el vivo ejemplo de cómo hay que acompañar, de cómo se puede y se debe ayudar. Con tu amor, fuiste capaz de transmitirme la vida en pequeñas dosis a las que me podía ir agarrando, y nunca me soltaste. Esa era mi seguridad. Caminaste a mi lado, día tras día, sabiendo que no era fácil. Había mucho sufrimiento, mucho dolor, pocas ganas de seguir viviendo, pero tú sacrificaste tu tiempo y tu alegría para estar conmigo incondicionalmente. Te adentraste en mi vacío y compartiste mi locura. Las dos sabemos que Darío te situó a mi lado, él sabe que tu generosidad y tu bondad harían posible lo imposible. Guardo en mi corazón todos esos momentos, especialmente aquellos en los que me acercabas a Darío, cuando conseguías encadenar las palabras perfectas para mostrarme que su luz seguía a mi lado y que esa luz era tan bonita como su sonrisa. Amada Laila, es tan profundo lo que siento por ti, viene desde tan adentro... Esa profundidad de los sentimientos compartidos ha convertido nuestra unión en algo inquebrantable y sencillamente perfecto. Te amo y lo hago profundamente. En cada latido de mi corazón estás y estarás siempre.

Mi preciosa Cris, aún recuerdo tus ojos temblorosos cuando me abrazaste por primera vez después de lo sucedido. Tus ojos tiritaban, pero conseguías tener la mirada firme para darme la fuerza necesaria en esos primeros instantes. Estuviste siempre cerca en cuerpo y alma, y la magia de Darío nos conectó de una manera milagrosa. Me apoyé en ti, te requería insistentemente para que me ayudaras a transitar por ese mundo invisible, y no fallaste. Gracias a tu dedicación obtuve las respuestas que necesitaba y los senderos que debía recorrer se fueron mostrando. Tú me acompañaste en muchos de ellos, juntas comenzamos a descubrir, a reconocer, a expandirnos más allá de lo conocido. Estudiamos juntas y practicamos con tesón. Cogiste mi mano y me guiaste hacia la luz. Darío te eligió para que fueras tú quien me dijera las palabras precisas en cada momento, aunque al principio no entendiera plenamente su correcto y completo significado. Fuiste tú quien consiguió frenar mi torbellino emocional para que pudiera escuchar a mi hijo. Tus palabras calaron en mí, insistías desesperadamente y me repetías: «Darío eres tú y tú eres Darío, sois lo mismo». Qué pureza y qué profundidad. Una sabiduría sublime que mi hijo te trasladó para hacérmela llegar con prontitud y ternura desmedidas, sabiendo que era la medicina que mi alma necesitaba. ¡Cuánto amor compartido! Volqué en ti todas las inquietudes espirituales que iban apareciendo y te sumergiste conmigo en estas experiencias. Te siento plenamente, desde lo que verdaderamente somos, de corazón a corazón. No puedo evitar sonreír al reconocer el profundo agradecimiento que siento porque estés aquí y ahora conmigo, a mi lado, y poder ver el amor que eres, el amor que somos. Y observo cómo crecen la ilusión y la alegría en mi ser gracias al convencimiento de que siempre estaremos juntas en nuestro eterno viaje. A ti, preciosa Cris, gracias, gracias, gracias.

Mi apreciada Noelia, eres luz a pesar del halo de misterio que te envuelve; a pesar de tus propias resistencias, brillas intensamente. Tus abrazos, tu mirada y tus palabras calaban en mí porque procedían de tu luz. Amiga, fuiste la única persona que sin titubear me dijo: «Sé que vas a continuar adelante, sé que podrás. No sé por qué lo sé, pero lo sé». Y así plantaste una semilla en mí que se adhirió a mi esencia con fuerza. Te preocupaste de proporcionarle los cuidados necesarios para que germinara, y ese coraje necesario para la supervivencia fue creciendo en mí. Me ayudaste a recorrer mi camino. Contigo todo fue fácil: la comunicación, la conexión; cada pequeño descubrimiento a tu lado me alimentaba, porque todo lo que compartimos se convertía en aire puro que se adentraba en mí y me obligaba a seguir respirando. Juntas seguíamos viviendo a Darío, tú me hablabas de él en presente, y eso tiene un valor incalculable. Darío seguía a nuestro lado, y tú fuiste capaz de sentirlo y de seguir viviéndolo en tus sueños. Me trasladabas esas vivencias de corazón a corazón, de manera sosegada y con un cariño colosal. Fuiste el punto de unión hacia ese otro mundo. Trazaste el camino y lo recorriste conmigo para que ya no hubiera ninguna duda. Caminaste a mi lado para que descubriera la verdad, proporcionándome el encuentro con Verónica, tras el cual, ya no sentí la llamada de la muerte; después de esa brutal experiencia, comencé a aprender a vivir de nuevo. Ella me proporcionó el conocimiento que necesitaba para seguir el destello de Darío y las certezas que consiguieron mantenerme viva en este mundo. Noelia, eres una de las piezas más preciadas de mi vida, aquella que atesoro y cuido con ternura cada día. Observo tu belleza y siento una admiración profunda. Tu fuerza, tu valor y tu determinación consiguieron ponerme en pie y dirigirme a mi verdad. Y tu amor sigue proporcionándome razones para continuar respirando. Gracias por dejarme ver tu luz e iluminar mi camino. Te amo intensa y profundamente.

Mi adorada Ana, siempre has estado a mi lado. En el instante en el que nuestros caminos se cruzaron se produjo nuestra unión. Te siento como una hermana. Entre tú y yo no hay distancias, a pesar de que nos separen miles de kilómetros, formamos una bonita aleación de una fuerza incalculable. Sé de tus desvelos y de tu impotencia por no haber podido hacer más, pero lo hiciste y lo sigues haciendo. Tu paciencia y tu resiliencia han sido y son modélicas. Siempre dispuesta y atenta. Siempre tú, caminando a mi lado, arropándome. Observando en cada momento cómo me iba encontrando y haciendo uso de una sabia prudencia, situándote en un lugar donde poder seguir de cerca cada paso de mi camino, preguntando aquello que desconocías porque no podías soportar causar más dolor por no saber actuar. Buscando siempre la manera de tocar el corazón, porque tú sabías que seguía latiendo, e hiciste todos tus esfuerzos para que yo volviera a conectar con él, con mi latido, respetando mis tiempos y ofreciéndote de manera absoluta, sin ningún tipo de límite. Te siento cerca, te siento en mí, a mi lado, imbricadas por y para siempre. Simplemente, te amo con toda el alma.

A todas vosotras, gracias por haber estado dispuestas a permanecer a mi lado. Gracias por vuestra bondad para acoger con tanto amor todo lo que fue aconteciendo y todo ese dolor arrollador. Gracias por vuestra humildad a la hora de acompañarme en este viaje. Sé que no hay nada que pueda hacer para agradecer todo lo que hicisteis y seguís haciendo por mi hijo, por mi familia y por mí. Mantengo firmemente la esperanza de que ese amor pueda irradiarse a todos aquellos que lean este libro para que sepan que sí se puede, se puede ayudar desde el amor, se puede sostener con abrazos, se puede aliviar con besos y se puede permanecer al lado del sufriente. Estoy convencida de que esto fue posible porque en ninguna de vosotras albergó nunca el miedo. Os mostrasteis desnudas ante mí, libres de juicios y repletas del amor de Darío.

Mi hijo también hizo posible que nuevas personas llegaran a mí para ayudarme en mi proceso, para que poco a poco pudiera ir encajando toda la información que me iba llegando y que no existiera lugar para la duda. En lo más profundo de mi sentir, sabía que no había casualidades, que todo parecía estar trazado asombrosamente y que era el momento de emprender mi vuelo para experimentar el poder del amor puro.

La comunicación con estas personas se realiza en otro nivel, de corazón a corazón, de alma a alma. Su ayuda desinteresada fue y sigue siendo completa y perfecta. Cada conversación, cada experiencia se ha desarrollado con una magia especial que me hace sentir plenamente arropada, cuidada y protegida.

Muchas de estas personas han desplegado conmigo su sabiduría y su magia. Me ayudaron a situarme en este nuevo papel de buscadora incansable de mi verdad y me han dado el impulso necesario para continuar mi camino, segura y decidida de que avanzo por el lugar correcto.

Hay dos personas especiales que han permanecido atentas a mi duelo y a mis días. Y ahora forman parte de mi vida. Por ellas siento un amor verdadero, sin condiciones, y un agradecimiento eterno, porque gracias a ellas fortalecí mi conexión con ese otro mundo y con mi hijo.

Mi dulce Begoña, me enseñaste a manejar mi energía y a descubrir mi ser. Me mostraste la manera de adentrarme en este nuevo mundo siendo consciente de la verdadera vida, de lo que realmente existe, de lo que realmente es. Gracias a ti fui desarrollando técnicas que me permitían manejar todo aquello que iba descubriendo. Estuviste a mi lado, observando mi crecimiento y acompañándome en cada uno de mis pasos. Cuando mi mente me atormentaba, tú siempre tenías la manera de frenar esa angustia, de aportarme la confianza necesaria y el amor que albergas en tu corazón. Cada encuentro contigo ha sido sanador. Me ayudaste a reconocerme en la simplicidad, a mirar dentro de mí y a empezar a cuidarme. Recuerdo la magia de nuestro primer encuentro, esa primera vez que nos unió para siempre, tus ojos nobles y tus brazos fuertes. Recuerdo cada palabra y cada vivencia de ese maravilloso momento cuando ya surgió todo ese poder que sana el alma. Gracias, amiga, por tu guía y tu cercanía. Juntas ahora y siempre.

A los pocos meses de la partida de mi hijo, llegó a mi vida la persona que frenaría de una vez por todas mis continuos deseos de acabar con mi vida. Su alma y la mía conectaron nada más vernos. Nuestro encuentro fue algo extraordinario y delicado que guardaré siempre en mi corazón. Ella me miró y me salvó la vida. A tu lado siento la certeza de que mi hijo sigue viviendo. A tu lado reconocí lo que es la bondad y la compasión, que van mucho más allá de la empatía o la humanidad. Te has ocupado de que mantenga los pies en la tierra, a pesar de todo lo que iba descubriendo. Tú me dijiste que debía transitar mi duelo, que debía seguir viviendo en este cuerpo y en este tiempo. Me has mostrado a mi hijo y has hablado por él. Y tus palabras han sido y son vida en estado puro. Una vida que continúa más allá de la pérdida del cuerpo. Me he agarrado a ellas, a tus consejos y tu guía. Llegados a este punto, sé que las palabras no valen, no llegan, se quedan muy cortas para expresar lo que siento. Cuando Darío partió, mi hija Gabriela me ancló a la vida, pero quizá habría sido una madre sufriente y triste. Sin embargo, gracias a mi hijo, tú, mi apreciada y respetada Verónica, te hiciste presente y hoy soy una madre íntegra, más fuerte cada día, empeñada en poder reír al lado de mi hija, de jugar con ella y volver a respirar sin que me duela. Verónica, mi agradecimiento es eterno, y mi amor por ti permanecerá siempre.

14
DARÍO

¿Quién es Darío? Utilizo el presente porque Darío es, sigue siendo, sigue existiendo, sigue viviendo. Mientras estuvo presente en esta vida física, derrochaba alegría, felicidad y empatía. Un niño noble, dotado de una belleza increíble no solo por dentro, sino también por fuera. Hoy, su energía sigue teniendo esas cualidades y muchas otras, que me aportan una dulzura y una paz prodigiosas e indescriptibles.

Es complicado poner palabras para describir quién es Darío porque no podrían abarcar todo lo que mi hijo es.

En su vida física fueron muchas las personas que fueron conscientes de su luz, no es únicamente amor de madre, es algo más. Darío vino a este mundo con la fantástica habilidad de sonreír, lo hizo desde que nació, no dejó de hacerlo ni un solo día. Su sonrisa es especial, capaz de transformar en alegría todo a su alrededor. Guardo en mi corazón muchas situaciones vividas en las que demostró con creces su sabiduría y su saber estar en este mundo. Un niño consciente a todos los niveles. Desarrolló un sentido de la amistad impensable para su edad, sentía verdadero amor por su familia y sus amigos, y lo expresaba continua y constantemente, sin miedos y sin límites. Disfrutaba de la vida, de cada parte del día, de cada amanecer. Disfrutaba haciendo planes, de cada viaje, de cada regalo. Disfrutaba de cada anochecer, de cada cuento leído, de sus sueños reparadores. Disfrutaba de su calma, de sus carcajadas, de su lugar en la vida. Derrochaba amor por su padre, por su hermana y por mí. Todo, absolutamente todo, lo exprimía. Disfrutaba de la vida con una clase y un saber estar impropios de su edad.

Y a nosotros nos enseñó a disfrutar también, a disfrutar de la vida y a disfrutar de él, porque su vida fue el mayor regalo para todos los que hemos podido permanecer a su lado y compartir la vida con él.

Sus ojos hablaban el lenguaje del amor. Es el amor de mi vida, un amor que sigue vivo, presente en mí y en él, en los dos. Es el amor más grande que jamás haya podido sentir. Nadie me da tanta luz, nadie acaricia mi alma como él. Mi hijo me concedió el gran privilegio de convertirme en madre, y su vida colmó mi corazón de nuevos sentimientos. Llegó a mi vida para enseñarme a vivirla y hoy sigue siendo mi motor, el bastón que me sostiene y que me ayuda a seguir respirando cada segundo. Junto a él estoy aprendiendo a darle sentido a mis días y al modo en que debo transitar mi camino por este mundo. Gracias a él voy reconociendo el verdadero valor que poseen las cosas. Él me está enseñando la fuerza que tiene el amor, el calor de los abrazos y el poder de las sonrisas. Estoy orgullosa de ser su madre. Él pone color a mis días grises y oscuros. Él me guía hacia la luz. Es la esencia de mis días y el combustible que me empuja a seguir. Seguimos avanzando y creciendo juntos con su sonrisa y su potente luz iluminando cada uno de mis pasos. Desde que llegó a mi vida nada volvió a ser igual.

Nuestros corazones están unidos por un filamento invisible. Somos dos almas unidas para siempre, en lo visible y en lo invisible. Juntos hemos recordado y hemos llegado al fin del mundo y seguimos fusionados, cada uno desde el lugar que ocupa, pero siempre juntos. Sé que nuestra historia continuará mucho más allá de lo que dure mi vida aquí, nos reencontraremos y seguiremos traspasando límites. Da igual el tiempo que pase, porque ya nada aprieta ni ahoga.

En todo este tiempo he ido aprendiendo a reconstruir mi vida junto a la suya, a crear nuestros espacios de encuentro, a manifestar todo mi amor por él, a sentir su amor irrumpiendo con fuerza en mi interior.

Darío habita en la zona reservada en mi corazón para vivir nuestro amor intensamente. Su ternura y su dulzura envuelven mi piel, y su sabiduría se ha convertido en mi mayor guía. Lo nuestro no fue breve porque es eterno.

Con su partida yo dejé de existir, sentí que todo el mundo se apagaba. No podía ver ni oír nada ni a nadie. Su muerte me hizo sucumbir a un estado tan profundo que el dolor y la negación lo inundaron todo y a todos. Transitaba por la oscuridad hasta que decidí seguir mis impulsos, decidí seguir avanzando por el camino que las señales y las vivencias que estaba experimentando me iban mostrando. ¡Cómo cambia todo cuando la luz te ilumina! Gracias a ella, hoy estoy aquí, culminando este trabajo de la mano de mi hijo. Darío nunca se fue y siempre me recuerda que debo continuar, que puedo hacerlo, que debo hacerlo y que debo sonreír más. Él me recuerda la luz que yo soy.

Gracias a la ayuda de Darío y a la práctica incansable de todas las técnicas que he ido aprendiendo para acallar la mente, relajar el cuerpo, respirar conscientemente y conectar con lo que verdaderamente soy, la conexión con mi hijo empezó a dar sus frutos. Nuestros encuentros, sus mensajes, nuestra unión... fueron creciendo y expandiéndose más allá de lo que nuestra mente o nuestros sentidos ordinarios pueden conocer o sentir.

Las primeras señales de mi hijo comenzaron a darse al poco tiempo: olores inesperados, imágenes al cerrar los ojos, colores, pequeños roces en la mejilla en forma de besos. Todo para indicarme que Darío seguía viviendo. Diferentes demostraciones que era capaz de percibir a pesar del sufrimiento, porque este no puede resistir ante la potente fuerza del amor de y por mi hijo. Tampoco la locura consiguió doblegar sus intenciones porque, aunque parezca que te has vuelto loca, que no puedes compartir lo que te está sucediendo, algo dentro de ti despierta y te das cuenta de que es tu hijo el que te está diciendo: «Estoy bien mamá, estoy vivo».

Nuestro camino juntos, morando en mundos diferentes, había comenzado. Mi conexión se iba haciendo cada vez más fuerte, más frecuente, y gracias a ella pude ir integrando en mí la vida en todas sus manifestaciones, lo que me ayudó sobremanera a llevar adelante mi proceso del duelo.

En las próximas páginas dejaré plasmado precisamente este acompañamiento que recibí desde el lado de la luz no solamente por parte de mi hijo, sino de diferentes energías que habitan en esos planos superiores.

LA FUSIÓN CON LA LUZ

Una vez que conectas con esta realidad ya no hay marcha atrás. Tu camino de autoconocimiento se va trazando y vas llenándote de un amor intenso que lo abarca todo. Sensaciones y enseñanzas que te envuelven delicadamente y lo impregnan todo de una sabiduría mística y espiritual. Tus días se convierten en un escenario donde contemplas los acontecimientos desde la calma y la tranquilidad que te proporciona el saber que hay vida más allá de la vida, más allá del personaje que interpretamos, más allá de lo que llamamos muerte.

Da igual el nombre que le pongas: «Dios», «consciencia», «energía», la verdad es que la muerte física no supone el final de nuestra existencia. Acercándonos a ese otro lado, a esa «realidad real», podremos experimentar ese sosiego amoroso y sentir su acompañamiento. Un calor que va arropándonos con delicadeza y aportándonos toda su sabiduría. Un amor inabarcable que nos abraza dulcemente y nos traslada a un nuevo sentir, a nuevas concepciones sobre lo que es la vida y el sentido que tiene nuestra existencia en este plano. Si hemos venido a la Tierra es por alguna razón: despertar a lo que somos y derrochar amor.

EL EQUIPO DE LUZ

Han sido numerosos los mensajes que me han ido llegando desde otras dimensiones donde existimos todos nosotros, pero vibrando más alto. Todas estas vivencias me han enriquecido enormemente, y en la base de todas ellas siempre está el amor. Todos los encuentros se inician con una bienvenida amorosa en un estado de quietud que te llena completamente y es entonces cuando empiezas a sentir tu alma. Perder la sensación física de tu cuerpo y saber que sigues estando con tu consciencia expandida y transitando por todo lo que existe.

Me gustaría compartir varios de estos mensajes para transmitir la serenidad y la magnitud de sus enseñanzas. Son pequeñas historias que contienen los aprendizajes más importantes que he ido adquiriendo en todo este tiempo, provenientes de otras dimensiones mucho más sutiles y elevadas que en la que nos encontramos ahora. Son el resultado de encuentros en otros mundos donde la vida sigue sucediendo con presencias a las que podemos llamar guías o maestros, o quizá solo seamos nosotros mismos en otros planos de existencia. Lo cierto es que todo lo que he vivido en esa dimensión es amorosamente inmenso.

Conexión

Está llegando a ti una energía potente, una energía fuerte. Siéntela, llega a ti en forma de felicidad, de una dicha encauzada, una especie de fuerza que abre tu pecho y expande tu corazón y, como si fuera un aspersor, hace que tu amor se libere y se expanda.

Queremos que conectes con esa energía, que la practiques. Puede que al principio haya una especie de bloqueo, una obstrucción que se va a ir liberando. Te ayudará a soltar ese temor y a liberar ese bloqueo en forma de dolor y de presión que sientes en el pecho. Tu conexión no debe doler, pide que tu conexión sea solamente amor y felicidad, que te traiga ese estado consciente relajado y lleno de plenitud que necesitas en este momento para seguir caminando. Sentir que tu corazón sonríe es la forma de abrirlo y prestárselo a los demás, es la forma de conectar con ese servicio, con esa generosidad, con ese dar, abriéndote, expandiéndote. Y así no solamente te estás dando a ti misma, abriéndote al mundo, estás permitiendo que ese amor infinito del universo llegue a todas esas personas que lo necesitan. Tu única labor es conectarte con ese amplio canal y saber hacia dónde tienes que dirigirte para que ese potente amor llegue a aquellos que lo necesitan, a esos que solo sienten un pequeño goteo de amor y viven desde la escasez, conectados con su dolor.

Continúa con tu buen hacer, con tu buen sentir, ya no debes temer, desde el conocimiento, desde el sentimiento de que estamos contigo y desde tu capacidad consciente de conectarte a este lado del velo. Ya no hay nada que temer, no hay nada que pueda hacer sombra.

La ayuda

Siente esa alegría y ese júbilo en lo más profundo de tu mente y de tu corazón. Esa dicha es el motor que debe dirigir ahora tu vida y tu experiencia. Has logrado conectar con esa parte de tu alma que es capaz de disfrutar sin un porqué. Trae hacia ti, hacia tu personaje, hacia tu figura, esa conexión, y hazla más fuerte, amplíala para que puedas notar ese bienestar y esa paz en cada una de las partes de tu cuerpo. Es importante que las grabes a nivel físico, a nivel celular, y que esa conexión con la dicha de tu alma se ancle en tu parte física.

Obtendrás numerosas señales con las que verificarás que esa enseñanza es pura, que esas palabras vienen de lo más profundo y de lo más elevado

Siéntenos; como sabes, estamos siempre aquí, solo tienes que pedir algún deseo expresamente para sentirnos más cerca, más profundamente, más reales. Somos tus yoes, somos parte de ti y continuamos en tu camino, acompañándote en tu vida, en tu crecimiento, enorgulleciéndonos de tu aprendizaje, guiando tus meditaciones, y aconsejándote en tus decisiones. Siente nuestro amor en conjunto, nuestra reverencia, nuestro apoyo y nuestro abrazo. Sigue trabajando como hasta ahora y sigue conectando, comunicándote, pidiendo ayuda cuando la necesitas, con la certeza de que no estás sola. Permítete sentirte libre, feliz, realizada, suelta las amarras del dolor, sabiendo que ya no tienen sentido, convence a tu cuerpo y a tu personaje de que ya habéis encontrado lo que realmente es vuestro hogar. Nada más tiene sentido, nada más puede generar dolor ni miedo. Sonríete, enorgullécete de tu actuación, de tu labor, de tu trabajo y de tu aprendizaje. Continúa creyendo, confiando, sanándote y sanando a los demás.

La liberación

Querida alma que avanzas abriéndote paso entre las tinieblas, celebra la vida, el ser, la divinidad, tu crecimiento, tu expansión, tu gran desarrollo. Celebra tu cambio, tu apertura a la consciencia. Celebra este tiempo en el que has ido abriendo los ojos a la verdad, desterrando los velos que te impedían comunicarte con tu verdadero mundo. Este tiempo en el que has ido llenándote y consolidando tu valentía, tu capacidad de superación, conectándote con quien realmente eres, descubriendo que hay más mucho más allá de este personaje, de este escenario, ampliando tu mirada, abriendo el foco hacia todo lo que es y todo lo que existe. Deberías festejarlo, y no solo hoy, sino todos los días. Cada día y cada momento en el que sigas sintiendo y experimentando lo que realmente eres, abriendo los ojos para admirar esa parte de ti que también está en otros.

Todos los días deberían ser de celebración. No conmemoras una pérdida, recuerdas el momento, el periodo en el que volviste a reunirte con tu ser, a reencontrarte, a reconocerte y ser capaz de amarte, amar a tu alma y a todas aquellas almas que te rodean, que son parte de ti, que son una contigo. A algunas las sientes más cerca, más conectadas, más unidas y fusionadas con tu energía, pero seguirás expandiendo y ampliando tu visión y consciencia para reconocer en todos y en todo aquello que es igual que tú.

Siente esa certeza, esa seguridad que se ha instalado en ti, te habla de tu conexión con tu yo superior, te habla de tus necesidades a todos los niveles: físico, emocional y espiritual. Agradece todo lo que has soltado porque ya no lo necesitabas, porque era una lacra y te anclaba en el camino. Siente cómo esos fardos pesados que has podido soltar, esas cuerdas que has podido cortar, te han vuelto ligera, más sutil, más vibrante. A partir de ahora, todo lo que integres en tu ser y en tu energía debería ser tan sutil como esa vibración, ya no caben en ti pesados paquetes, mochilas repletas, no son para ti. No están acordes con tu sentir. Es otro de los aprendizajes de este periodo, ese momento en el que supiste y te sentiste preparada para ayudar a otros. Seguirás creciendo, seguirás soltando, seguirás elevándote, pero el componente de ayuda, de darte a los demás, de trabajar para otros, de practicar tu compasión, cada vez será mayor.

Continúa por este camino, continúa plasmando toda tu experiencia, vaciándote, soltando todo tu sentir y todo tu aprendizaje para que el mundo pueda leerlo, para que llegue a esos corazones rotos que necesitan tu experiencia. Y sigue maravillándote de cómo todo ocurre tal y como tiene que suceder. Las situaciones, las cosas, las personas se ordenan y se desordenan, cada uno viviendo la experiencia que necesita. Aceptar eso te ayudará a ayudar, te ayudará a sentirte relajada y confiada.

La felicidad

Siente esta alegría que viene desde tu interior, que prende en tu pecho y que se expande. Esa felicidad encausada, siente cómo te llena, se expande, te engloba y crece. Ese es y debería ser tu motor, ese ser feliz y estar bien por ninguna razón, por el hecho de existir, por el hecho de ser, solo por ser capaz de sentir y de percibir esa alegría innata que reside en ti, que procede de tu mismo origen. Esa es tu razón de vivir, tu motivo de estar y de seguir, de mantenerte y de buscar ese estado neutro de bienestar y de armonía. Recuerda ese estado en el que siempre hay ese espacio abierto, esa paz, esa relajación, ese lugar donde siempre quieres estar, pues es en esos momentos menos placenteros en los que aparentemente aparece la desdicha, la negatividad, la tristeza, en los que tienes que recurrir a esa tu felicidad interna, a ese motor de tu vida, de tu existencia.

No es por ninguna razón, sino por todas, por lo que tú has elegido estar aquí y vivir intensamente estos procesos que son parte de tu aprendizaje, de tu despertar a la consciencia, de tu recordar. Y es por eso por lo que estás aquí para traer ese cielo en la tierra, para hacer que en tu interior y a tu alrededor se genere ese espacio placentero, de equilibrio y de serenidad

Y continúa, continúa viviendo segundo a segundo, disfrutando cada minuto, no te olvides de ello

La confianza

Inhala y exhala profundamente y nota el flujo de tu respiración, siente cómo sube y baja el aire, cómo sale y entra, puedes sentirlo completamente en contacto contigo, con tus tejidos, con tus células, con tus átomos. Experiméntalo, siente ese nivel de contacto, esa profunda conexión es la que mantienes también con este lado del velo, con esta parte espiritual.

Queremos que seas algo más benévola contigo misma, más permisiva, no tan estricta, permítete esos descansos, permítete esos estados que tú llamas desconectados. Simplemente son estados de menor alerta, de menor consciencia, de menor vibración. Permítete soltar, permítete confiar, relaja esa exigencia para contigo misma, simplemente permanece abierta a recibir. Relaja esos sentimientos de necesidad y conéctate a la vibración del agradecimiento, a la vibración del amor. Desde una paz infinita tu conexión es mucho más sólida, mucho más directa, mucho más rápida. Mantente consciente de que tu conexión siempre está ahí, pero que tu percepción puede hacerla variar, puede hacer que se enturbie parcialmente, que la sientas más lejana, más distante, menos accesible.

El equilibrio

Siente cómo te encuentras en este momento en el ojo del huracán. Todo a tu alrededor se mueve desenfrenadamente, de forma caótica, al azar, pero tú buscas tu centro, donde el caos es cero, donde te mantienes en tu equilibrio, donde estás en tu ser, donde sabes quién eres, lo que eres y qué es lo que quieres. Siente esa imagen de ti misma en equilibrio, rodeada de fragilidad, locura, sinsentido. Observa desde fuera esa imagen de ti misma y enorgullécete de tu crecimiento, de tu ascensión, de tu capacidad de superación y de cómo todo ello te ha llevado hasta aquí.

Has llegado a ese punto en el que nada puede alejarte de tu centro. Te mantienes en ese equilibrio que tú has fabricado, y nada ya lo puede desestabilizar. Respira profundamente y suelta cualquier pequeño resto de tensión que pueda aparecer. Esa imagen de ti misma en el centro del huracán, con tus deberes hechos, con tu trabajo realizado, solo puede generarte satisfacción, solo puede proporcionarte un cálido consuelo.

Ahora que tu construcción es sólida, solo puedes seguir subiendo, seguir creciendo, seguir construyendo...

Y qué mejor forma de construir que volver a gestar, volver a dar vida, y proporcionar al nuevo ser esa estabilidad, esa calidez, esa seguridad que se siente estando en el ojo del huracán. Estás embarazada, un nuevo ser viene convencido, viene deseoso, viene dispuesto a aprender, dispuesto a sentir el amor, a dar amor, a compartir vuestro amor. Y ese ser no viene solo, estará acompañado en los inicios de su camino por el alma de Darío, que lo acompañará y lo ayudará a enraizarse en vuestro nido de amor.

NUESTRO CAMINO JUNTOS

Juntos seguimos caminando, Darío me sigue acompañando. Él ha sostenido mi dolor, nunca me ha dejado caer y me sigue enseñando en qué consiste la vida. Entre nosotros habita un sentimiento profundo e indescriptible de amor y agradecimiento. Siento su compañía y su presencia. Siento plenitud cuando soy capaz de conectar con mi hijo. En nuestros encuentros siempre se produce algo mágico, siempre me traslada a un espacio libre de todo, donde únicamente soy y puedo sentir con fuerza todo mi ser. Me gustaría compartir uno de esos momentos que me regaló Darío y por el que siento una inmensa gratitud.

Amor de mi vida:

Deja por un momento tu cuerpo físico, tu sensación terrenal. Imagina cómo se abre tu carne y toda esa parte de tu ser comienza a elevarse, cómo toda tu energía vital se concentra en un punto elevado, como a metro y medio de tu posición actual. Permite que tu cuerpo se quede completamente relajado y protegido en ese espacio y que tu energía recorra ese espacio inexistente, esa distancia que hay entre tú y yo, y ahora siénteme. Siente cómo se funden nuestros colores, cómo nuestras partículas se intercalan y cómo todo lo que existe y todo lo que hay es amor.

Cuando todo se ha ido, no queda más que tu esencia, nuestra esencia. Eso es lo que debemos preservar. Todo lo demás es superfluo, son herramientas de aprendizaje, son utensilios, son técnicas que utilizamos para recordar esto que somos. Siente cómo damos vueltas, uno alrededor del otro, uno en torno al otro, uno dentro del otro. Permítete jugar, esto es divertido. En este espacio y en este plano también sabemos jugar. Y esto solo es para recordarte todo lo que eres, para que seas consciente de cuál es tu verdad, nuestra verdad, para que integres que esta es la verdad de todos.

Observa qué es lo que sientes aquí, flotando en este espacio. No hay pesadez, no hay sombras, no hay tristeza, no hay dolor, este es tu estado natural. Y siente cómo la carcajada y la risa aparecen cuando damos vueltas. Quiero que aprendas a jugar, puedes jugar siempre que quieras, siempre que lo necesites. Hay muchos tipos de juegos, no solo este. Mira todas las cosas que podemos hacer con nuestra energía. Con todas las vueltas que hemos dado, se ha formado un precioso mandala de colores. Míralos, también somos nosotros, siente la alegría de los colores, esa es la alegría de vivir, la alegría de sentir, la gratitud de cada experiencia. Agradece siempre, yo agradezco mi conexión contigo, lo que hemos aprendido juntos y todo lo que aprenderemos.

Quiero que sientas la alegría de experimentar esta nueva relación conmigo, es una relación muy especial, estamos en distintos planos, en distintos mundos y, aun así, estamos juntos. Nada nos puede separar, sentimos esa conexión, esa unión, y nuestras partículas, nuestra energía, giran en círculos muy rápidamente y es otra forma de conexión, de comunicación, de sentir. Mira cómo esta relación y esta comunicación son más poderosas, más verdaderas que las que te muestran tus sentidos. Nos tocamos con el corazón. No están los ojos, no está el tacto, no están los oídos, solo está el ser. Solo está nuestra verdad. Siente cómo esa verdad, ese nuestro ser, lo incluye todo y no hay nada más. Todo lo demás es accesorio, es limitante, es superfluo.

Pero debes de seguir un poco más conectada a esa parte de tu aprendizaje, conectada con tu cuerpo, con tu entorno, con la tierra..., solo un poquito más, viviendo en esa vida que ahora parece distinta, porque tú eres distinta. Desde el conocimiento de lo que eres, puedes ver las cosas, las personas, las situaciones, con los sentidos del corazón, serás como esa herramienta de aprendizaje. Tu trabajo ahora es mantener esa doble conexión, firme en la tierra, con los pies bien puestos, y también esa conexión hacia arriba, con ese plano superior donde me encuentro. Esto permite a tu energía fluir de arriba abajo, equilibrarte recibiendo toda esa alta vibración desde los niveles superiores para que eso repercuta en ti, en tu entorno, en todos los que te rodean. Aún tienes mucho que dar, que expandir, que propagar, recibiendo todo ese amor, para dárselo a todos aquellos que se acerquen a ti. Sabes dentro de ti para qué era todo esto. Debes ser ese ejemplo que inspire a otros muchos corazones: reconfortarás, aliviarás el dolor de otros corazones rotos y sufrientes, todo llegará a ti desde tu posición de corazón abierto, conectando cielo y tierra. Serás ese canal, ese anclaje, para ayudar, conectada a mí y a todos los demás seres, guías y maestros que, a través de ti, expandirán su sanación, propagarán ese bienestar, enseñarán a muchas otras personas esa otra diferente forma de vivir, de ser y de estar, también de criar y de tratar a los demás. Y todo lo harás desde el amor. Soltarás ese sufrimiento que ya no tiene sentido, soltarás el resto del dolor que queda y conociéndote y conectándote desde tu parte más divina, desde la más alta vibración, no dejarás otra opción a todos aquellos con los que te comuniques, solo podrán sentir ese bienestar y ese amor que procede de ti, de mí y de todo lo que es, de todo lo que existe.

Hay un antes y un después para ti y para tu personaje. Este año que sientes como fatídico terminará y con él habrás completado ese ciclo. El nuevo ciclo que comienza para ti es de expansión, de florecimiento, como ese árbol del que ahora solo se ven las ramas, pero los brotes ya se intuyen, esos brotes verdes que comienzan a crecer y lo hacen a pasos agigantados.

Desde este plano espiritual, no siento más que orgullo por ti, por tu persona, por tu personaje, por tu crecimiento. Admiración y orgullo. Es maravilloso ver desde aquí tu florecer, aquello a lo que te habías comprometido, pero que se siente mucho más intenso, mucho más profundo, en ese plano terrenal. Tu progresión es sorprendente, estás conquistando metas mucho antes de lo que se esperaba; por eso, sigue así, este es el camino. Tómate tu tiempo, pero continúa sintiendo esa fuerza, esa conexión entre cielo y tierra, sabiendo que siempre puedes salir a jugar, a jugar conmigo, a reconocerte y a reconocerme, siempre que lo sientas, cuando las cosas te pesen, cuando te olvides de esta sensación de plenitud, sube de nuevo y ven a jugar. Este es nuestro espacio, nuestro sitio especial que no desaparecerá, existe, ha existido y existirá siempre. Y ahora, desde ese estado de plenitud, sintiendo completamente toda tu energía, todo tu ser, poco a poco, vuelve a conquistar tu cuerpo. Llevas contigo esa vitalidad, ese sentimiento de paz, de absoluta pureza, esa certeza en ese sentimiento de verdad y la energía de tus partículas invaden tu cuerpo físico, ese que está totalmente relajado, sintiendo esa verdad, sabiendo el porqué y el para qué, sabiendo lo que es y lo que será. Llevando ese sentimiento de plenitud a todas las partes de tu cuerpo y sintiendo que esa energía se expande, sale del cuerpo físico y ya puede alcanzar a los que te rodean, a la pequeña, a papá..., y se expande más allá, y todos y cada uno de los que sienten dolor y sufrimiento a tu alrededor se pueden ver beneficiados con tu energía y tu sentimiento de plenitud. Mira qué bonito es. Ahora ya sabes de lo que eres capaz de hacer; practica todo lo que puedas. Descubrirás esa dicha que se siente al ser capaz de ayudar a hacer que otros se sientan felices, porque sienten tu felicidad y tu plenitud. Muchas gracias por estar ahí siempre. Te amo profundamente.

Este relato que acabas de leer se corresponde con una de las primeras vivencias que tuve con mi hijo. Se puede observar una dulzura mágica en todo lo que me transmitió y que produjo en mí una sensación de empuje y de seguridad en el camino que iniciábamos juntos. Esa confianza en él, en la vida, en nuestro amor, ha marcado mis días desde su partida y lo hará para el resto de la eternidad.

En los próximos apartados quiero compartir las enseñanzas de Darío, las palabras que a lo largo de este tiempo ha ido haciéndome llegar en diferentes momentos desde su marcha.

Como acabo de comentar, nuestros encuentros y su acompañamiento han sido vitales a la hora de mantenerme en el camino de la vida. No existe separación entre los dos y es lo que quiero mostrar en el viaje que voy a relataros en este capítulo. Me ha enseñado que la vida continúa después de abandonar nuestro cuerpo, ha guiado amorosamente mis pasos y me ha sostenido durante todo este proceso.

Lo que vas a leer a continuación es la manifestación de nuestra relación, transformada, pero real; distinta, pero compuesta del mismo amor que experimentamos juntos con anterioridad a su marcha. Es nuestro viaje a través de los dos mundos en los que habitamos, cielo y tierra se fusionan constante y mágicamente. Mi hijo siempre ha estado ahí, cerca de mí, cerca de su familia, alentándonos a seguir adelante, enseñándonos a vivir de nuevo con una consciencia ampliada y un sentimiento de amor que me lleva a la plenitud y al agradecimiento más absolutos.

Os mostraré a través de pequeños fragmentos cómo me ha ayudado a ir descubriendo, procesando y trascendiendo mis emociones para llegar a un estado puro en el que mis sentimientos irrumpen con fuerza y me sanan por dentro. Un viaje en el que visitaremos diferentes espacios para conocer la visión profunda y mágica que se esconde en ese otro lado donde seguimos existiendo.

No puede haber más amor

No puede haber más amor desde donde yo estoy, desde donde me encuentro. No puede haber más dicha, más alegría. Me siento en la plenitud, mi alma está henchida de gratitud y siento la bondad a mi alrededor. Y al mirar hacia abajo y verte a ti, tu crecimiento, tu apertura, tu conexión con tu ser, tu conexión con tu sabiduría, eso no hace más que aumentar mi dicha y mi felicidad. Verte, superar cada dolor, cada tropiezo, cada dificultad, pasito a paso, de forma acelerada.

Sigue trabajando así, desde el método, desde el orden, desde la disciplina; eso es lo que te ayuda a mantener tu mente a raya, a controlar a esa loca que rechaza tu apertura y tu crecimiento. Sigue desplegando tu talento, tu don, eso que te hace ser tú, eso que te conecta con tu ser y con tu sabiduría.

Y esas pocas tareas que te quedan por concluir puedes realizarlas desde la alegría, desde el bienestar, desde la tranquilidad, sabiendo que vas por el camino indicado. Puedes y debes disfrutar de esta experiencia material. Seguimos en el camino y, aunque no podamos vernos ni tocarnos, nuestro camino no se ha separado, sigue siendo el mismo. Seguimos sintiéndonos, seguimos amándonos.

Nada nos puede separar

Sabes, mi amor, que nada nos puede separar. Estamos cada uno en el sitio en el que debemos estar, con nuestras energías imbricadas, perfectamente complementadas y sintiéndonos uno.

Este está siendo un gran aprendizaje para ambos. Esta sensación de lejanía física no es real; si te centras en lo que es, en lo que realmente es, en lo que realmente eres, verás que esa parte de ti no está lejos de mí.

Siente cómo desde tu alma hay un júbilo interno, que es consciente de la dureza de la prueba y de la fortaleza con la que lo estás superando. La peor parte ha quedado atrás y ahora solo nos queda volar juntos, flotar juntos, sentirnos en nuestra verdadera naturaleza, mientras tú y tu personaje siguen comprendiendo que eso físico que tocas y ves no es lo real.

Es la única realidad

Solo el amor que sientes hacia ti misma, hacia mí, hacia la familia, solo el amor es real, y desde ese amor no puede haber noches oscuras. Desde ese amor solo hay claridad, solo hay luz. Utiliza ese amor, el tuyo y el mío, para seguir creciendo, para seguir desarrollándote dentro de ese cuerpo y, sobre todo, utiliza ese amor para lo que hemos venido a hacer, para ayudar, para abrir consciencias, para abrir corazones rotos, para enseñar que esto no es el final, para mostrar que no se acaba todo aquí. Con tu disciplina, tu tesón y tu perfeccionismo, desde ahí, desde esas herramientas que tú ya traes, te será muy fácil. Tómatelo como un juego y no dudes. Sabes que lo que sientes es verdad. Y si dudas, no te lo reproches, permítetelo, también estás en tu derecho.

Cuando aparezca la duda, conéctate a tu corazón y al mío, y esa duda se disipará como una nubecilla con el viento.

Es natural sentir dolor

Es tan natural todo eso que te pasa, es tan lógico, tan comprensible, ¿cómo no vas a sentir todo eso que sientes ahora? Sería extraño que no lo sintieras. Es natural sentir dolor. No lo rechaces, no te flageles por ello, no te condenes. No lo veas como un fracaso, más bien se trata de una limpieza interna, esa limpieza que periódicamente va liberando la presión que se va acumulando en tu cuerpo.

Solo siéntete, siente que das cada paso cuando haya terminado el anterior, sintiéndote orgullosa de cada uno de ellos, confiando en el siguiente avance. No tenemos prisa, tenemos toda la vida por delante, siendo conscientes de la inexistencia del tiempo, siendo conscientes de nuestra unión y sintiéndonos. No hay nada que temer, nada de lo que arrepentirse, nada por lo que sufrir. Y recuerda que hemos nacido para ser felices, estemos donde estemos.

No es necesario luchar

Siente mi mano en la tuya, siente la calidez, la suavidad, la presencia. Siente mi abrazo, siente mi presencia constante y permanente.

No es necesario luchar, no es necesario enfrentarse, no debes ir en contra de ti misma. Siente y recuerda esos momentos en los que sabes lo que tienes que hacer, en los que haces lo que tienes que hacer. En esos momentos sientes que no hay nada que te pare, no hay ningún freno, no hay ningún límite. Y ahí estamos los dos, avanzando juntos, siguiendo hacia delante. Sentirás permanentemente mi sonrisa y mi caricia, y eso te mantendrá en el estado presente, te mantendrá estable, con el punto de vista en el objetivo, aprendiendo de nuevo a vivir de esta manera, en varios mundos a la vez, todos reales, presentes y todos en ti.

Seguimos latiendo en un solo corazón

Esa certeza de que solo el amor es capaz de triunfar, de que el amor es capaz de superar las situaciones más dolorosas, de que solo el amor es lo que realmente existe. No hay nada más, todo lo demás es inventado. Con esa certeza en mi corazón, en tu corazón, no hay más que decir, no hay más que hacer, ya solo ser y permitir que ese amor se pueda expandir. Solo el amor, únicamente el amor es capaz de destruir todas las barreras, todas esas barreras que en realidad no existen. Y en esa vida que vas viviendo, asegúrate de que cada segundo sea vivido desde el amor, con amor y para el amor.

Seguimos latiendo en un solo corazón. No es posible despedirse porque estoy siempre aquí, estamos siempre juntos, siente esa certeza como la mayor que hay en tu alma.

Estoy donde quiera que tú estés

Mamá, seguimos juntos. No lo dudes ni un minuto ni un segundo. No permitas que tu mente se entrometa, se interponga y te haga pensar que no estoy ahí. Solo siénteme, estoy donde quiera que tú estés, donde quiera que esté tu pensamiento, donde quiera que estén tu corazón y tus emociones. Estoy ahí, ayudándote a manifestar todo tu potencial, ayudándote a seguir creciendo, ayudándote a ayudar. Sigues escuchándome y sintiendo mi abrazo, y eso no puede desaparecer nunca, ni en esta vida, ni en ninguna.

Quiero que sigas viviendo intensamente tu crecimiento espiritual, pero también quiero que, al igual que esos momentos que disfrutas y que sientes reales, mantengas firme y sólidamente los pies en la tierra, siendo muy consciente de tu función aquí y ahora, de que tu trabajo aún no ha concluido.

Quiero que procures ser feliz y hacer feliz. Hazlo por mí, por favor.

Este tiempo es solo un momento

Continúa, sabes que este tiempo es solo un momento, no significa nada, recuérdalo, y sigue conectando conmigo, con mi energía, con mi ser. Y recordando nuestro tiempo juntos. Cuando de repente llega hasta a ti ese sentimiento de júbilo que te hace expandirte y crecer, abrirte como una flor, ese es el momento en el que recuerdas nuestra unión, nuestro tiempo juntos en la eternidad.

Seguimos trabajando, seguimos conectándonos mediante el amor. Continúa siendo ese motor que te impulsa y que te anima a seguir viviendo esta experiencia, segundo a segundo. Continúa sintiéndome en cada latido de tu corazón. Ahí estoy yo. Mantente firme, enfocada y consciente, para que lo único que quepa en tus días y en tus horas sea la alegría.

Donde solo hay amor

Mami, sabes que siempre estoy ahí, no quiero que lo dudes ni un momento. A veces se te olvida, y no porque no me sientas, sino porque tu cabeza te dice que no estoy ahí. Has aprendido que a veces no tienes que escucharla. Siente lo que realmente es real, el amor. Igual que el que le das a Gaby y recibes de ella. Es el mismo en mi caso, siente cómo estamos unidos por unos cordones invisibles y ese flujo de amor sigue corriendo entre ambos, no se ha cortado en ningún momento. Es el mismo amor, el mismo que te da ella es el que te doy yo. Llénate de los dos, llénate de ese amor puro, siéntelo en tu pecho y haz que te llene tanto que no quepa nada más, que se expanda tanto que rebose y te haga brillar, y ya no tengas más opción que dar amor a los demás. Todo ese que te sobra, todo ese que viene de mí y de mi hermana. Siente cómo estás tan tan tan llena que no hay sitio para nada más, no hay sitio, espacio ni tiempo para estar triste, para tener miedo, para sentir soledad ni infelicidad. Donde solo hay amor no puede caber nada más.

Y ese amor por el que estamos conectados profundamente, completamente, directamente, viaja en ambos sentidos, de mí hacia ti, de ti hacia mí. Y estamos los dos llenos y solo sintiendo eso, estamos completos. ¿Qué más necesitamos? No hay nada más. No hay ninguna experiencia más plena que esa. Sigue sintiendo nuestro cordón, nuestro flujo, el movimiento entre ambos, es lo único que necesitas, y con ese flujo de amor nuestra conexión es directa y completa. Nuestra transmisión de información es perfecta, tú sientes cómo estoy yo, yo siento cómo estás tú, y puede que no se necesiten ni palabras, porque esta conexión va mucho más allá, comprende muchos más estados.

Suelta esa culpabilidad

Mami, sabes que siempre estoy contigo, no quiero que lo dudes ni un momento, y creo que la mayor parte del tiempo ya lo sientes así, solo tienes que convencerte de que es así el cien por cien del tiempo. No tiene que ver con tu capacidad de sentirme, no tiene que ver con tu percepción.

No haces nada mal, no has hecho nada mal. Suelta esa culpabilidad, ese arrepentimiento, no los necesitas, no te sirven para nada, no te sirven para conectarte a mí, más bien al contrario. Son sentimientos humanos, son sentimientos que surgen del miedo, del ego, pero no los necesitas. Tú eres mucho más que eso, lo sabes, lo experimentas cada día, los experimentas en nuestros encuentros. No dejes que tu mente te convenza de esos errores, de esas faltas, no lo son. Estoy tan orgulloso de ti, de nuestro trabajo, de nuestra conexión.

Lo que tienes que sentir

Mantente vibrando en esa energía de aceptación, en esa energía de armonía, tranquilidad y paz. Es eso lo que tienes que vivir, lo que tienes que sentir.

Tu labor, tu misión, es la de siempre, solamente ofrece y otorga todo ese amor que llevas dentro a mis hermanas, a mi papá y a todos aquellos con los que te cruces. Siente todo el amor que eres, todo el amor que somos, y ofrécelo, otórgalo, transmítelo, no hay nada más, es lo único que debes hacer, lo único que te toca ya.

Extiende tu corazón

Soy yo quien te ha enviado este regalo, a este nuevo ser, que está entre tú y yo. Es un regalo nuestro, de toda la familia, y así es como quiero que lo aceptes —que lo aceptéis—, sin miedo, sin rencor, sin culpabilidad, sin negación. Siéntelo como parte de mi amor, es parte de nuestra unión, que físicamente se materializa en una nueva bebé. En una nueva personita que canalizará todo ese amor, mi amor desde aquí hasta ti, hasta vosotros. Constituye mi regalo para vosotros; recibidlo, abrid vuestro corazón, que está lleno de amor, y permitid que este nuevo miembro de la familia os ayude a ampliar vuestras capacidades, vuestra generosidad.

Seguiremos cuidando los unos de los otros, cada uno desde su lado, desde su dimensión, y seguiremos conectándonos los unos a los otros, conscientes de que, para nosotros, ese velo de separación ya ha caído, ya no existe; conscientes de que podemos sentirnos siempre que lo deseemos. Eso es lo que representa este regalo que os ofrezco, nuestra eterna unión, nuestro eterno amor, toda la luz que somos.

Lejos de desaparecer o de ser sustituido, voy a penetrar con más fuerza, con más intensidad, en todos vuestros corazones. Con este regalo podrás sentirme más conectado, más inmerso y más cerca de ti, de vosotros. Por eso quiero que aceptes sin reservas, sin reparos, completamente, este regalo. Un regalo que crece en tu vientre y que me une más profundamente a ti y a todos vosotros.

Solo siente mi amor y sigue adelante cada día con más fuerza, con un objetivo claro, y no te rindas. Sigue sintiéndome, estoy ahí, en tus meditaciones, solo tienes que desplegar esa antena, abrir esa puerta que ya conoces bien, recorrer ese camino entre esos dos mundos que te pertenecen y a los que perteneces.

Somos uno parte del otro. Disfruta de este bello momento, de este nuevo periodo de amor, abre las puertas a una nueva dimensión, a una nueva situación familiar llena de gozo, dicha y felicidad de la que, por supuesto, formo parte.

Paz, alegría e ilusión

Mis dos hermanas juntas serán a veces un poco revoltosas, pero esa complicidad las hará y os hará muy felices. Seréis muy afortunados viviendo en presencia de esas bombitas de amor; os llenarán completamente de paz, alegría e ilusión. A veces también os volverán locos, pero es parte de los contrastes. Colmarán todas vuestras expectativas y todas vuestras ilusiones, os encontraréis cuestionándoos cómo es posible que dudásemos desde la inconsciencia del saber. Solo necesitáis confiar, confiar, confiar en que todo es tal y como tiene que ser. Simplemente, permitid al amor que se despliegue, que trabaje, que haga su misión y que completa nuestra familia y que culmina todo el amor que sentimos los unos por los otros.

Siempre es siempre

Sabes que siempre —y siempre es siempre— estaremos unidos. Lo sabes, aunque a veces se te olvide. Eres consciente de ello en tus meditaciones y en otros momentos a lo largo del día, pero otras veces se cuela el ego y te hace pensar que no es así. No lo creas. Tú sabes lo que es cierto porque lo has sentido y eso está más allá de cualquier duda, de cualquier cuestionamiento. Mantente conectada a mí y haz todo lo que necesites para conseguirlo, no olvides tus meditaciones y desecha esos pensamientos que a veces te invaden, solo quiero recordártelo, sé que son fugaces y débiles, pero no los necesitas. Ahora debes concentrarte únicamente en vivir desde el amor, en el amor, dentro de esa gran sensación, de esa gran oleada en la que ahora estás inmersa, soltando todo lo que te moleste, todo lo que te distraiga y no se ajuste a tu vibración actual.

Ver florecer a la familia, ver expandir todo ese amor que lleváis dentro, ver cómo brillan vuestros ojos y no cabe nada más que ese amor, estéis donde estéis, vayáis donde vayáis, impide que se cuelen esas pequeñas piedrecitas en el zapato. En esos momentos bellos de risas; en esos momentos de paz sin hablar, solo mirándoos a los ojos, sabréis que estamos todos, que somos todos, que la energía de todos está completamente enlazada y no se puede separar, no hay forma de hacerlo.

Conectada a mí

Mami bonita, quiero que no te pierdas, que no te enredes, que sigas conectada a mí, que me sigas sintiendo, porque sabes que estoy ahí cada minuto, cada segundo. Yo lo sé y tú lo sabes; lo sentimos, por eso no dejes que nada ni nadie te haga sentir o pensar lo contrario. Sabes que eres capaz de aprender eso que te toca ahora, moverte en un mundo que ya no sientes que sea el tuyo, asintiendo y aceptando algunas premisas que sabes que no son ciertas para poder relacionarte con los demás, con esos que están dormidos o medio dormidos. Simplemente debes hacer como compartimentos estancos, como cajitas separadas. En una cajita, pones el trabajo para que no contamine todo lo demás; en otra cajita, están las relaciones un poco superficiales, que no te llenan mucho, y así no contaminan al resto. Y en otra cajita especial estamos nosotros, la familia. Esa cajita sí que brilla, se nota cómo la luz sale por los bordes. En otra cajita, pones nuestro libro, esa también es una cajita muy especial. Y en otra, puedes meter esas emociones un poco más densas, meter el miedo, el dolor, el agobio, para que no se cuele en las cajitas que realmente son importantes. Inventa todas las cajitas que necesites, son tuyas, mantenlas separadas, para preservar lo que realmente importa de lo que es necesario, pero no realmente importante para el sentido de tu vida. Así podrás concentrarte en abrir solamente aquellas cajitas que te llenan de luz y de alegría, que te llenan de amor. Ese amor puede beneficiar a esas otras cajitas en las que hay situaciones menos agradables para ti, que te pesan. Haz que ese movimiento sea solamente en una dirección: solo tienes que llevar el amor de las cajitas importantes a las otras, y no al revés, así no dejarás que se contaminen las parcelas importantes de tu vida, las que realmente te conectan con tu verdad.

Cuidar de ti

Ahora, más que nunca, ha llegado el momento de que cuides de ti, cuida tu conexión, tu ir hacia dentro, tu meditación. Cuidando de ti estarás cuidando de nosotros. Conectando contigo misma estás conectando con nosotros, conectando a la familia entre sí.

No sientas remordimientos, sabes que seguiré estando aquí. Terminar este proyecto no significa que nada cambie entre nosotros: tu energía y la mía siguen estando completamente unidas, nuestra experiencia física de esta encarnación abarca hasta que ambos dejemos este plano, por eso siempre estaré aquí. No dudes ni por un momento que no me separaré de ti. La conclusión de este nuestro proyecto simplemente significa cerrar un capítulo, el capítulo más doloroso, y cerrarlo desde la sabiduría y el conocimiento. Has hecho un gran trabajo, una gran labor, has superado unas pruebas muy duras. Solo te recuerdo lo que ya sabes y lo que ya sientes.

Prepárate para disfrutar de toda esa felicidad, para vivirla y sentirla junto con nuestra familia. Siempre conmigo a tu lado.

Suelta esa tristeza

Siente cómo en breve, dentro de muy poco, nuestra familia estará completa. Os daréis cuenta de que la culpabilidad y el miedo no tienen sentido. Percibiréis que las comparaciones están fuera de lugar y sabréis que no sobra nada, que no falta nada, que todo es perfecto tal y como es. Y os sorprenderéis sintiendo tal dicha, tal felicidad, sintiendo cómo el ciclo se cierra y la familia se completa.

Serás incapaz de echarme de menos porque sigo estando aquí, porque no me he ido y nunca me iré, porque soy eso que os une, ese amor con el que unís a toda esta familia. Soy ese sentimiento cálido de hogar, esa sonrisa de mi hermana y esa caricia de papá. Estoy aquí, lo sabes y lo sientes.

Y suelta esa tristeza que te queda; suelta esa añoranza que no es cierta. Solo siénteme en lo más profundo de tu corazón, en lo más profundo de tu mente, en tus sueños, en tus meditaciones, en el día a día. Pero siénteme con alegría, porque eso es lo que siento. Nuestra conexión es eterna, imperecedera, duradera, es y siempre será. Solo siente firmemente con convicción que es cierto, que es así.

Vive plenamente desde la alegría

Mami bonita no llores, no te preocupes, no tengas miedo, está todo hecho ya. Este regalo es mi amor, es mi gratitud, es mi adoración por ti, por vosotros. Este regalo es ese ser maravilloso que está entre tú y yo, que ha estado conmigo en ese espacio de luz, aprendiendo y recogiendo todo el conocimiento, la sabiduría, el amor que os envío. Siente como este regalo es la materialización de mi amor por ti, por vosotros.

Siente cómo te transformas y con este nacimiento te conviertes en una bella mariposa, lo que ya eres, pero ahora lo podrás mostrar, mostrar tus bellas alas al mundo, mostrar esa maravillosa maternidad, que ya existe, que ya está ahí, que es parte de ti, pero que ahora podrás disfrutar mucho más profundamente, sin culpabilidad, sin rencores, sin dudas, sin inseguridades solo vive plenamente desde la alegría, más consciente de quién eres y de lo que eres.

No lo olvides nunca

Siento tanta felicidad al veros a todos juntos. Quiero que sientas todo ese amor que he derramado en ti y en nuestra familia cuando mires su carita, cuando veas sus ojos. Siente todo ese amor que desde aquí os envío y sigue sintiendo que estoy dentro de ti, estoy a tu alrededor, ocupo todos y cada uno de los lugares de la casa. Soy uno más, estoy entre vosotros, estoy cada vez que os comunicáis con amor, que os miráis a los ojos sintiendo cuánto os queréis, estoy cada vez que os hacéis una caricia, que os dais un beso, un abrazo.

Estamos todos juntos, así que no me añores, porque sabes que no me has perdido; solo hemos ganado en amor y en consciencia, hemos completado la familia. Por eso, seguimos adelante con muchísima fuerza, con mucha valentía, con arrojo. Abraza a mis hermanas y allí estaré yo, en ese mismo abrazo, maravillándome de esa bonita familia de amor. No necesitas nada más, ya lo tienes todo: tienes amor —lo sientes, lo recibes y lo das— y tienes consciencia sobre lo que realmente eres, conoces tu alma, y eso te ayudará a todos los niveles, en la crianza, en la parte más física y material, con tus inseguridades y tus miedos razonables, que desde la parte física a veces te inquietan.

No lo olvides nunca, y si lo olvidas, estaré aquí para recordártelo, porque yo siempre estaré aquí, contigo, con vosotros, con mi familia, disfrutando de esa maravillosa experiencia que a mí me ha tocado observar desde un plano algo más alejado, pero sabiendo y sintiendo que no existen las distancias.

Soy parte de ti

Soy parte de ti, que estoy en ti, estoy en tu energía, estoy en todo lo que haces, estoy en mis hermanas, en mi padre, estoy en ese hogar.

Sé que sufres cuando tu mente piensa que no me sientes, cuando tu mente piensa que estamos lejos, no permitas que tu mente te diga esas cosas, no es así. Estoy siempre en ti, podrás sentirme más o menos lejos, pero jamás me voy a ir. Este pacto es para siempre, lo sabes y lo sientes. Por eso disfrútame, disfruta sintiéndome, alégrate de sentir mi energía. Trata de mantener ese camino siempre abierto, pero no por mi, sino por ti. Para que tu experiencia sea más suave, para que tu experiencia sea más amable, hazlo por ti porque yo desde aquí estoy siempre conectado, siempre dispuesto a conectar contigo, siempre en ti y contigo.

15

ALMA

Como habéis podido leer en las páginas anteriores, la vida volvió a irrumpir con fuerza en mi familia. Ese regalo maravilloso de mi hijo se hizo presente en su hermana a finales de 2020. Un ser lleno de luz que nos llena de ilusión. Nos demuestra cada día que aún sigue habiendo amor suficiente para todos nuestros hijos. Nos hace confiar en la vida y nos ilumina en nuestras noches oscuras. Una niña maravillosa llamada Alma que ha venido a cerrar nuestro círculo de amor. El amor que juntos experimentamos como una completa y perfecta familia de cinco, en la que todos estamos unidos y de la que Darío sigue formando parte sin ningún tipo de duda.

Viví el embarazo de manera consciente durante el confinamiento provocado por la pandemia de covid. Eso me posibilitó crear una unión mágica desde las primeras semanas de gestación. Fui capaz de sentir a mi hija mucho antes del alumbramiento. Juntas comenzamos un camino entrañable que me llenaba de paz. Ella me manifestaba su deseo de nacer, de mirarme a los ojos, de reconocernos, de reencontrarnos de nuevo como parte de esta familia de almas de la que formamos parte.

Ambas estábamos deseosas de que se produjera ese momento, lo sentía con un nerviosismo agradable en todo mi cuerpo, pero sobre todo en el pecho. Mi corazón volvió a bombear y a vibrar con un amor puro e incondicional que acogía a mi hija con dulzura y con una mayor sensibilidad y compasión.

Alma ha venido para terminar de sanarnos como familia, rebosante de amor para todos. Nació sabiendo abrazar, y sus abrazos se han convertido en una auténtica medicina para nuestro anhelo. Darío vive a través de ella y de todos nosotros, y eso se hace tangible al observar cómo va creciendo nuestra pequeña Alma, cómo se emociona con cada descubrimiento, cómo sonríe y se ríe sin ningún motivo aparente. Es tan bello ver cómo se desenvuelve en esta vida. Es tan hermoso simplemente observar cada uno de sus pasos. Ella viene repleta de ternura y trae consigo todo el amor que le ha entregado su hermano, materializándolo de nuevo, para hacernos conscientes de que él sigue cerca y permanece a nuestro lado.

Alma sigue creciendo día a día, manifestando todo el amor que es. Una niña sana, fuerte, alegre y feliz, al igual que sus hermanos. Al igual que Gaby, Alma sabe que tiene un hermano. Como familia hemos tenido siempre presente nuestro deseo y absoluta convicción de que Darío siempre estará presente en nuestro hogar y que su amor va a permanecer siempre. Ellas nos escuchan hablar de Darío, juegan con los juguetes de su hermano y saben qué cuento le gustaba más. De vez en cuando, Gaby nos sorprende preguntando curiosidades sobre su hermano y eso nos llena de un sentimiento inmenso de dulzura y armonía. Son las pistas que la vida nos va dando para saber que lo estamos haciendo bien con ellas, porque esta es la manera en la que queremos crecer como familia.

Nosotros no queremos esconder a nuestro hijo, no queremos llevar un duelo a espaldas de nuestras hijas por su cortísima edad. Hemos luchado para que esto no fuera así. Para poder llevar a cabo un proceso abierto, para que ellas sepan que su hermano nos llena de amor cada día y que estuvo aquí con nosotros enseñándonos tanto en tan poco tiempo. Nosotros hablamos de Darío, dentro y fuera de casa, forma parte de nosotros y no puede ser de otra manera.

Nuestra dulce Alma y su adorada Gaby llenan nuestros días y nuestras horas con mil quehaceres, y eso nos mantiene en la vida. Pero lo más importante es que juntos podemos experimentar el amor y anclarnos a la vida con esa fuerza que solo el amor es capaz de proporcionarnos. Y, en ese amor, estamos todos unidos, ensamblados, nutriéndonos los unos a los otros.

Gracias, Alma, por haber llegado a nuestra vida a completar nuestra familia. Gracias, hija, por llenarnos de abrazos, de risas y de miradas compasivas, comprensivas y amorosas. Gracias por haber llegado en este momento a nuestras vidas y hacerlo todo tan fácil. Gracias por recordarnos que juntos podemos seguir adelante, que aún nos queda mucho amor para dar y recibir de vosotros, de nuestros amados y queridísimos hijos. Y, sobre todo, gracias por llevar a Darío dentro de ti, por dejar que forme parte de tu mundo y del nuestro con esa mágica forma que tienes de hacernos saber que esto es real. Gracias por hacer honor a tu nombre y manifestar todo tu potencial desde el primer momento que tus ojos iluminaron nuestra vida.

16

MAMÁ

Mi madre, al igual que mi hijo, siempre está conmigo. Ella permaneció a mi lado hasta que sintió la necesidad de dejar de sufrir y me otorgó la grandiosa oportunidad de poder acompañarla en su viaje de vuelta a casa.

Hoy, dos años después de su partida, sigo sintiéndola cerca. Sigo contándole mi sentir, porque estoy segura de que ella está escuchándome, sigue velando por mí, sigue sintiendo nuestro amor.

Semanas antes de que Darío nos dejara le diagnosticaron un cáncer, una enfermedad que, debido a su estado, solo podía tratarse de forma paliativa. Se sometió a todos los tratamientos posibles y permaneció en esa lucha durante algo más de tres años.

En todo ese tiempo, siguió a mi lado, siendo partícipe de mi sufrimiento y ocultando su dolor para ocuparse del mío. Por primera vez en mi vida, yo no pude corresponderle, no pude cuidarla como lo habría hecho si mi sufrimiento no hubiera estado ahogándome cada segundo.

Durante mi proceso del duelo, mi madre me secaba las lágrimas de una manera tan amorosa que yo podía sentir en lo más profundo de mí su deseo descontrolado de arrastrar con ellas todo mi padecimiento. Sentía su locura al no saber qué hacer para que mi sufrimiento cesara. Sabía que ella se hubiera cambiado por mi hijo sin ningún tipo de duda. Y conocía su desolación. Y durante este tiempo me dio una lección de fortaleza que jamás podré olvidar.

Sé que ella partió cuando llegó su momento y que se fue tranquila, sabiendo que yo iba a seguir adelante.

Los últimos días estuvo ingresada en un centro de cuidados paliativos, donde ya no se trataba la enfermedad, sino al enfermo, intentando darle el mejor acompañamiento al final de su vida física, para que el dolor producido por la agonía pasara a un segundo plano, cuidando de sus emociones y sentimientos, que es lo único que importa llegados a ese punto; acompañándolos en su tránsito, en su viaje y en su sentir con ternura y compasión. Agradezco enormemente a todo el personal que nos ayudó a cubrir las necesidades de mi madre y las nuestras —las de sus familiares— en esos momentos tan difíciles.

En esos últimos días nuestra relación se intensificó aún más. Cualquier momento era vivido por y desde el amor. Ella iba desplegando una sabiduría que se hacía cada vez más notoria según se iba acercando el momento de despedirnos.

Mi madre me ayudó a reafirmarme en todas las certezas que había ido cosechando desde la muerte de mi hijo y a contemplar su proceso con total apertura y ausencia de miedo. Sabía que no podía salvarla, que se estaba muriendo, pero también sabía que estaba naciendo a otra vida.

Entre ella y yo no hubo despedidas, las dos sabíamos que esto que llamamos vida no acababa ahí. Hubo miradas que penetraban en nuestro ser. Hubo perdón por no haber sabido hacer algunas cosas mejor de lo que las hicimos. Y hubo mucho amor, un amor desorbitado que mi madre se empeñó en dejar impreso en nosotros, en mi padre y en sus dos hijos. Despertaba de la sedación de manera inesperada y nos regalaba unos momentos de tal lucidez que serían increíbles si no los hubiéramos vivido en primera persona.

Ella se encargó de recordarme lo fuerte que soy, me cogía la mano, me miraba a los ojos y me decía: «Hija, yo sabía que eras muy fuerte, pero ahora lo he visto y no te imaginas lo grande que eres». Además, me repetía que tenía que ser feliz, que ya había llegado la hora de serlo y que comenzara a sonreír de nuevo. «Hija tienes que sonreír», me recordaba insistentemente.

Por mi parte, yo la acariciaba y le daba las gracias por todo lo vivido y compartido, por ser mi madre, por haber sido mi ejemplo. No me despedí porque las dos sabíamos que nuestra historia iba a continuar más allá de su muerte. Y así fue. Mi madre pasó días transitando por las dos realidades y yo era capaz de contemplar su proceso de forma serena. Por supuesto, no fue fácil, pero lo hice sin miedo, con una mirada tan limpia que los últimos días fueron un oasis de paz, se respiraba una calma intensa e inmensa. Su personaje iba desapareciendo, pero su consciencia se expandía mágicamente. A pesar del dolor y del sufrimiento, pudimos experimentar el amor en acción que se nutría de nuestras ganas de ayudar en este proceso, de poner atención a cada momento, de sacar nuestro coraje para que mi madre dejara de sufrir. Fue muy bello sentir todo eso en familia. Mi padre, mi hermano y yo nos decíamos todo sin hablarnos, y todo estaba acompasado, todo se desarrollaba desde ese sentimiento incondicional de amor que estábamos compartiendo y que mi madre se encargó de expandir y dejar grabado para siempre en cada uno de nosotros. Todos éramos muy conscientes de hasta dónde podíamos llegar y todo lo que podíamos hacer, y simplemente nos volcamos en el cuidado, disfrutando al máximo esa forma de demostrarle a mi madre que su amor había calado totalmente en nosotros. Ella, a pesar de la medicación que le administraban casi de manera continua, también estaba muy consciente, lúcida y cuerda, y nos regaló increíbles momentos de paz y sabiduría.

Mi madre ha vuelto a mí en algunas de mis meditaciones y la siento a mi lado en mi día a día. Sé que ella está contenta porque somos capaces de sentirnos. Y yo sigo notando su protección, sus abrazos, sus caricias, siento que está conmigo y que goza de una felicidad plena al ver a sus nietos. Puedo imaginar sus ojos al contemplar su belleza, y su admiración por ellos.

Ella me hace saber que todo fue perfecto, tal y como debía ser. Me insiste en que tengo que ser feliz y que me cuide para poder acompañar a mis hijos. Y lo sigue haciendo tal y como lo haría si estuviera físicamente aquí, a su manera, con su corazón de madre, con su amor inquebrantable, repitiéndome una y otra vez que deje de sufrir, porque ella está y somos capaces de conectarnos y de sentirnos más allá de nuestros cuerpos.

Nadie está preparado para morir, pero llegó un momento en que mi madre supo que no había vuelta atrás. Esa certeza era la fuerza que le hacía salir del aturdimiento que le provocaba la sedación para no dejar nada por decir. En sus últimos días siguió derrochando su luz.

Sigo acordándome de mi madre, sobre todo en los momentos de mayor soledad, porque era ella quien los llenaba con ese amor protector e incondicional. Nuevamente, he tenido que aprender a vivir nuestra relación a otro nivel, sin contacto físico, y me siento agradecida por saber que nuestro amor sigue vivo, nutriéndose cada día, alimentándonos a las dos desde el lugar en el que estamos cada una. Una nueva relación en la que ella está en mí.

Se despidió a lo grande, nos llenó de consejos, nos aportó las claves que cada uno necesitábamos para continuar, porque eso fue lo que ella nos inculcó en sus últimas horas. «Tenéis que seguir adelante y sin llantos, sin pena, sin tristeza.» Es lo único que nos pidió desde lo más profundo de su corazón. En esa habitación, ella consiguió unir a la familia y, aunque todo fue muy doloroso, se mostró agradecida por cada cuidado, cada caricia, cada segundo compartido, cada momento a su lado.

Nos despedimos conscientemente y mi madre se fue en absoluta paz. Cuando se marchó, dejó impregnado el ambiente y a nosotros con un profundo amor. Y en ese preciso momento llovió, gotas grandes y frescas que desplegaron un aroma limpio y una pureza que caló en nuestros corazones. Para mí no fue casualidad, fue una señal, una más de las que voy cosechando, «casualidades» que hacen que todo encaje, porque si te mantienes abierta, las cosas suceden.

Ese es el gran regalo que me dejó mi madre al marchar. Y ese amor sigue fluyendo entre nosotras. Sabemos lo que hemos vivido juntas, lo que hemos aprendido la una de la otra y lo que nos queda por vivir.

Aun así, es necesario atravesar un duelo, aunque en el caso de las enfermedades terminales el mayor trabajo se hace en esos últimos días, cuando ya eres conocedor del desenlace. Cuando los tratamientos dejan de funcionar, uno se va preparando para la despedida. Emocionalmente, el duelo se hace presente y es necesario llorar para liberarse de la angustia y del dolor. Pero después de todo el proceso queda algo poderoso en las personas que acompañamos en la muerte, y es ese remanso de espiritualidad que ellos se encargan de proporcionarnos. Somos capaces de sentir cómo nos trasladan toda su sabiduría y su ser. Nos dicen que todo está bien. El personaje ha trascendido y en los últimos momentos la comunicación es mucho más profunda. Únicamente hay paz, una inmensa paz.

Sus palabras resuenan en mí: «Te toca ser feliz, hija, recuérdalo. Quítate todo ese dolor que te queda y que ya no te corresponde, y sé feliz». Me lo decía con una mirada profunda, agarrándome fuerte para asegurarse de que comprendía lo que me estaba diciendo y esperaba una afirmación por mi parte, una respuesta rápida que la convenciera de que ese sería mi camino a partir de ese momento. Yo solo asentía con la cabeza porque no sabía entonces a qué se refería. Yo no podía prometer que iba a ser feliz, no como antes, no de esa manera. Pero he encontrado otro tipo de felicidad en la que no existen medidas ni límites. Meses después de su partida, fui capaz de entender su mensaje. Mi madre se llevó todo mi sufrimiento con ella, el resto de dolor que me quedaba y que me seguía anclando a la desesperanza y a la agonía cuando sucumbía en la oscuridad. Ese dolor tan brutal ya no me correspondía. Ahora soy capaz de adelantarme a sus pasos, de prepararme para sus embestidas y de acogerlo con amor para despedirme de él cuando ya no lo necesito. Ese es el aprendizaje intrínseco de las palabras de mi madre. Y creo que estoy siguiendo fielmente los pasos que me llevarán a la consecución de ese objetivo. Poco a poco, a mi ritmo, haciendo lo que es posible en cada momento, avanzando lenta, pero segura, permitiéndome mis retrocesos. Sé que mi madre lo sabe, sé que ella está detrás de todo esto, sé que sigue sosteniéndome y enseñándome a jugar mi juego en la vida.

Y en esta despedida eterna, Darío también estaba a mi lado. Mi hijo me enseñó a acompañar a mi madre, a sacar el valor necesario, a empaparme de todo lo que me transmitió en sus últimos momentos. Todo lo que había experimentado desde la marcha de Darío me ayudó a estar al lado de mi madre y al lado de su alma. Fue maravilloso verte volar mamá. Siempre permaneceremos unidas.

17

VIVIR LA VIDA AHORA

Aprendiendo a vivir de nuevo vamos recomponiendo nuestra existencia. En ella, los padres en duelo no queremos olvidar a nuestros hijos. Siempre hablaremos de ellos. Formarán parte de nuestras vidas y basaremos todos nuestros esfuerzos en darles su lugar en todo momento y en cualquier situación. Nuestra tristeza se mantiene en el tiempo y dura mucho, demasiado. Aun así, nuestro sentimiento de amor es mucho más poderoso y continuará creciendo en nosotros. Nuestros hijos no son nuestro pasado. Ellos forman parte de nuestro presente y así será siempre.

La herida escuece, supura, se infecta continuamente, duele excesivamente. Los padres que hemos tenido que separarnos de nuestros hijos aprendemos a soportar ese dolor y a vivir con él. Como habréis podido ir descubriendo a lo largo de este trabajo, hay cosas que nos ayudan a caminar y otras que nos perjudican notablemente, nos inquietan y nos lastiman. Nosotros, necesariamente, hemos de aferrarnos a las primeras por pura supervivencia. No entendemos de tiempos, plazos o lo que nos conviene, y mucho menos si estas recomendaciones vienen de personas que no han dado nuestros pasos ni se encuentran transitando por el mismo camino. Entre nosotros nos cuidamos y respetamos esos espacios de dolor, sabiendo que no existe ningún consuelo ni palabra alguna que pueda sanarnos por completo.

Desenvolvernos en un entorno sano y libre de juicios es bastante terapéutico. Y el hecho de comprobar que todo lo que nuestro hijo aportó en su vida no cae en el olvido es curativo y tremendamente beneficioso. Yo obtuve bastantes señales relacionadas con la luz que desprendía mi hijo. Muchos admiraban su belleza y su sonrisa y lo expresaban porque realmente destacaba, era capaz de llegar a los demás y de expandirse sin ningún tipo de límite. Después de su partida, muchos amigos y familiares también fueron capaces de expresar lo especial que es Darío, recordar anécdotas y sentirse agradecidos por haberlo conocido.

Conforme va pasando el tiempo, las personas tienden a hablar menos de sus hijos fallecidos y a olvidar los momentos en los que disfrutaban con solo mirarlos. Como madre, sé que sus aprendizajes y su amor permanecerán siempre en todos ellos, pero la sociedad enmudece y ensordece todo atisbo de mostrar esta parte de la vida, nos escondemos y huimos de la belleza y del amor puros porque tememos a la muerte.

Un gran número de personas se mueven en las desgracias y en la queja continua. Esa forma de estar en el mundo se ha convertido en una insana costumbre en la que la gente se siente como pez en el agua. Qué importante sería revertir esta situación y que las personas se identificaran con sentimientos basados únicamente en el amor, que no los escondieran y los recordaran únicamente en alguna fecha señalada.

Todas las personas cercanas a unos padres en duelo deberían posicionarse en la humildad, la solidaridad y la empatía. Como amigos o personas cercanas, permitid que todo lo que nos aportaron nuestros hijos en su vida física permanezca. Eso nos hará trascender como seres humanos y es aplicable a cualquier pérdida de un ser querido. Los padres y las madres en duelo podemos ver cómo nuestro entorno se alimenta de ese amor compartido, y para nosotros es un regalo poder vivirlo. No tenemos la opción de huir del dolor, porque forma parte de nosotros y no queremos mirar para otro lado, no queremos entrar en ese juego del olvido. Para nosotros, nuestros hijos son y serán siempre nuestros hijos.

Me gustaría dedicar unas líneas a todas aquellas personas que se han acercado a mí mostrándose totalmente agradecidas por haber compartido alguna conversación y que han sido capaces de reconocer que les estaba mostrando todo lo que existe en lo más profundo de mi corazón. Todas aquellas personas que han sabido desplegar su gratitud sincera porque mi hijo y nuestra experiencia les ha hecho mejores. Todas aquellas personas que han tenido el valor y el amor suficientes para dirigirse personalmente a mi hijo y darle las gracias por el ejemplo que dejó impreso en ellas.

Sé que en mi vida el dolor más fuerte ya pasó, que mi fortaleza ha traspasado cualquier límite y que ahora forma parte de mi ser. Tengo fuerza disponible para ayudar a otros, escuchar conscientemente, abrazar y caminar a su lado. Quiero dejarte expresamente mi ofrecimiento sincero, si es que sientes que puedo ayudarte en tu proceso.

Y a todos aquellos que me han permitido formar parte de su camino y conocer a sus hijos a través de ellos, les estaré eternamente agradecida, porque gracias a este tipo de experiencias puedo seguir manifestando el amor de mi hijo y proporcionar esa chispa de esperanza necesaria para que otros padres decidan intentar aprender a vivir de nuevo.

Por todo ello me atrevo a darte un consejo: NO RENUNCIES AL AMOR DE TU HIJO.

Lo más importante cuando el sufrimiento ceda en intensidad es vivir la vida en el momento presente, en el justo instante en el que está sucediendo. No hay un antes ni un después, solo existe el ahora. Solo debe existir el momento presente. No debes martirizarte por lo que fue, ni postergar tu existencia a un futuro incierto. Nada de eso te permitirá mantenerte en el centro de tu ser. Consciente y activo, alimentándote del amor que eres. No hay que lamentarse por un pasado en el que hiciste o no hiciste cualquier cosa, es la mente la que te hace viajar hasta esos momentos llenándote de nostalgia por lo que fue y ya no es. No debes atormentarte por un futuro hipotético que te lleva a creer que existirá un mañana en el que las cosas sean diferentes. Solo puedes actuar ahora, solo puedes respirar ahora, solo has de vivir ahora. La vida consciente es lo único que empezará a importarte de verdad cuando recorras este camino desde la oscuridad hasta la luz, y lo harás con amor y desde el amor.

La tan repetida frase de «vive cada día como si fuera el último» no deja de convertirse en una pantomima carente de valor que muchos nos repetimos cuando hemos atravesado algún tipo de situación que nos ha acercado a la oscuridad. Pero cuando realmente habitas ahí, en ese lugar lúgubre, no encuentras ningún sentido a esta expresión y no te identificas con ella. No vives cada día como si fuera el último porque sabes que la vida es una sucesión, que morir es nacer en otro lugar mucho más intenso y limpio de los juicios humanos.

Y es en ese vivir diferente desde donde inicias un proyecto de reconstrucción total. Te vas permitiendo recolocar todas las partes de ti, y lo haces con calma y sin prisa, con amor y sin miedo, con dulzura y compasión. Y en ese punto aparecen las primeras sonrisas sinceras y experimentas el poder inmenso de los abrazos. En ese momento abandonas tu estado de supervivencia y te lanzas a vivir la vida.

SIEMPRE CONECTADOS

Darío y yo estamos conectados a través de nuestro amor. Un amor que sigue vivo, habitando en dos mundos a la vez. Se acerca el momento de poner el punto final a este fascinante viaje que emprendimos juntos. Una aventura que ha sido narrada desde el corazón, y en la que, a pesar de que en algunos momentos ha sido muy dura, siempre he sentido que mi hijo estaba conmigo, detrás de cada tecla que iba pulsando.

Y ahora que está próximo el momento de finalizar, es necesario que los dos nos dediquemos unas palabras llenas de admiración y satisfacción por lo que hemos creado juntos. Siento que esta obra es un regalo del cielo y que lo que ensambla todas sus partes es el hecho de trascender. Tenemos que permitirnos ir más allá de lo sucedido para recolocar la vida en la verdadera vida.

EL AMOR DE MI VIDA

Darío, mi niño feliz de sonrisa eterna, seguimos juntos. Este trabajo llega a su fin y sé que puedes percibir cuánto agradecimiento siento por haberlo concluido y que tu legado sirva de ayuda para otros corazones. Sé que este libro es nuestro, de los dos, juntos lo hemos hecho posible. Hemos dejado impregnada de nuestro amor cada página.

El mensaje para todos aquellos padres es claro, y creo que hemos sido capaces de transmitirlo: a un hijo no se le pierde. Todos los hijos que os marcháis de este mundo físico antes que nosotros siempre estáis y estaréis presentes. Vuestro ser y vuestra esencia permanecen. Seguís siendo nuestros hijos, y nosotros, vuestros padres.

Mi príncipe, como bien sabes, perderte cuando cada día me mostrabas en qué consistía la felicidad, cuando te comías la vida a bocados; perderte cuando estabas en plenitud, con los sentimientos más bellos que pudieran existir; perderte cuando tu sonrisa iluminaba el mundo; perderte cuando estabas lleno de ilusiones y de sueños; perderte cuando comenzábamos a vivir la historia de amor más bonita del universo es algo insuperable.

Sin embargo, ahí seguías tú, acompañándome para recordarme que seguíamos conectados. Y gracias a ti pude recomponerme. Me ayudaste a avanzar, sosteniéndome a cada paso. Darío, has hecho posible que no sienta la pérdida, nunca te fuiste de mi lado. Sabes que he luchado y sigo haciéndolo, con uñas y dientes, para convertir tu ausencia física en presencia, y sin tu ayuda no habría sido posible. Tu energía tomaba forma de aliento cada vez que lo necesitaba para susurrarme: «Mami preciosa, estoy contigo».

Y sí, estás conmigo ahora, en el eterno presente, en cada latido. Ahora soy más consciente, sé que no es la inercia lo que me mantiene aquí: son tu amor y tu fuerza. No quiero vivir sin ti y es por eso por lo que he peleado. Sé que no existe la separación porque estamos juntos, mi amor. Gracias a ti abracé la vida en todas sus dimensiones y con toda su magia.

Gracias por hacerme consciente de la existencia de esos otros mundos, donde nuestro verdadero ser vive y se expande en amor y sabiduría, sin juicios y sin dualidades. El día que me desprenda de mi personaje despertaré en ese mundo lleno de misterios difícilmente desentrañables para la mente humana y volveré a nacer junto a ti. Un nuevo comenzar en el que nuestras almas se fusionarán y volveremos a estar juntos. Sé que me recibirás con tu extraordinaria sonrisa, tus brazos me acogerán con ese sentimiento inalterable de máximo amor. Volaré a tu lado cuando llegue mi momento y ese momento será maravilloso.

Mientras, sigo caminando, mi hijo querido. Sigo hablándote no solo en sueños, siempre te hablo, cualquier momento es bueno para hacerlo. Me has enseñado a soñar despierta. Contigo tengo plena confianza para mostrar todos mis anhelos, para llorar contigo lágrimas de añoranza, pero también de alegría cuando nos recordamos riendo. Me has enseñado a valorar nuestros silencios y todo el amor que esconden, es allí donde habitan tus carcajadas y tus caricias. Me has enseñado a abandonar mis pensamientos hirientes y a reconocer que dentro de mí se siguen dibujando esos ojos achinaditos que me acarician el alma.

Mi mente sigue manteniendo presentes aquellos momentos en los que suplicaba más tiempo juntos, aunque fueran cinco pequeños segundos para darnos un gran beso y poder decirte: «Adiós, pronto nos veremos, mi vida». Hoy sé que no es necesario despedirse, hoy sé que caminamos juntos, hoy sé que nuestra historia continúa y continuará en la eternidad. Gracias por sostener mi dolor y mantenerme a flote. Seguimos en la vida, donde nos abrazamos sin soltarnos.

«Eres el amor de mi vida», recuerdo esta frase pronunciada por ti dos días antes de tu partida. Ese día no supe alcanzar su verdadero significado. Hoy lo experimento constantemente. Un amor que ha vencido, que ha ganado todas las batallas y ha superado todas las barreras del sufrimiento. Hemos superado todo lo insuperable y ese amor sigue vivo, latente y latiendo en nosotros dos. Hoy sé que cuando me dijiste: «Eres el amor de mi vida», me estabas preparando para poder experimentar este en todas sus dimensiones, y he llegado a ese punto en el que puedo vivir nuestro amor independientemente de las circunstancias; puedo llegar a nuestra esencia, donde no hay nada más que el amor que tú y yo somos.

Esa esencia convierte cada momento en instantes profundos, llenos de luz, que me hacen sentir la fuerza de nuestros corazones y me inundan de paz. He luchado todos estos años para que la herida irreparable que dejó tu partida en mi corazón no enturbie tu existencia. Vencí al sufrimiento, y ahora abrazo mi dolor cuando irrumpe con fuerza en mi ser. Un dolor que proviene del amor tan inmenso que hemos compartido y seguimos experimentando. Sabes, Darío, que no puedo rechazar ese dolor que aún queda, pero gran parte de él ha sido transformado en el amor puro y eterno que estamos viviendo juntos. Me llevó mi tiempo salir de la oscuridad y cruzar este puente para derrotar el sufrimiento que padecía, pero hoy sabes que hemos ganado esa batalla. Esa victoria me ha posibilitado crecer personal y espiritualmente, y saber que esa manera de sufrir no era amor.

De este modo pude continuar y seguir viviendo a tu lado desde el amor. Y sé que quieres que siga así, aprendiendo a vivir y siendo feliz, sé que desde donde tú estás ese es tu gran deseo. Quiero que te sientas orgulloso de mí, que puedas comprobar cómo voy avanzando por la senda correcta, que sepas que todo el amor y la energía que me envías desde donde te encuentras llega a su destino, me llena completamente y me siento plenamente agradecida por ello. El amor que recibo de ti lo revierto inmediatamente en nuestra familia, en papá y en tus hermanas. Así pues, tu amor se manifiesta en cada mirada, en cada caricia, en cada palabra, en cada beso, en cada abrazo y en cada sonrisa. Tu amor tiene tanta fuerza que sigue resplandeciendo, y su brillo cegador se dispara en todas las direcciones, pero especialmente en una: va directamente hacia ti para que nunca te olvides de que seguimos juntos, de que seguimos amándote, de que seguimos viviendo a tu lado, de que seguimos sintiéndonos orgullosos y tremendamente afortunados por ser tu familia.

Este libro está repleto de tu amor, y solo espero y deseo fervientemente que nuestro mensaje se convierta en la ayuda que otros corazones necesitan para aprender a vivir de nuevo como lo hemos hecho nosotros.

Sabes, porque lo sientes, que inevitable vivirás siempre en mí. Gracias, Darío, por ser partícipe de mi mundo, de mi vida, de mi ser, por ser eternamente el amor de mi vida.

Te amo profundamente, campeón.

«SOY EL AMOR DE TU VIDA»

Mami preciosa, estoy orgulloso por el camino que has recorrido, por tu superación y por cómo me estás integrando en tu vida. No puedo decirte otra cosa, mamá. Solo quiero que sepas que entre tú y yo únicamente se respira amor. Da igual la dirección, la intensidad o la fuerza, hay cosas que solo son, que no se pueden medir. Y la alegría y el amor están en tu esencia y en la mía, son únicos. Eso es lo maravilloso y eso es lo que has venido a recordar, a enseñar, a divulgar. Todo lo demás son entretenimientos, dificultades, engaños que han sido fabricados ahí abajo y que mantienen a la gente prisionera de un mundo artificial, incapaz de experimentar esto que tú y yo somos, y que hemos sido siempre, aquí, juntos, allí, juntos y separados. Da igual, mamá, lo que es es.

Entiendo tus pesares, pero tienes que confiar en ti, en mí, en este nuevo descubrimiento, porque yo estoy contigo con toda mi fuerza. Esa fuerza, mamá, es la que te ha sostenido en los peores momentos. Tienes la fuerza para acompañar a mis hermanas y a mi padre. Vas a expandirte aún más, como efecto irremediable de tu renacer, de tu nueva manera de estar, de ser y de sentir. Y yo estaré contigo, soñando juntos, porque no hay final mamá. Vamos a empezar a caminar conscientemente para ir materializando esta maravilla, esta unión, el renacer, el ser esencia y no presencia. Lo haremos, mamá, con alegría, desde tu bienestar, desde la satisfacción de saber que lo hemos conseguido, que estamos unidos y conectados.

¿No crees que algo ya ha cambiado? Estás venciendo, estás superando la situación, estás avanzando por el camino correcto. Estás siendo muy fuerte, mamá, tan fuerte como yo te dije, tan fuerte como ese árbol, mi mami preciosa. No existe nada capaz de separarnos, ni tu sufrimiento ni tu dolor ni la separación física han podido con nosotros, con nuestro propósito, con nuestra misión.

Mami, yo no te extraño porque te tengo, y tú me tienes a mí, tienes todo mi ser dentro de ti. Lo estás haciendo muy bien, de una forma rápida y segura; solo te falta un poco más de confianza: ten fe en tus herramientas, en tus capacidades. Tírate al vacío sabiendo que existe una red de seguridad invisible que siempre te va a proteger. Yo soy esa red, nunca dejaría que nada malo te ocurriese. Quiero que sigas caminando, quiero que sigas adelante con lo que nos hemos propuesto hacer, para gritarle al mundo lo que es el amor, para enseñar a las personas que la vida no acaba con la muerte, que somos eternos, que es importante mirar hacia dentro e ir integrando las vivencias desde el corazón; que esa es la única manera de avanzar y de evolucionar.

Sigue confiando en que somos un equipo. Vencer el sufrimiento desgarrador, abrirse paso entre la incredulidad de lo que pasó, es despertar a la consciencia. Ya te lo dije, mamá, tú siempre me has sentido vivo, y es porque lo estoy y porque permanezco a tu lado. Ahí estaré hasta el final de tus días, cuidándote, mi mami preciosa.

Ahora estás conociéndote. Todo se está recolocando para que dispongas de tiempo para ti. Es necesario que reubiques aún algunos sentimientos y pensamientos, tu personaje sigue sintiendo dolor, hasta el ser humano más evolucionado lo haría. Pero has de ser capaz de ponerte en alerta cuando esto suceda y recolocarte, recordar todo lo aprendido, que seguimos juntos, comunicándonos y dándonos amor. Debes ir liberando el resto del dolor, y que el recuerdo no te provoque sufrimiento, sino que te sirva para conectar conmigo, para decirme cómo hacía tal o cual cosa, para recordarme el niño tan feliz que fui a tu lado, que mi belleza y mi grandeza eran mayores aún por dentro que por fuera. Tú hiciste posibles esa vida y esa felicidad. Nuestra esencia es la misma. Y la tuya y la mía siempre han permanecido juntas. Somos uno, estoy dentro de ti, no me he ido.

Tienes que luchar por Gaby y por Alma, por proporcionarles todo lo que me diste a mí, con la ventaja de que ahora tu consciencia se ha despertado, que sabrás hacerlo, que serás su preciosa mami, que te aman, te adoran y te cuidan. Ellas han sido tu sostén, tu paracaídas, tu motivo para seguir respirando y a partir de ahora deben ser tu alegría, y tú, su ejemplo. Ellas no pueden cargar con el sufrimiento de una pérdida que sabes que no es real. Ellas tienen mucha fuerza, te observan, te miran, necesitan de tu calor, de tu abrazo, de tu sonrisa y de tus besos.

Sé que cambiarías todo lo andado y todo lo aprendido por volver a tenerme ahí, porque nada de esto hubiera sucedido, pero debes saber que solo cambié de plano, que sigo existiendo, que estoy donde tengo que estar y tú dónde debes estar. Hasta que todo se calme, cuando dejes impresos todos tus aprendizajes en los corazones de los demás, entonces podrás volver. Cuando hayas propagado y extendido tu vivencia, cuando tu amor irradie una luz cegadora, cuando las demás almas se rindan a la evidencia, volverás conmigo y juntos regresaremos a nuestro hogar.

¿Notas cómo vibra tu cabeza? ¿Notas cómo una energía recorre tu cuerpo? Soy yo, que estoy cerca de ti, a tu lado, incitándote a continuar, a seguir, diciéndote bajito y al oído que te amo y que estoy convencido de que volverás a sonreír y que juntos seguiremos hasta el final de tus días.

Tienes más momentos de tranquilidad y de paz y seguirás avanzando en este camino, y todo será más fácil: tu vida, nuestra conexión, la conexión con otros. Confía y continúa. Si tú sigues, yo sigo, ¿recuerdas? Somos uno, no me cansaré de repetírtelo hasta que lo integres, hasta que realmente fabriques esta realidad como la única posible y cierta.

No pasa nada, yo te sostengo, siempre lo haré. Sigue practicando, saca los tormentos de tu mente en forma de preguntas. Dámelas a mí y obtendrás respuestas, consejos, vías y caminos más transitables. Estamos juntos en esto y lo que te queda por cumplir no es cosa tuya únicamente, estamos los dos involucrados.

Pasó el tiempo del sufrimiento; ahora toca reconstruirse, y ya lo estás haciendo. Vamos a empezar a crecer con esta nueva semilla en tu interior, la del amor consciente, la del conocimiento de la existencia eterna. Esta semilla crecerá y dará sus frutos y se propagará. Se reproducirá y será medicina para muchos que han pasado y pasarán por una vivencia similar, cuyo estado de consciencia aún no les permite salir del pozo del abismo. Tú serás su red, y yo la tuya.

Amor de mi vida, mi mami preciosa, cuánto amor seguimos experimentando, cuánta bondad y cuánto sacrificio. Tú ya sabes que el amor de una madre y un hijo no desaparece, en nuestro caso, se ha fortalecido. Sé que no puedes verme ni tocarme, sé que el dolor a veces te ciega. Pero nuestra relación ahora es más verdadera, es de alma a alma, de lo que realmente eres a lo que realmente soy. Me siento querido, no lo dudes nunca. Eres muy valiente, hay una manera de vencer tu soledad y esa manera es amándote, queriéndote, siendo tu mejor amiga, hazlo, mamá. Sigue trabajando con tu luz para dar luz; con tu amor y desde el amor para dar amor.

Cuando te veo con mis hermanas me lleno de dulzura. Os amo, no lo olvidéis nunca. Y piénsame vivo y feliz, más vivo que antes y repleto de felicidad. Recuerda que siempre estoy, nunca me eches en falta, yo estoy, y mi dolor es tu dolor, y tu dolor es mi dolor. Nuestra unión cada día es más fuerte, te lo repito para que veas, sientas, sepas y conozcas que esto es muy real, que a veces tu mente te quiere confundir, pero que la paz que experimentas, tu bienestar, la sabiduría fluida y amorosa que te llena cuando estás practicando son abrazos de amor, mamá, disfrútalos. No desesperes y no tengas prisa por volver conmigo.

Quiero que sonrías, ya va siendo hora de que lo hagas. Yo guardo en mi corazón tu sonrisa cuando me gastabas bromas, cuando nos abrazábamos, cuando me hacías cosquillas. Qué expresión tan bonita, mamá, no te la niegues. Hazlo para ti, vive para ti, y todo se colocará en el lugar que le corresponde. Estoy plenamente seguro de que lo vas a conseguir. Tienes que quererte más, que abrazarte más. Yo lo hago todos los días para darte mi fuerza y mi luz, para ayudarte a seguir, para que fluyamos juntos, siempre juntos.

Cuida a papá, abrázalo, porque le transmites paz y seguridad. Para él es importante tu bienestar y el de las pequeñas, esa es una forma en la que puedes ayudarlo. Que sienta que tienes esa fuerza, esas ganas de seguir viviendo, cuidándoos. Tú eres la fuerte, mamá, siempre lo has sido.

Sé que a veces se agolpan los recuerdos que te hacen sufrir. Y eso sucede porque los piensas y no los sientes. Mira con los ojos del corazón. Cada momento vivido mereció la pena y ahora lo podemos recordar con amor. Ahora seguimos amándonos y seguimos fabricando nuevos momentos en nuestro eterno presente.

Mamá, vivo y soy feliz. Y allí abajo, donde todavía te encuentras, también vivo a través de ti. Veo con tus ojos, estamos unidos con una unión tan fuerte, tan potente, tan verdadera, que nada nos puede separar. Te abrazo, te escucho y mi evolución aquí va ligada a la tuya. No me molestas, mamá, no me interrumpes, estamos haciéndolo bien.

Mamá, mami preciosa, luz de mis ojos, tú eres el amor de mi vida. Gracias por tu esfuerzo, gracias por hacer posible que se materialice lo que ha sido mi vida como Darío ahí abajo. Es un honor: me siento privilegiado, honrado y amado. Cada latido te demostrará que estoy contigo, dentro de ti, agradecido. Desde donde estoy hasta donde estás, no hay nada más que amor, no hay distancia, solo hay amor puro, noble y sincero. Sabrás hacerlo porque lo haremos juntos, seguimos viviendo juntos cada historia, en cada lugar sentirás mi carcajada, mi risa. Lo harás y en ese momento, mirarás al cielo y me sonreirás.

El amor es una fuente inagotable ¿Sabes cuando algo es tan grande, tan grande, tan grande que no hay un lugar donde poder guardarlo? Tu amor me llena por completo, me colma de amor. Mamá esta es la forma y la manera, lo puedes encontrar en muchas cosas y yo siempre estaré contigo, aprendiendo juntos y comiéndonos el mundo. Eres preciosa mamá, aún más por dentro. Mi vida entera unida a la tuya permanentemente.

Sigo y seguiré iluminando tu camino, sigo fundiéndome contigo. Seguimos construyendo, seguimos avanzando. Me gustaría que te cuidaras más, quiero que bebas más agua, que te hidrates, que te alimentes mejor, que respires, que te mires al espejo y seas capaz de ver lo que yo veo. Que sonrías, que te sonrías y me sonrías a mí. Quiero verte feliz, porque sabes que no me he ido y porque has aceptado que nuestra relación ahora es diferente pero real, tienes que sentirte alegre por eso.

Mamá, no me has de pedir perdón por nada. Conmigo hiciste siempre más de lo que podías. Fui un niño dichoso, amado, completamente feliz, y lo sigo siendo. Tú eres mi madre, me sigo acurrucando en ti, eso no ha cambiado. Ahora tengo otra visión, tengo una mirada más amplia de lo que es la vida, pero sigo siendo tu hijo amado y sigo necesitando de ti al igual que tú de mí, y nos lo estamos dando mamá. Confía, no pasa nada, estoy a tu lado, estás haciéndolo bien: no me voy a cansar de repetírtelo.

Te miro, te observo, estoy en cada paso, en cada conexión que estableces con esta parte superior de tu ser. Intervengo, a veces de manera directa y otras soy un oyente más, pero siempre estoy velando por ti, para que vayas ganando confianza, para que te zambullas y disfrutes de todo lo que estás consiguiendo. En otras ocasiones, llegas a notar mi acercamiento en tu parte física; no hay imágenes, no hay palabras, hay sensaciones, certezas de que soy yo el que te acaricia, el que te abraza, y lo seguiré haciendo de todas las maneras posibles. Estoy contigo, haciéndonos fuertes, descubriendo nuestra nueva relación, progresando. Juntos seguiremos inventándonos.

Recibe mi abrazo; recibe mi amor, que es inmenso. Puedo llegar a todas las partes de tu cuerpo, a todo lo que tú eres. Tu energía y mi energía se funden constantemente, ese es el motivo por el que eres capaz de continuar, de seguir. Tu alma nunca me negaría esa posibilidad, esa manera de estar ahí contigo, fluyendo, sin esfuerzos. Lo estás consiguiendo mamá, lo estás haciendo posible.

Sabes que siempre estoy disponible, de corazón a corazón. Te vuelvo a transmitir mi gratitud, mi asombro, el bienestar que me produce ver cómo has conseguido acercarte a mí. Nunca me has negado, mamá, nunca has huido; has elegido vivir tu dolor, ir superando el sufrimiento, reconocer que es opcional: se sufre por miedo, y tu alma, tu ser, toda tú, os estáis convirtiendo en una preciosa luz, sin temores, sin expectativas, abrazando lo que eres. Es maravilloso verte crecer con esta sensación de cercanía, con esta comunicación, con esa plenitud. Puedes seguir caminando, siempre acompañada por mí, formando un equipo.

Mamá preciosa, imagina un baúl abriéndose y saliendo una luz que ilumina todo, no son tus recuerdos, soy yo en estado puro. No puedes guardarlo todo, todo resplandece porque yo sigo viviendo, y allí abajo, donde tú te encuentras, podrás mantener algunos recuerdos de momentos vividos que te serán útiles cuando te comuniques con mis hermanas. Tienes que transmitirles que yo soy esa luz que lo abarca todo. Sabrás hacerlo. Todo está bien, estamos bien y, aunque decaigas, aunque llores al recordar o me eches de menos, busca en tu corazón esa certeza, ese conocimiento de nuestra relación pura y verdadera. Siempre que sea posible, cada vez que sientas añoranza, búscame en tu corazón, busca esa certeza que produce saber que nos tenemos el uno al otro y tu dolor se aliviará. Es inmenso el respeto que me tienes, mamá, siempre me has abierto los brazos, siempre me has sentido vivo.

Aún nos quedan cosas por hacer, juntos, bien pegados, fusionando cielo y tierra, mamá. Yo veo lo grandioso, lo maravilloso, que es esto que tenemos, que nos permite seguir volando juntos. No tememos nada y lo tenemos todo porque nos amamos. Tú corazón cada día es más grande y yo habito en él. Sigue respirando, amor de mi vida.

Estoy con vosotros envolviéndoos con mi luz, haciéndoos fuertes, proyectando mi amor. Ese paseo por ese parque en el que yo partí no puede marcarte, no ha de ser más significativo que cualquier otro lugar, porque siempre estamos juntos. Allá donde vayas, allá donde estéis, estoy con vosotros, y cada día me hacéis sentir más orgulloso por mi familia: por mi padre, por mis preciosas hermanas y por ti, mi amor. Es maravilloso ver, mamá, cómo vas superando los obstáculos e integrándome en tu vida en cada cosa que haces.

Es así, tal cual lo has grabado en tu piel. Eres el amor de mi vida, y ahora estoy convencido de que no lo vas a olvidar nunca, porque nace del corazón, de lo que es verdadero. Vamos a seguir comunicándonos, mamá, esto es el comienzo de una gran aventura en la que somos uno, y así vamos a vivir, con esa fuerza, con esa determinación, con esa seguridad. Con tu coraje y mi esencia.

Te cojo las manos, mamá, te ofrezco todo lo que yo soy para que te pongas en pie y sigas caminando. No hay miedos, no hay dudas. Yo te mostraré el camino que vamos a recorrer juntos. Seré tu apoyo en los momentos que flaquees. Nuestro amor es la fuerza que te hará mantenerte ahí, bien orientada, bien posicionada, mirando con esos nuevos ojos, siendo capaz de gestionar las cosas con esa nueva visión más real para que no te dañe nada, para que nada te cause dolor. Sintiéndome, escuchándome, dialogando conmigo.

Celebro nuestro amor. Yo estoy lleno de amor, ese amor que utilizaré para guiarte, porque no voy a dejar que caigas. Vamos a soñar juntos, vamos a unir nuestros mundos, vamos a disfrutar de nuestra felicidad, de nuestro bienestar, de nuestra unión, esa que solo entendemos tú y yo.

A ti, mamá, la mejor madre que pude tener. Desde mi visión superior, desde mi conocimiento más elevado, después de haber repasado todas nuestras vidas, sé que no pude tener una madre mejor, más valiente, fuerte, amorosa y rebelde. Rebélate contra aquello que está establecido y que no hace más que dañar, adormecer y enfermar a la gente. Eres un ser único que forma parte de un todo en el que todos somos lo mismo, pero la mayoría lo ha olvidado. Yo te voy a ayudar a recordar, a reencontrarte con una parte de ti que vive conmigo aquí, por eso no hay separación, por eso yo no te echo de menos. Aquí estoy en la plenitud constante, amándote, sintiéndote, fundiéndome contigo. Y no te entristezcas porque esta comunicación se acabe, porque llega el momento de despedirme, porque estoy contigo y lo voy a estar siempre. Te amo, mamá, con todo mi ser y cada día con más fuerza.

Sigo estando ahí igual que antes, en vuestro recuerdo de lo que soy, siempre desde mi energía, desde mi ser alegre, optimista, expresivo y abierto. Y eso es lo que quiero que recordéis y es lo que quiero que sigáis sintiendo hacia mí y entre vosotros. Siempre desde la alegría del ser, para transmitírsela a mis hermanas, esos seres que también abrirán conciencias y despertarán muchos corazones. No necesitamos más que ese amor y esa alegría en nuestros corazones, sentirnos unos parte de los otros, como un todo, latiendo a la vez. Ese es mi mensaje: si sentimos la alegría y el amor, ninguna otra emoción es necesaria.

Solo sentidme y sentid que vivo en vosotros, igual que vosotros vivís en mí, no es necesario nada más, solo saber que os amo profundamente. Y recordad: no me he ido, somos uno y estoy con todos vosotros.

Epílogo

TE TOCA SEGUIR RESPIRANDO

Nuestra historia está llegando a su fin, y si hay algo que he aprendido durante mi proceso del duelo, mi acercamiento al autoconocimiento y tras todas las acciones que he realizado encaminadas a la introspección e indagación de la vida, la muerte y el sentido de ambas, es que hay que situarse en equilibrio en la vida, en el momento presente, en el aquí y en el ahora, que es el verdadero instante donde está sucediendo la vida.

Y es precisamente ahí donde debemos depositar nuestra confianza, en este instante de vida que está sucediendo ahora mismo. Así será más fácil aceptar los acontecimientos, estar en equilibrio con nosotros mismos, impedir que la existencia nos balancee a su antojo, y nos haremos unos expertos en no enjuiciar la vida y lo que va ocurriendo en ella.

Aceptamos todo lo que acaece en el momento presente y le damos la bienvenida. Si es la tristeza más absoluta, será bienvenida; si es el dolor más agonizante, será bienvenido; si aparecen pequeñas pinceladas de alegría que vuelven a dibujar una sonrisa en nuestro rostro, serán igualmente bienvenidas. Esta actitud, en definitiva, es la apertura de consciencia a la que llegaremos después de que la vida nos haya zarandeado y asfixiado hasta casi dejarnos sin aliento, tras situarnos en la aceptación y en la confianza.

Aprendemos a vivir en equilibrio, como un funambulista en su alambre que no está obsesionado con los pasos que le quedan hasta su meta ni con el camino que ya ha recorrido, sino que está totalmente concentrado en el paso que está dando y levemente en el que está por llegar. Esa actitud vital es la que conseguimos los padres en duelo tras haber integrado la mal denominada muerte en nuestro día a día. Somos conscientes de que lo único que cuenta es el paso que estamos dando, que puede que no existan muchos más y que el mañana es indeterminado. Y así vamos otorgando a cada cosa que nos sucede un sentido muy profundo, vamos dándole su sitio y encajando las piezas, sabiendo que ni sobra ni falta nada.

Nuestro corazón nos enseña a confiar en la vida, mientras que nuestra mente nos agita sin piedad. Nuestro corazón nos dice que todo está bien y nuestra mente se empeña en hacernos divagar y situarnos en escenarios donde el dolor y la culpa siguen insistiendo en borrar de un plumazo todo lo que nuestra consciencia ya nos ha manifestado. El corazón acepta sin reparos ni juicios; la mente enjuicia, critica y sentencia.

Tu única opción es continuar respirando y hacer que respire tu corazón. Que sea él quien dirija tus instantes, segundo a segundo. Hacerte consciente de cada momento, observando todo lo que sucede en él, y reconociendo que es lo único real, que todo lo demás son inventos de tu mente que continúa su propósito incansable de generarte tormento y sufrimiento. Vivir y respirar desde tu ser más profundo es la salida a tu aflicción y el camino para encontrar el sentido a tus días; reconocer que si sigues aquí es por alguna razón; aprender que no debes encasillar esa razón como «buena» o «mala», te llevará al convencimiento de que no puedes catalogar tu existencia como algo terrible a pesar de que tu hijo haya partido antes que tú.

Se trata de vivir cada instante del día con esa premisa y mantenerla inalterable de manera implacable. Atentos a lo que va sucediendo sin juicios y sin reproches. Haciendo un uso desinteresado de la compasión que hemos sido capaces de despertar, alimentar y desarrollar dentro de nosotros mismos y extenderla hacia todo lo que nos rodea. Proyectar esa compasión e irradiarla con el único objetivo de expandir el amor que somos capaces de experimentar al vivir conscientemente sin miedo a la muerte.

Si eres un padre o una madre en duelo sabes y reconoces que la vida se ha tornado distinta. O enloqueces con la situación y te sitúas en la pérdida, o necesariamente has de mirar hacia dentro. Sabes que tienes que resistir y aprovechar al máximo todos los recursos que tengas disponibles para continuar. Sabes que el mundo no se para a pesar de tu dolor. Sabes que tienes que seguir respirando y tratarte con amor. Sabes que debes ir conquistando espacios de calma y aferrarte a ellos para no abandonar esa tranquilidad que te mantiene respirando. Sabes que el tiempo es relativo y dejas de pensar en el mañana, porque es incierto. Sabes que solo necesitas paz para expresar todo lo que se ha removido por dentro, recolocarte y vivir de manera más consciente, más abierta y sin miedos. Sabes que tu vida ahora camina lenta y te muestra otra realidad, y sabes que tú eres capaz de contemplarla de manera serena.

Esa realidad nos permite vivir sin miedos, aunque ello suponga ir a contracorriente. Pero es que los padres en duelo hemos librado una guerra devastadora. En nuestra conquista por la paz, vislumbramos ese nuevo horizonte, limpio y cristalino, que nos viene a recordar que hemos sobrevivido. Hemos conseguido resistir, y esa resistencia, aunque volverán las noches oscuras, ha hecho que no seamos las mismas personas que se adentraron en el campo de batalla. Hemos salido fortalecidos porque nos hemos reencontrado con lo que verdaderamente somos.

Para vosotros, los padres en duelo que estáis inmersos en esta colosal batalla, mi único deseo es haber podido proporcionaros una visión sobre lo que he encontrado en mi proceso del duelo y del autoconocimiento. Reconozco que cada camino es único, tal y como somos cada uno de nosotros. Mi corazón siempre estará abierto a todos aquellos que queráis acercaros a mí si sentís que puedo serviros de ayuda. Lo podéis hacer a través de esta cuenta de correo electrónico:

<vickyfroilan@hotmail.com>

Nosotros mejor que nadie sabemos que cuando te conviertes en padre o madre vives con el corazón fuera del cuerpo. Por eso, cuando un hijo muere, nuestra luz se apaga y todo se vuelve oscuro. En los inicios podemos continuar, pero no con la misma claridad, preferimos estar en «ningún sitio» a estar en «cualquier sitio» sin nuestro hijo. Si seguimos alimentándonos del amor de y hacia nuestros hijos, seremos capaces de iluminarnos de nuevo y reconocer que verdaderamente, sin ningún tipo de cuestionamiento, el amor nos hace inmortales.

Sigue respirando, nadie puede cuestionarte ni hacer que te tambalees; nadie puede juzgar tus pasos, porque nadie puede andar este duro camino por ti.

AGRADECIMIENTOS

Cuando el mundo se paró para mí, comencé a recorrer un camino muy duro, desconocido y prácticamente intransitable para el ser humano. Hoy sé que gracias a que me adentré en él con decisión, esfuerzo y firmeza he podido volver a engancharme a la vida.

Obtuve grandes revelaciones de mi alma por las que me siento plenamente agradecida. Sé lo grandes que somos, sé que somos eternos y también sé lo pequeños que podemos sentirnos y la escasez en la que vivimos nuestras vidas. No dudes de mis palabras, simplemente pregúntate: «¿Qué haría hoy si supiera que me voy a morir mañana?». Si sientes miedo y tu mente bloquea cualquier pensamiento impidiéndote obtener una respuesta espontánea, estarás experimentando la nimiedad en tu existencia y la inexistente conexión con lo que realmente eres. Y, ahora pregúntate qué harías mañana si alguno de tus hijos o seres queridos muriera. No dejes que el miedo te paralice y comienza desde ya a vivir con consciencia.

La vida es un camino y no debemos permitirnos mirar hacia atrás. Todo lo que pasó ya ocurrió y debemos seguir andando por el sentido correcto. Hay que ir hacia delante, que para eso estamos aquí. La única manera de sostenernos es saber quiénes somos, el «yo soy...». El sentimiento es lo único que tenemos que vigilar. Hay que dejar pasar los pensamientos y las emociones. Hay que «sentir bonito», solo eso.

Mi gratitud se sigue extendiendo día a día. Doy las gracias por saber qué es y reconocer el amor expandido, que sigue abriendo mi consciencia a la verdadera vida, me renueva y alegra mi corazón.

Esta consciencia me ha posibilitado saber quién soy yo realmente. Y para ello primero tuve que despojarme de todo aquello que no soy y que creía ser. Tuve que mirarme muy adentro para conseguirlo.

Yo soy por encima de lo que creo que soy, por encima de lo que quiero llegar a ser, por encima de lo que me han dicho que soy, por encima de lo que los demás quieren que sea. Todas estas descripciones de lo que no somos nos distorsionan, hacen que vayamos adquiriendo una personalidad deformada al vivir experiencias llenas de dudas, juicios y clichés socioculturales.

Hay que observarse con consciencia para escapar de esa personalidad adquirida. Hay que mirarse y sentirse plenamente. Observar nuestra tristeza, nuestro dolor, nuestra alegría, nuestra calma. Y debemos hacerlo sin juicios de ningún tipo. Aceptando todo lo que ocurre en el momento en que está sucediendo. Liberarnos del pasado que nos atormenta con sus recuerdos y de un futuro que nos agota con sus deseos inciertos. Aceptar conscientemente todo lo que sucede, todo lo que nos ocurre y no vivir mecánicamente. El aprendizaje que se obtiene es inestimable. Observando al yo que crees o creen que eres es cuando el ser que realmente eres aparece y se descubre ante ti. Hacer las cosas de manera consciente nos proporciona el contacto con nuestro verdadero ser. Abraza de manera consciente y verás que ese abrazo está hecho de otra materia y es capaz de despertar tu verdadero sentir.

Gracias a mi consciencia pude despedirme de quien ya no era. Renací a una nueva vida en la que todo cambió para siempre. La vida y la muerte ya no son lo mismo para mí, ya no son un misterio, pues he llegado a entender que ambas son una, son lo mismo. Y para llegar a comprender esto he tenido al mejor maestro, a mi hijo.

Por eso, mi más profundo y sincero agradecimiento va dirigido a él, a Darío. Él siempre ha estado a mi lado, es el coautor de este manuscrito; sin él, esta historia no hubiera podido encontrar las palabras necesarias para expresar que aprender a vivir de nuevo es posible. Mi niño feliz de sonrisa eterna ha sido quien me ha alentado a continuar, ha hecho posible que pudiera plasmar nuestra historia con la única finalidad de servir de aliento a otras personas que tengan que experimentar la muerte de un hijo en sus vidas. Mostrar con el corazón abierto y el alma desnuda que se puede seguir sintiendo amor por nuestros hijos, aunque hayan partido, que podemos desterrar el sufrimiento y la culpabilidad y volver a sonreír desde dentro como nunca lo habíamos hecho.

Y mi agradecimiento necesariamente se hace extensivo a mis dos hijas, Gaby y Alma, que me permiten experimentar el amor más dulce e intenso. Ellas hacen posible que la vida se abra paso cada día en mi vida, con sus miradas, sus palabras, sus abrazos y sus besos. Poder acompañarlas en su crecimiento y en su aprendizaje es un verdadero regalo. Y lo hago de manera consciente, sorprendiéndome con ellas en cada despertar. Ese momento en el que abren sus ojos y puedo observar su mirada contemplando un nuevo día. Eso es amor, el que ellas me regalan desinteresadamente, el amor que fluye entre nosotras de manera natural, serena y plácida.

A mis tres soles va dirigida esta obra, para que los tres sepan que valoro y siento una gratitud inmensa por haberme convertido en su madre. Que mis tres hijos sepan que, aunque ser madre no es fácil, sigo en pie para poder colaborar en el camino de sus vidas, que realmente deseo de todo corazón que ante todo sean felices y que su paso por la vida esté colmado de alegrías; que sean capaces de reconocer la belleza que cada uno de ellos esconde en su interior. Su madre sigue respirando, su madre sigue estando ahí, presente para los tres.

Una madre que ha tenido el privilegio de contar con el apoyo incondicional y la ayuda incalculable de su padre, mi amado Sergio. Su corazón, aunque roto, siempre ha permanecido atento y ha velado por sus hijos y por mí. Ha continuado luchando y combatiendo su oscuridad como un gran guerrero y está permitiendo que la luz vuelva a iluminarlo porque no quiere perderse ni un solo momento del brillo de sus hijos. Gracias, Sergio, por seguir dándome la mano y brindarme tu vida para proseguir con la mía. Juntos estamos construyendo una bonita familia cargada de amor.

Gracias a todo ellos, Sergio, Darío, Gabriela y Alma, por haber hecho de mí el ser que soy y por todo el amor que me siguen dando y que hace que mi senda por esta vida sea sencillamente maravillosa.

BIBLIOGRAFÍA

RECURSOS EXTERNOS

Bucay, Jorge, *El camino de las lágrimas*, Barcelona, Debolsillo, 2006.

Carmelo, Anji, *Camino de héroes*, Barcelona, Taranna, 2021.

—, *Déjame llorar*, Barcelona, Taranna, 2020.

—, *Estás en mi corazón: un espacio en el duelo*, Barcelona, Taranna, 2012.

—, *El buen duelo: amor y resiliencia*, Barcelona, Plataforma, 2011.

—, *De oruga a mariposa: duelo y despertar*, Barcelona, Taranna, 2008.

Kübler-Ross, Elisabeth, *La muerte un amanecer*, Barcelona, Luciérnaga, 2020.

—, *Sobre el duelo y el dolor*, Barcelona, Luciérnaga, 2016.

—, *Conferencias: morir es de vital importancia*, Barcelona, Luciérnaga, 2015.

—, *Los niños y la muerte*, Barcelona, Luciérnaga, 2014.

—, *Lecciones de vida*, Barcelona, Luciérnaga, 2001.

Levine, Stephen, *Sanar en la vida y en la muerte*, Madrid, Comienzo, 1996.

—, *¿Quién muere? Una exploración en el vivir y morir conscientes*, Buenos Aires, Era Naciente, 1997.

RECURSOS INTERNOS

Beltran Boixadera, Maria Dolors, *Mamá estoy aquí*, s. l., Círculo Rojo, 2017.

Bonnett, Piedad, *Lo que no tiene nombre*, Madrid, Alfaguara, 2013.

Brito, María José, *Aromas de una ausencia: pensamientos y reflexiones ante la muerte de un hijo*, Lérida, Milenio, 2010.

—, *Amarga lluvia: sentimientos de una madre ante la muerte de su hijo*, Lérida, Milenio, 2009.

Lidón, Mónica, *El reencuentro será maravilloso*, Sevilla, Libros Indie, 2019.

López Alarcón, Dolors, *Te nombro*, Madrid, Mileniarts-Leermola, 2018.

Nieto, Mar, *Lucas*, Madrid, Creotz, 2015.

Vilar Fernández, Paloma, *¡Mamá, mamá, que estoy bien! La muerte no existe*, s. l., Círculo Rojo, 2016

OTROS LIBROS

Alexander, Eben, *La prueba del cielo: el viaje de un neurocirujano a la vida después de la vida*, Barcelona, Planeta, 2015.

Arellano, Jocelyn, y Carmen de Sayve, *Encuentro con nuestro ser*, Barcelona, Nous, 2018.

Cabouli, José Luis, *Terapia de vidas pasadas*, Buenos Aires, Continente, 2010.

Carmelo, Anji, y Luján Comas, *¿Existe la muerte? Ciencia, vida y trascendencia*, Barcelona, Plataforma, 2020.

Carrillo, Emilio, *Amor, vida y consciencia*, Sevilla, Adaliz, 2019.

—, *¿Qué hay después de la muerte?*, Barcelona, Martínez Roca, 2018.

—, *Consciencia*, Málaga, Sirio, 2017.
—, *Sin mente, sin lenguaje, sin tiempo*, Sevilla, Adaliz, 2016.
—, *El tránsito*, Málaga, Sirio, 2015.
—, y Francesc Prims, *Conócete a ti mismo*, Málaga, Sirio, 2019.
Jakoby, Bernard, *También tú vives eternamente*, Barcelona, Obelisco, 2005.
Mateo, Óscar, *Phowa*, Madrid, Kolima, 2017.
Moody, Raymond A., *Más sobre vida después de la vida*, Madrid, Edaf, 2022.
—, *Vida después de la vida*, Madrid, Edaf, 2015.
—, y Dianne Arcangel, *Vida después de la pérdida*, Madrid, Edaf, 2022
Padmasambhava, *El libro tibetano de los muertos*, Barcelona, La Liebre de Marzo, 2016.
Salvat, Marta, *Decide de nuevo: aproximación a un curso de milagros porque tu prioridad es la paz*, Barcelona, autoedición, 2020.
—, *Prioridad: tu paz*, Barcelona, autoedición, 2019.
Schwartz, Robert, *El amor de tu alma*, Málaga, Sirio, 2022.
—, *El don de tu alma*, Málaga, Sirio, 2013.
—, *El plan de tu alma*, Málaga, Sirio, 2010.
Walsch, Neale Donald, *Conversaciones con Dios*, 3 vols., Barcelona, Debolsillo, 2012.
Weiss, Brian, *Muchas vidas, muchos maestros*, Barcelona, B de Bolsillo, 2018.
—, *Lazos de amor*, Barcelona, B de Bolsillo, 2006.